Anja Junkers

Tiergestützte Therapie
Der Hund als Co-Therapeut in der Ergotherapie

Spektrum Ergotherapie

Herausgeber

DEUTSCHER VERBAND DER
ERGOTHERAPEUTEN E.V.

Die Autorin

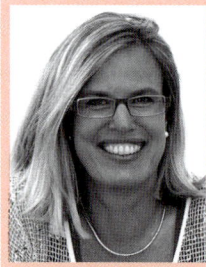

Anja Junkers

wurde 1967 in Namibia geboren und wuchs dort mit vielen Tieren auf. 1990 schloss sie in Stellenbosch (Südafrika) ihr Studium der Ergotherapie ab. 2001-2011 war sie in München als Lehrkraft an der Berufsfachschule für Ergotherapie tätig. Parallel dazu arbeitete sie freiberuflich in verschiedenen Praxen mit den Schwerpunkten Pädiatrie und Psychiatrie. In der Tiergestützten Ergotherapie ist sie seit 2000 bei entsprechender Indikation mit Einsätzen in der Palliativtherapie, bei mehrfachbehinderten Kindern, Erwachsenen mit erworbenen Hirnschädigungen und Erwachsenen mit psychiatrischen Erkrankungen tätig. Im Rahmen eines Masterstudiums legte sie 2007 eine Arbeit zum Einsatz von Hunden in der Tiergestützten Ergotherapie mit dem Ziel der Motivationssteigerung zur Teilhabe vor. Sie lebt mit Ihrer Familie in München und arbeitet dort seit 2011 in einer eigenen Praxis.

Anja Junkers

Tiergestützte Therapie

Der Hund als Co-Therapeut
in der Ergotherapie

Das Gesundheitsforum

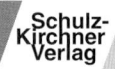
Schulz-
Kirchner
Verlag

Bibliografische Information der Deutschen Nationalbibliothek
Die Deutsche Nationalbibliothek verzeichnet diese Publikation in der Deutschen Nationalbibliografie; detaillierte bibliografische Daten sind im Internet über http://dnb.d-nb.de abrufbar.

Die Informationen in diesem Ratgeber sind von den Verfassern und dem Verlag sorgfältig erwogen und geprüft, dennoch kann eine Garantie nicht übernommen werden. Eine Haftung der Verfasser bzw. des Verlages und seiner Beauftragten für Personen-, Sach- und Vermögensschäden ist ausgeschlossen.

Mit dem Erwerb dieser Publikation erhalten Sie die Möglichkeit, sich die Anwendungsbeispiele (Teil III – Anwendungsbeispiele, S. 95-191) auch als PDF-Datei downzuloaden.
Die Datei stellen wir Ihnen in unserem Shop-System zur Verfügung. Wenn Sie Ihre Bestellung über unseren Shop getätigt haben, finden Sie die Download-Datei unter Bestellhistorie/Downloads. Erfolgt Ihre Bestellung nicht über unseren Shop, fordern Sie bitte über info@schulz-kirchner.de Ihre Zugangsdaten für unseren Shop an. Geben Sie dabei bitte Ihren Namen, Ihre Anschrift und das Stichwort „Tiergestützte Therapie/Code-Nummer 2013 AS-III" an.

Besuchen Sie uns im Internet: www.schulz-kirchner.de

1. Auflage 2013
ISBN 978-3-8248-0898-4
Alle Rechte vorbehalten
© Schulz-Kirchner Verlag GmbH, 2013
Mollweg 2, D-65510 Idstein
Vertretungsberechtigter Geschäftsführer: Dr. Ullrich Schulz-Kirchner
Umschlagfoto: © J. Ehlert - Fotolia.com
Lektorat: Petra Schmidtmann
Fachlektorat: Reinhild Ferber
Umschlagentwurf und Layout: Petra Jeck
Druck und Bindung: Offizin Andersen Nexö Leipzig GmbH, Leipzig
Printed in Germany

Auch als E-Book (PDF) erhältlich unter der ISBN 978-3-8248-0923-3

Inhaltsverzeichnis

Teil III – Anwendungsbeispiele

Teil IV – Theoretische Grundlagen der Mensch-Tier-Beziehung und gesicherte Erkenntnisse

Teil V – Literatur

Teil VI – Anhang

Teil I

Entwicklung und Standards der Tiergestützten Therapie

**Für Clara und all die Menschen, die ich mit meinen Hunden
auf einem Teil ihres Weges begleiten darf.**

Danksagung

Ich möchte mich auf diesem Wege bei all denen bedanken, die mich in diesem Schaffungsprozess geduldig begleitet und tatkräftig unterstützt haben. Zu nennen sind hier im Besonderen meine sehr geschätzte Kollegin Ann Kennedy-Behr, meine Fachlektorin Reinhild Ferber, unser „guter Geist" Gisela Hauptvogel und meine eigene Familie, die mich oft viele Stunden entbehren musste. Jetzt haben wir wieder Zeit für einander!

Genderaspekt: In diesem Werk werden der Einheitlichkeit halber im Singular die weibliche Form (z.B. „die Therapeutin") und im Plural die männliche Form (z.B. „die Therapeuten") verwendet. Selbstverständlich sind immer beide Geschlechter gemeint.

1 Vom Wolf zum Therapeuten

1.1 Kulturgeschichtlicher Überblick

Soweit sich die Geschichte der Menschheit zurückverfolgen lässt, spielen Tiere eine wichtige Rolle in unserem Leben. Seit den Anfängen der Evolution des Menschen waren sie Nahrung und Beute und sind seitdem als Gefährte oder Nutztier nicht mehr aus unserem Leben wegzudenken. Etwa 10 000 Jahre v. Chr. entwickelte sich die Beziehung des Menschen zum Tier vom reinen Jäger-Beute-Nutzungsverhältnis auch zum Haustierverhältnis. Zu dieser Zeit begann die Domestikation vom Wolf zum Haushund (Pohlheim, 2006). Das Sozial- und Schutzverhalten der einzelnen aufgezogenen Wolfswelpen ermöglichte und begünstigte die Integration in die bestehenden Sozialstrukturen der Jäger.

Die sich im weiteren Verlauf bis in die Neuzeit hinein entwickelnde Beziehung von Menschen zu Tieren ist zu komplex, um sie allgemeingültig erklären zu können. Die besondere Tier-Mensch-Beziehung geht auf drei Wurzeln zurück: das Tier als Nahrungsmittellieferant, das Tier als Nutztier und das Tier als Partner und Freund (Reichholf, 2009). An anderer Stelle wird der frühe spirituelle Wert von Tieren, das Anbeten von Gottheiten in Form von Tieren und der Glaube an übernatürliche tierische (Heil)Kräfte erwähnt (Schaefer, 2002; Serpell, 2000).

Zweifellos geht von der Anwesenheit von Tieren für viele Menschen eine große Faszination aus. Sie fesseln unser Interesse, binden unsere Aufmerksamkeit und erwecken ein weites Spektrum an Gefühlen. Diese reichen von beschützend, freundschaftlich und fürsorglich über Machtgefühle bis hin zu Ekel und oftmals auch zu Empfindungen von Unsicherheit und Angst. Welche dieser Gefühle in uns wachgerufen werden, hängt hauptsächlich von der Tierart ab – Insekten und Schlangen rufen andere Gefühle hervor als ein putziges Katzenbaby – und von den in der Vergangenheit gemachten Erfahrungen mit Tieren. Die frühe kindliche Prägung durch Märchen, Kuscheltiere und verniedlichte und vermenschlichte Tierfiguren in Film und Fernsehen spielt hierbei wahrscheinlich auch eine wesentliche Rolle. Diese Erfahrungen prägen unsere Vorstellung von Tieren und bilden damit die emotionale Grundlage für die individuelle Mensch-Tier-Begegnung. Diese Art der Sozialisierung findet vielfach im familiären Umfeld statt, was dazu führt, dass Kinder die Grundeinstellung zu Tieren oftmals direkt von ihren Eltern übernehmen. Gesellschaftlich betrachtet spielen natürlich auch sozioökonomische Aspekte und ethisch-religiöse und somit kulturell geprägte Werte im Umgang mit Tieren eine wesentliche Rolle. Otterstedt (2003c) betont, dass die Haltung der Gesellschaft gegenüber Tieren dabei unter anderem vom ökonomischen Stellenwert eines Tieres bestimmt wird.

Welche Rolle spielen Heimtiere in der gegenwärtigen deutschen Gesellschaft?
Nach Erhebungen des „Industrieverbandes Heimtierbedarf" lebten 2009 in mehr als jedem dritten deutschen Haushalt Tiere (IVH, 2010). Die Zahl der Tiere summiert sich dabei auf über 22 Millionen (Fische nicht mitgezählt). Etwas mehr als ein Viertel der Tierhalter ist über 60 Jahre alt und immerhin 27% der Tierhalter leben in einem Ein-

personenhaushalt. Da die Tendenz, Tiere als Haustiere zu halten, in den letzten Jahren stabil bis steigend war, können wir davon ausgehen, dass Haustiere eine wichtige Rolle im Alltag und in den Sozialbeziehungen von Menschen spielen bzw. zu einem anderen Zeitpunkt ihres Leben spielten. Eine Befragung von 780 Tierhaltern ergab, dass 88 % der Tierhalter überzeugt sind, ihre Heimtiere würden ihnen helfen, Probleme und Belastungen des Alltags zu bewältigen (IVH, 2007b). Eine repräsentative Umfrage des IVH belegt, dass neun von zehn Tierhaltern in Deutschland, auch und besonders im Alter, nicht auf ein Tier verzichten möchten (IVH, 2007a).

Heimtiere sind ein Teil der Familie und spielen eine wichtige Rolle in der Entwicklung von Kindern

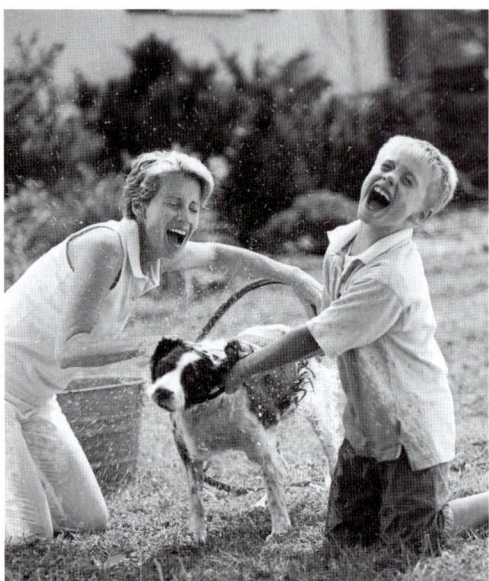

Der Hund liegt dabei in Deutschland auf der Beliebtheitsskala hinter Katzen und Kleintieren an dritter Stelle. Historisch gesehen genießt er einen besonderen Stellenwert in der menschlichen Gesellschaft: Gemeinsam mit der Katze ist der Hund das einzige Haustier, dessen Zähmung nicht über den Weg der Gefangenschaft gegangen ist (Pohlheim, 2006). Der Hund ist damit möglicherweise das beste Beispiel für die gelungene Domestizierung einer Tierart. Im Gegensatz zu den meisten namenlosen Nutztieren, die oftmals in Tiergruppen gehalten werden, wird der Hund vom Menschen oftmals als Subjekt mit eigener Individualität und eigenem Namen anerkannt. Begünstigend wirkt sich aus, dass der Hund durch sein ihm angeborenes Rudelverhalten zur Einordnung in hierarchische Familienstrukturen und zur bedingungslosen Unterwerfung fähig ist. Der Hund als unterlegener Sozialpartner wird dabei vom Menschen nicht als Bedrohung für das eigene Machtgefüge wahrgenommen.

Im Laufe der Zeit wandelte sich die Rolle des Hundes vom Nutztier – zum Schutz und für die Jagd – zum Gefährten des Menschen und zum Statussymbol zur Abgrenzung der eigenen sozialen Klasse (Pohlheim, 2006; Röger-Lakenbrink, 2006).

Funde von Tiermumien in Ägypten lassen vermuten, dass Tiere schon 3000 Jahre vor unserer Zeitrechnung den Menschen wertvolle Gefährten waren, auf die sie auch nach dem eigenen Tod nicht verzichten wollten. Dies galt zwar vorrangig für Wohlhabende und Adelige, doch es gibt auch Mumienfunde Nichtadeliger, die gemeinsam mit ihren Haustieren beigesetzt wurden (Williams, 2009).

Während der griechische Philosoph Platon (428/7 v.Chr. – 348/7 v.Chr.) Hund und Mensch noch sehr nahe beieinander sieht, führen die griechische Antike und das spätere Christentum zur klaren Trennung zwischen Mensch und Tier, nämlich zwischen vermeintlicher Vernunft und Instinkt. Mit Beginn der Christianisierung waren nach Ansicht der Bibel, Hunde neben Schweinen und anderen Tieren unrein. Das Animalische im Menschen wurde dem Bösen zugeordnet. Der Umgang mit Tieren wurde u.a. als deutliche Abgrenzung zu anderen Religionen, die eine engere Verbindung zur Natur lebten, genutzt (Pohlheim, 2006).

Um 1900 begann der Mensch den Hund vielfältiger als zuvor einzusetzen. Zum Wächter, Beschützer und Jagdhelfer kam jetzt auch die Rolle des Spielgefährten für Kinder hinzu. Außerdem wurden Hunde in der Bergrettung, im Krieg und Sanitätsdienst eingesetzt. Es erschienen erste Bücher über unterschiedliche Rassen und eine Vielzahl neuer Rassen wurde für den unterschiedlichen Gebrauch gezüchtet (Pohlheim, 2006). Im Dritten Reich wurde der Hund sogar als nationalistisches Symbol vermeintlich typisch deutscher Tugenden instrumentalisiert. So wurde der Deutsche Schäferhund zum Symbol für Mut und Treue erhoben. Im Zweiten Weltkrieg waren weltweit etwa 250.000 Hunde (davon 80% Schäferhunde) sowohl bei den Deutschen als auch ihren Gegnern im Kriegseinsatz (Grimm, 2007).
Wer meint, dass dies alles schließlich schon weit zurückliege, sei an die unsäglichen Einsätze von Deutschen Schäferhunden gegen Townshipbewohner unter dem südafrikanischen Apartheidsregime oder gegen Gefangene des irakischen Gefängnisses Abu-Ghuraib[1] erinnert.

 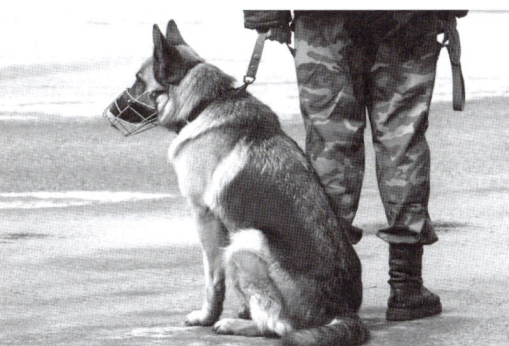

©istockphoto.com/kuzma

Hunde sind nicht in allen Rollen Sympathieträger

---

1 Ein nackter irakischer Gefangener wird zitternd vor Angst von zwei Schäferhunden bedroht, die US-Militärpolizisten auf ihn loslassen. […] Auf einem anderen Bild, wenig später aufgenommen, ist derselbe Mann zu sehen, Blut läuft an seinem Bein herunter – augenscheinlich die Folge einer Bissverletzung (SPIEGEL-ONLINE, 2004).

1.2   Entwicklung der Tiergestützten Therapie

Tiere wurden schon früh – möglicherweise schon im achten Jahrhundert – zur Verbesserung des menschlichen Wohlbefindens eingesetzt (Doepke, 2007). Obwohl diese Einsätze wohl nicht dokumentiert wurden, gibt es Hinweise darauf, dass zum Beispiel Reiten schon im frühen Griechenland zum Erhalt des Lebenswillens unheilbar Erkrankter eingesetzt wurde. Die berühmte Krankenschwester Florence Nightingale erwähnte in ihren „Notes on Nursing" (1860), dass kleine Tiere oftmals heilsame Begleiter für Kranke und im Besonderen für schwere und chronische Fälle seien.

Die frühesten gut dokumentierten Nachweise zum Einsatz von Tieren gab es Ende des 18. Jahrhunderts in einer englischen Einrichtung für Geisteskranke, dem York Retreat. Der Leiter der Einrichtung, William Tuke, setzte Hasen, Möwen, Habichte und Nutzgeflügel ein, um den Klienten ein Gefühl der Freude zu bereiten und Gelegenheiten zum Entwickeln sozialer Empfindungen zu geben (Schaefer, 2002; Serpell, 2000). In Deutschland wurden erste tiergestützte Erfahrungen im 19. Jahrhundert in der Rehabilitation von Epileptikern in Bethel bei Bielefeld gemacht.

Die fortschreitende Entwicklung der Medizin als reduktionistisch-materialistische Naturwissenschaft sowie Erkenntnisse der Hygiene führten zu Beginn des 20. Jahrhunderts bedauerlicherweise zur Verdrängung von Tieren aus therapeutischen Einrichtungen (Serpell, 2000).
Nach dem Ersten Weltkrieg wurden Hunde zwar unter anderem zur Unterstützung von Blinden eingesetzt, im medizinischen Kontext fanden sie jedoch für die nächsten Jahre hauptsächlich Erwähnung in Schriften zu den Themen Zoonosen[2] und Öffentliche Gesundheit.

Als vielseitiger therapeutischer Begleiter wurde der Hund erst relativ spät ab Mitte des 20. Jahrhunderts, wahrgenommen. Veröffentlichungen des New Yorker Kinderpsychologen Levinson riefen erste Fachdiskussionen hervor, in deren Folge sich eine Vielzahl an Ärzten, Therapeuten und Pflegekräfte mit der heilenden Wirkung von Hunden auseinandersetzten und deren Einsatz dokumentierten. Levinson stellte durch Zufall fest, dass die Anwesenheit seines Golden Retrievers „Jingles" sich gravierend auf seine Behandlungserfolge in der Praxis auswirkte. So wird der Fall einer hilfesuchenden Mutter beschrieben, die schon Stunden vor ihrem Behandlungstermin mit ihrem Sohn in der Praxis des Kinderpsychologen erschienen war. Der Junge hatte sich bisher allen Therapien verschlossen und zog sich immer weiter in sich zurück. Als Levinson Mutter und Kind begrüßte, rannte „Jingles" auf das Kind zu und begann, ihn zur Begrüßung abzuschlecken. Der Junge reagierte freundlich und begann den Hund seinerseits zu streicheln. Trotz anfänglicher Skepsis ließ die Mutter es zu, dass sich eine Beziehung zwischen ihrem Sohn und dem Hund entwickelte. In den folgenden Sitzungen kam Levinson zu dem Schluss, dass der Junge durch den Vertrauensaufbau und die Interaktion mit „Jingles" dazu befähigt wurde, ihm als Therapeuten zu vertrauen. Die Brückenfunktion des Hundes ermöglichte es,

---

2   Krankheiten, die vom Tier auf den Menschen übertragen werden können

dass der Kontakt zwischen Levinson und dem Kind indirekt über das Tier zustande kam (Vernooij & Schneider, 2008). Der anfängliche direkte Kontakt zum Tier wurde in den weiteren Sitzungen durch den teilweise über das Tier entstehenden Kontakt zum Therapeuten erweitert. Der spätere direkte Kontakt zum Arzt konnte dadurch angebahnt werden (siehe auch Kapitel 5). Trotz gemischter Reaktionen aus Fachkreisen veröffentlichte Levinson in den folgenden Jahren eine Vielzahl an Schriften zu diesem Thema (Schaefer, 2002). In seinen Veröffentlichungen ging er so weit, Tiere als „half-way station" auf dem Wege zu emotionalem Wohlbefinden zu beschreiben (Serpell, 2000). Damit ebnete er endgültig den Weg für seriöse Forschung im Bereich der Mensch-Tier-Beziehungen.

Ende der Siebzigerjahre des letzten Jahrhunderts entstand in Amerika ein Zusammenschluss von Wissenschaftlern aus England und den Vereinigten Staaten, die sich zum Ziel setzten, mit der systematischen Erforschung der Auswirkung von Mensch-Tier-Beziehungen die existierenden Vorbehalte gegen Tiere in sozialen Einrichtungen zu entkräften (Doepke, 2007; Röger-Lakenbrink, 2006). 1977 entstand daraus in den USA die „Delta Society" mit ihrem sogenannten „Pet Partner® Program", das in den USA eine Vielzahl von „pet partner teams" zur Zusammenarbeit mit Gesundheitsorganisationen anbietet (Röger-Lakenbrink, 2006). 1980 fand erstmals ein Kongress zu dem Themenkomplex „Human and Companion Animal Bond" in London statt. Seither hat sich der neue Wissenschaftszweig „Mensch-Tier-Beziehung" durch zahlreiche Publikationen und Symposien einen soliden wissenschaftlichen Ruf erworben (Greifenhagen & Buck-Werner, 2007).
Obwohl schon damals vor der Instrumentalisierung von Hunden als therapeutisches Mittel zum Zweck ohne Rücksicht auf deren individuelle Bedürfnisse gewarnt worden ist, wurden Richtlinien und Abkommen zum Schutz von Therapietieren erst viele Jahre später formuliert (Röger-Lakenbrink, 2006). Hier gilt es, die 1990 gegründete „International Association of Human-Animal Interaction Organizations" (IAHAIO), mit Sitz in Washington, als federführend zu erwähnen. Diese Dachorganisation setzt sich unter anderem zum Ziel, Verbände und Individuen zu vernetzen, ein Forum zum Austausch von Ideen zu bieten, Studien zu finanzieren, wissenschaftliche Erkenntnisse zu verbreiten und Entscheidungsträger auf nationalen und internationalen Ebenen über die Vorteile von Mensch-Tier-Interaktionen zu informieren. Sie formulierte auch eine Reihe von Richtlinien zum Einsatz von Tieren und Mindestanforderungen an tierschutzgerechtes Arbeiten (IAHAIO, 2010).

Auch in Deutschland hat sich in den letzten 20 Jahren die Therapie mit Tieren ausgeweitet: So werden Tiere – und im besonderen Hunde – unter anderem in der funktionsbezogenen Behandlung von Menschen mit Behinderungen, in der Förderung und zum Erhalt von Alltagskompetenzen in Senioren- und Pflegeheimen, zur Stärkung von Sozialkompetenzen in Kindergärten und Schulen und als Resozialisierungsmaßnahme im Strafvollzug eingesetzt. In dem Buch „Das Therapiehundeteam" von Röger-Lakenbrink (2006, S. 15-21) werden das Engagement einzelner Personen und das Entstehen organisierter Vereinstätigkeiten im deutschsprachigen Raum umfassend beschrieben.

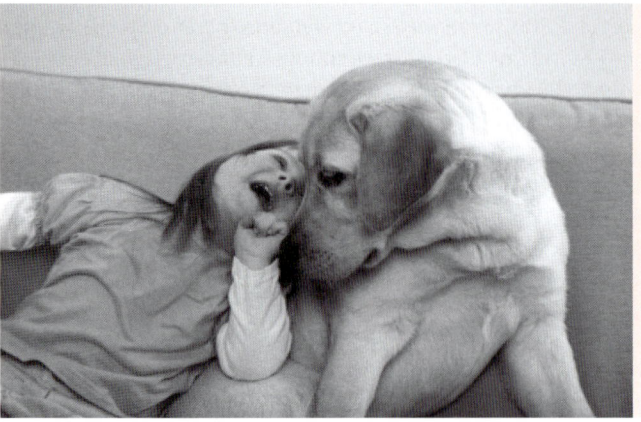

Familien mit behinderten Kindern beobachten oftmals eine ganz innige Beziehung zwischen Hund und Kind

© istockphoto.com / Tomasz Markowski

In diesem Zusammenhang ist erwähnenswert, dass sich einige Verbände und Institute bemühen, aus der wachsenden Anzahl tiergestützter Ausbildungsangebote einheitliche Ausbildungskriterien und Prüfungsrichtlinien zu etablieren, zumal Begriffe wie „Therapiehund" oder „Therapiehundeteam" im europäischen Raum bisher nicht geschützt sind und der Einsatz von Tieren in der Therapie wenig anerkannt und finanziell (noch) kaum oder gar nicht honoriert wird.

Die Tiergestützte Therapie hat in den Köpfen und den Gesundheitsinstitutionen in Deutschland Einzug gehalten. Leider konnte man sich bisher nicht auf eine einheitliche Begrifflichkeit einigen und im Zuge dessen verbindliche Ausbildungsstandards festlegen. Damit sind der Instrumentalisierung und dem Missbrauch von Tieren leider Tür und Tor geöffnet.

Die Anbieter dieser Therapieform sind oftmals nicht ausreichend in der Konzepterstellung und dem professionellen und zielgerichteten Einsatz ihrer Tiere geschult. Der Mangel an interdisziplinär verwendbaren Dokumentationsformen führt dazu, dass Art und Outcome der tiergestützten Intervention für Außenstehende oftmals nicht nachvollziehbar dargelegt werden können. Auch die wissenschaftliche Begleitung des praktischen Einsatzes mit Therapietieren gibt es bisher noch nicht in ausreichendem Maße.

Im Jahre 2004 wurde erstmals ein europäischer Dachverband, die „European Society for Animal Assisted Therapy" (ESAAT) mit Sitz in Wien gegründet. Laut Homepage sieht die ESAAT ihre Hauptaufgabe in der „Erforschung und Förderung der Tiergestützten Therapie sowie in der Hervorhebung der therapeutischen, pädagogischen und salutogenetischen Wirkung der Mensch-Tier-Beziehung" (ESAAT 2012). Als weiteres Anliegen werden Vereinheitlichung der Ausbildung und Anerkennung der Tiergestützten Therapie als eigenständige Therapieform erwähnt (ESAAT, 2005a). Differenzen unter den Gründungsmitgliedern führten im November 2006 zur Gründung einer eigenständigen internationalen Organisation, die „International Association for Animal Assisted Therapy" (ISAAT) mit Sitz in Zürich. Die ISAAT hebt auf ihrer Homepage unter anderem die Unterschiede der Interventionsformen (Tiergestützte Therapie, Pädagogik und Aktivitäten) hervor und setzt sich zum Ziel, die offizielle Anerkennung dieser Bereiche voranzutreiben und eine Qualitätskontrolle der erbrachten Leistung zu ermöglichen.

Leider klaffen Theorie und Praxis in vielen Fällen weit auseinander, wobei die Praxis der Theorie in der Vielschichtigkeit der Anwendung häufig voraus scheint. Allerdings finden bei vielen Anbietern wichtige tierschutzrelevante Themen nicht ausreichend Berücksichtigung.

Die Tierärztliche Vereinigung für Tierschutz e.V. (TVT) setzt sich in Deutschland für die fachgerechte Umsetzung von Gesetzen und Verordnungen zum Schutz der Tiere ein. So gibt es hier beispielsweise die Arbeitskreise „Tierschutzethik" und „Nutzung von Tieren im sozialen Einsatz", die – mit dem Zurverfügungstellen von entsprechenden Merkblättern – Praktikern dabei helfen, tierschutzgerechte Entscheidungen bezüglich Eignung, Haltung, Betreuung und Pflege, Einsatzkriterien und Transportbedingungen der Tiere zu fällen. Obwohl die Umsetzung dieser Empfehlungen bisher weitestgehend auf freiwilliger Basis beruht, bleibt zu hoffen, dass die Befolgung dieser Richtlinien als Selbstverpflichtung in den Köpfen der Anbieter und Praktiker Einzug hält (www.tierschutz-tvt.de).

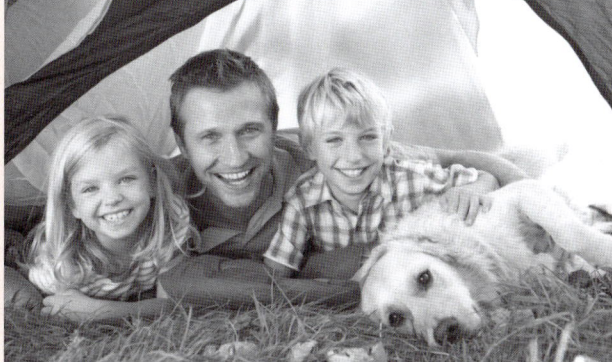

©istockphoto.com /
monkeybusinessimages

Tiere haben es verdient, dass wir sie vor Ausbeutung beschützen

15

2 Tierschutz und tiergestützte Interventionen – ein Widerspruch?

2.1 Knigge und der Tierschutz

Zu Beginn der Aufklärung (Ende 17. bis Ende 18. Jahrhundert) stellten Philosophen und Denker den Menschen wegen seiner Vernunft über das eher instinktgeleitete Tier. Dieses solle der Krone der Schöpfung – dem Menschen – lediglich als Mittel zum Zweck dienen. Descartes (1596-1650) sprach Tieren jegliches Bewusstsein ab, während Rousseau (1712-1778) nur hundert Jahre später schon Gemeinsamkeiten im Fühlen und der Sensibilität hervorhebte und den Tieren aufgrund ihrer seelischen Robustheit sogar eine gewisse Überlegenheit über den Menschen attestierte. Jeremy Bentham leitete Ende des 18. Jahrhunderts mit seinen Fragen[3] und Erkenntnissen zur Leidensfähigkeit von Tieren eine neue Ära der Tierethik ein. Kant (1724-1804) verlangte, wegen eben dieser von Bentham beschriebenen Empfindungsfähigkeit von Tieren, ein Verbot von Tierquälerei und Gewalt gegen Tiere (Pohlheim, 2006).

Im Jahre 1790 forderte Knigge von den höfischen Gesellschaften, Grausamkeiten an Tieren nicht mehr als Vergnügung zuzulassen. Obwohl sich die Umsetzung dieser Ideen erwartungsgemäß beim Adel nur schleppend durchsetzte[4], machte im weiteren Verlauf auch das Stadtbürgertum durch humanistische Tierschutzaktivitäten und erste Tierasyle (1840) auf sich aufmerksam. Die frühen Tierschutzaktivisten richteten ihr Augenmerk unter anderem auf den brutalen Missbrauch von Pferden und Hunden im Untertagebau, Tierquälereien als Volksbelustigung und barbarische Vivisektionen im Namen der Wissenschaft (Milz, 2009; Pohlheim, 2006). Darwins (1809-1882) Erkenntnisse zur engen Verwandtschaft von Mensch und Tier hatten sicherlich auch eine gewisse Nachdenklichkeit zur Folge. „Die Tatsache, dass Tiere durch dieselben Gemütsbewegungen erregt werden wie wir, ist so sicher, dass es überflüssig ist, den Leser durch zu viele Einzelheiten zu ermüden" (Darwin, 1966, S. 84 in Kaplan, 2003).

In der Zeit der Aufklärung wurde die von der Kirche vertretene Auffassung, dass Tiere seelenlos seien, alsbald infrage gestellt. Philosophen wie Voltaire, Bentham und später Schopenhauer (der den Begriff „Mitleidsethik" prägte) vertraten die Ansicht, dass ein Tier ein Wesen sei, welches (dem Menschen ähnlich) fühlen und leiden könne. Der Unterschied zwischen Mensch und Tier wurde nicht länger als absolut, sondern als relativ gesehen.

---

3 „The question is not, can they reason? Nor, can they talk? But, can they suffer? (Bentham, 1789, in Ruh, 1997)

4 Die Fuchsjagd ist in England und Wales nach langen Diskussionen und erbittertem Widerstand erst seit dem 17.08.2005 verboten! Dieses Gesetz bietet allerdings weiterhin zahlreiche Schlupflöcher: So ist die Hetzjagd auf Wildtiere ausdrücklich nur dann verboten, wenn die Absicht besteht, das gehetzte Tier zu töten (vetcontact, 2005).

Die Zeit der Aufklärung bereitete somit nicht nur der Menschenrechtserklärung von 1789 den Weg, sondern war zugleich der Beginn der heutigen Tierrechtsbewegung.

England erließ als erstes europäisches Land 1821 ein Gesetz gegen Tierquälerei. Allerdings galt dieses Gesetz nur vordergründig dem Schutz der Tiere, denn der eigentliche Grundgedanke dieses anthropozentrischen[5] Tierschutzes war, dass Mitleid mit Tieren die menschliche Moral und Entwicklung positiv beeinflussen könnte (Sambraus, 1997a). „Sensibilität für Andere wird als zivilisatorisches Gebot des friedfertigen Umgangs kultiviert" (Milz, 2009, S. 245).

Der deutsche Philosoph Arthur Schopenhauer (1788-1860) spielte mit seinen nachdenklichen Äußerungen eine wichtige Rolle für die noch sehr junge Tierschutzidee. In seiner Schrift „Über die Grundlagen der Moral" (ca. 1839) äußert er sich folgendermaßen: „Mitleid mit Tieren hängt mit der Güte des Charakters so genau zusammen, daß man zuversichtlich behaupten darf, wer gegen Tiere grausam ist, könne kein guter Mensch sein." (Schopenhauer in Sambraus, 1997a, S. 6). Da seines Erachtens nach der Mensch aber nicht ohne Fleischgenuss leben könne, forderte Schopenhauer, dass man Tiere, die der Fleischgewinnung dienen, vor dem Schlachten mit dem erst seit wenigen Jahren bekannten Chloroform betäuben solle (Sambraus, 1997a).

Lange Zeit waren mit dem Tierschutz hauptsächlich ästhetische Aspekte (z.B. Verbot von Tierquälerei in der Öffentlichkeit) und wirtschaftliche Aspekte verknüpft. Das Tier um seiner selbst willen zu schützen, wurde erstmals im deutschen Tierschutzgesetz von 1933 verankert. Es handelte sich hierbei um ein eigenständiges Gesetz und nicht wie bisher um Tierschutzbestimmungen im Strafgesetzbuch. Erstmals wurde das Tier als leidensfähiges Wesen ausschließlich um seiner selbst willen geschützt. Unnötiges Quälen nicht nur von Haustieren oder Säugetieren, sondern aller Tiere konnte fortan bestraft werden. Mit diesem Gesetz begann die Ära des ethischen Tierschutzes in Abgrenzung zum Naturschutz und dem früheren anthropozentrischen Tierschutzgedanken (Sambraus, 1997a).

Im Unterschied zum Naturschutz sieht der Tierschutz seine Aufgabe darin, Tiere vor Schmerzen, Leiden oder Schäden zu bewahren oder diese zu lindern. Es steht das zu schützende (einzelne) Tier im Vordergrund und nicht wie beim Naturschutz der Versuch, die Natur nachhaltig als Lebensgrundlage zu erhalten (Sambraus, 1997b).

Mit dem wirtschaftlichen Aufschwung in der Nachkriegszeit gab es einen grundlegenden Wandel in der Nutztierhaltung. Massentierhaltung einerseits, aber auch Veränderungen im Zeitgeist und neuere wissenschaftliche Erkenntnisse über tiergemäße und verhaltensgerechte Maßnahmen und Veränderungen andererseits führten in Deutschland 1972 zu der Verabschiedung eines neuen Tierschutzgesetzes. Dieses Gesetz war wesentlich differenzierter als das bisherige. Im Abschnitt über

---

5   Im anthropozentrischen Tierschutz sind menschliche Interessen stark eingebunden. So ist z.B. Tierquälerei in der Öffentlichkeit verboten, um die Gefühle von möglichen Zeugen nicht zu verletzen.

Tierhaltung (§ 2) wurden Begriffe wie „verhaltensgerechte Unterbringung" und „artgemäßes Bewegungsbedürfnis" eingeführt. Allerdings konnte auch dieses Gesetz (letzte Änderung Mai 2006) beispielsweise im Falle der Legehennenhaltung oder der Schlachttiertransporte kaum befriedigende Veränderungen herbeiführen.

Wie stehen Tiere heute rechtlich in Deutschland dar? Das Tierschutzgesetz von 1972 schützt das Tier als Mitgeschöpf in seinem Leben und Wohlbefinden (§1 TierSchG) und stellt das Töten eines Tieres ohne vernünftigen Grund unter Strafe (§17 TierSchG). Das Töten von Tieren, Eingriffe an Tieren und Tierversuche sind also rechtlich geregelt. Zu den Themen Haltung, Pflege und Unterbringung ist laut §13 TierSchG der Bundesminister für Ernährung, Landwirtschaft und Forsten ermächtigt, durch Rechtsverordnungen entsprechende Vorschriften zu erlassen (Sambraus, 1997a). Im Bürgerlichen Recht hat das Gesetz zur Verbesserung der Rechtsstellung des Tieres (1990) dazu geführt, dass Tiere „keine Sachen" sind (§90a BGB) und sich daraus für den Eigentümer die Verpflichtung ergibt, Tierschutzvorschriften zu beachten. Sofern der Eigentümer tierschutzgesetzeswidrig handelt, kann er sich aufgrund der Abschaffung der formalen Gleichstellung des Tieres mit einer Sache, nicht auf die aus dem Eigentumsrecht ergebene Handlungsfreiheit berufen (Greifenhagen & Buck-Werner, 2007).

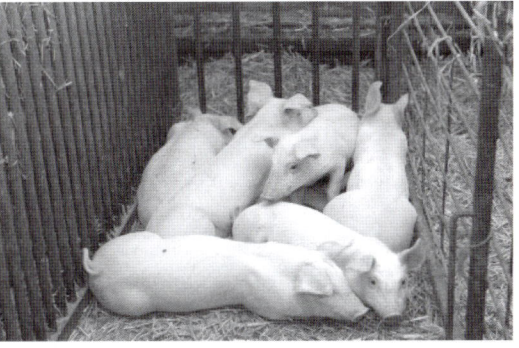

(©istockphoto.com / Fritz Hiersche)

Tierrechte spielen in Bezug auf Nutztiere weiterhin eine eher untergeordnete Rolle

Weiter noch als der Begriff des Tierschutzes reicht das Konzept der Tierrechte, welches Tieren durchsetzbare Rechte zugesteht. Im ethischen Sinne sind Interessen und Rechte von Tieren denen von Menschen vergleichbar (vgl. „Gleichheitsprinzip", Kapitel 2.2), selbst wenn Tiere diese nicht einfordern können (Kaplan, 2003; Ruh, 1997). Außer in der Schweiz, wo die Würde der Kreatur seit 2008 einen angemessenen gesetzlichen Schutz genießt, ist das Zugestehen von Rechten für Tiere jedoch bislang lediglich rechtsphilosophische Theorie ohne praktische Relevanz (Goetschel, 2009).

2.2 Ethik und moralische Überlegungen

Kaplan (2003) betont in seinem Buch „Die ethische Weltformel", dass unser Verhalten gegenüber Tieren wegen Mangel an umsetzbaren gesetzlichen Bestimmungen in der Hauptsache von der moralischen Haltung bestimmt wird. Er beschreibt drei Entwicklungsstufen der Tierethik, die auch eine praktische Bedeutung für Überlegungen zur therapeutischen Arbeit mit Tieren haben.

In der ersten Stufe bestand laut Kaplan der Irrglaube, dass moralische Theorien und Argumente auf Tiere nicht anwendbar sind.

Die zweite Stufe führte zu der Erkenntnis, dass man sich den richtigen Umgang mit Tieren rational erschließen kann, ebenso wie man den richtigen Umgang mit Menschen rational begründen kann.

Die dritte Stufe der Tierethik besteht darin zu erkennen, dass komplizierte ethische Überlegungen zum Umgang mit Tieren eigentlich überflüssig sind, da die Interessen anderer Lebewesen im gleichen Maße berücksichtigt werden sollten wie die eigenen. Dieser Idee liegt die ethische Vorstellung des Gleichheitsprinzips von Peter Singer mit dem Grundsatz der „gleichen Interessenabwägung" zugrunde. Damit ist gemeint, dass größere Interessen (z.B. das Recht auf ein würdiges Leben) nicht kleineren Interessen (z.B. dem kurzfristigen Genuss von Gänseleberpastete) geopfert werden sollten. Interessen sollten laut Singer moralisch immer gleich gewichtet werden, „ohne Ansehen der Person" und somit auch ohne Rücksicht auf „die Anzahl der Beine und die Behaarung der Haut" (Bentham, 1970, in Kaplan 2003, S.35). Wichtig ist zu verstehen, dass das Gleichheitsprinzip nicht von der tatsächlichen Gleichheit aller Kreaturen ausgeht, sondern davon, dass Interesse gleich Interesse ist und unparteiisch abgewogen werden sollte ohne Rücksicht darauf, wessen Interesse sie abwägen (Kaplan, 2003).

Die moralische Bewertung von Tieren wird vereinfacht, wenn wir uns vergegenwärtigen, dass Tiere dem Menschen vergleichbare Empfindungen haben. Kein vernünftiger Mensch wird ernsthaft bezweifeln, dass Tiere ein Bewusstsein haben, d.h. die Fähigkeit zum subjektiven Erleben. Beim genaueren Hinsehen wird deutlich, dass Tiere nicht nur zu Schmerzempfindung und physischem Leid fähig, sondern auch empfänglich für seelisches Leid sind. Dass Tiere ein Sozialleben besitzen, über Intelligenz verfügen und sogar eine Vorstellung von Moral haben, wird an sehr interessanten und teils auch tragischen oder lustigen Fallbeispielen bei Kaplan (2003) ausgeführt. Die allgemeingültige Annahme, dass unsere Mitmenschen und auch Tiere Ähnliches empfinden wie wir selbst, wird in der Literatur als „Du-Evidenz" beschrieben (s. Kapitel 9.2). Die Theorie der Du-Evidenz wird in der Literatur vielfach als eine der theoretischen Säulen der Mensch-Tier-Beziehung dargestellt.

2.3 Wie gelingt tierschutzgerechtes Arbeiten?

Jeder Therapeut, der Tiere in seiner Arbeit einsetzt, wird sich irgendwann der Frage stellen müssen, ob Tiergestützte Therapie nicht in vielen Fällen auch eine besondere Form der Tierquälerei ist. Die Erfahrung hat leider gezeigt, dass so mancher Anbieter der Tiergestützten Therapie nicht das Wohl der Tiere, sondern eine Anzahl anderer mehr oder weniger eigennütziger Beweggründe im Sinn hat.

Viel diskutiert wird hierbei beispielsweise die weitläufig bekannte, viel gerühmte und sehr teure Delfintherapie. Sind diese nicht domestizierten Tiere wegen ihres relativ geringen Bewegungsfreiraums einem höheren Stresslevel ausgesetzt und verkürzt die Arbeit mit und für den Menschen möglicherweise ihre Lebensdauer? Oder ist das Leben in freier Wildbahn sogar mit größerem Stress verbunden? Sind Stressfaktoren die einzig ausschlaggebenden Parameter oder sollte auch die allgemeine Lebensqualität in die Überlegungen mit einbezogen werden?
Zu „Therapiedelfinen" gibt es keine gesicherten Daten, allerdings scheint die allgemeine Überlebenschance für Delfine in Gefangenschaft (beispielsweise in „normalen" Delfinarien) höher zu sein als für Delfine in freier Wildbahn. Auch Stressanzeichen wie beispielsweise Magengeschwüre kommen bei den wildlebenden Artgenossen häufiger vor. Schließlich ist das Leben in freier Wildbahn mit Fressfeinden (besonders bis zu einem Alter von zwei Jahren) und einem unsicheren Futterangebot auch nicht ganz stressfrei. Seit Mitte der Achtzigerjahre des letzten Jahrhunderts haben sich trotzdem immer mehr Länder entschieden, ihre Delfinarien zu schließen. Zu diesen Ländern gehören beispielsweise Australien, Großbritannien, Ungarn, Chile und Costa Rica (http://de.wikipedia.org/wiki/ Delphinarium).

Wie schon erwähnt, sollten sich gesellschaftlich relevante ethische Überlegungen nicht nur auf den moralisch vertretbaren Umgang mit Menschen begrenzen (hier gibt es zum Glück wegweisende gesetzliche Bestimmungen), sondern auch den angemessenen Umgang mit Tieren mit einbeziehen. Kaplan (2003) spricht hierbei von einer „ethischen Weltformel", mit deren Hilfe man erkennen kann, dass komplizierte ethische Erwägungen überflüssig sind. Der Respekt vor Mensch und Tier führt dazu, dass „ohnehin jeder weiß, wie er sich benehmen soll […] (Kaplan, 2003, S.9).

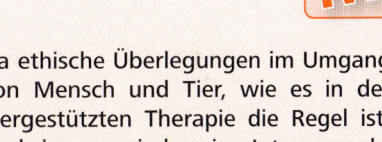

Da ethische Überlegungen im Umgang von Mensch und Tier, wie es in der Tiergestützten Therapie die Regel ist, auch immer wieder eine Interessenabwägung verlangen, ist die praktische Umsetzung nicht immer ganz einfach. Eines ist jedoch sicher: Bei allen uns bekannten Vorteilen der tiergestützten Interventionen für den Menschen darf das Tier in seinem Wesen und seinen Bedürfnissen nicht übersehen werden.

Tierschutz in der Tiergestützten Therapie kann dann gelingen, wenn eine gewisse Freiwilligkeit auf Anbieterseite vorhanden ist und die gesetzlichen Bestimmungen berücksichtigt werden.
Als Mindestvoraussetzung sollten tierschutzrelevante Fragestellungen immer ein wichtiger Gegenstand der Überlegungen vor und in der Umsetzung tiergestützter Maßnahmen sein. Die internationale Organisation IAHAIO hat 1998 in einer Voll-

versammlung in Prag vier grundsätzliche Richtlinien dazu festgelegt. Es wird an alle Personen und Institutionen, die beim Einsatz von Therapietieren beteiligt sind, appelliert, nachstehende Richtlinien freiwillig einzuhalten (IEMT, 2010):

Prager Richtlinien zum Einsatz von Tieren bei tiergestützten Aktivitäten und Therapien (1998):

1. Es werden nur Heimtiere eingesetzt, die durch Methoden der positiven Verstärkung ausgebildet wurden und artgerecht untergebracht und betreut werden.
2. Es werden alle Vorkehrungen getroffen, damit die Tiere keinen negativen Einflüssen ausgesetzt sind.
3. Der Einsatz von Tieren in helfender bzw. therapeutischer Funktion sollte in jedem Einzelfall begründete Erfolgsaussichten haben.
4. Es sollte die Einhaltung von Mindestvoraussetzungen garantiert sein, und zwar im Hinblick auf Sicherheit, Risiko-Management, körperliches und psychisches Wohlbefinden, Gesundheit, Vertraulichkeit sowie Entscheidungsfreiheit. Ein angemessenes Arbeitspensum, eine eindeutig auf Vertrauen ausgerichtete Aufgabenverteilung sowie Kommunikations- und Ausbildungsmaßnahmen sollten für alle beteiligten Personen klar definiert sein.

Den gesetzlichen Rahmen für das tiergestützte Arbeiten gibt das Tierschutzgesetz des jeweiligen Landes vor. Aus Verantwortung für das Tier müssen wir uns jedoch außerdem die Frage stellen, inwieweit die Einschränkungen im Entscheidungsvermögen und der Bewegungsfreiheit und die Unterdrückung des freien Willens eine Beeinträchtigung im Wohlbefinden des Tieres zur Folge haben (können).

Nachfolgend ein konkretes Beispiel: Ein Hund liegt im „Platz" auf dem Bett einer Patientin. Es klopft und ein dem Hund bekannter und vertrauter Pfleger betritt das Zimmer. Freundlich begrüßt er von der Tür aus Therapeuten und Hund und verlässt dann wieder den Raum. Der Hund versucht aufzuspringen, wird jedoch streng zurück ins „Platz" beordert.

Situationen wie diese treten in der Tiergestützten Therapie regelmäßig und in manchen Fällen sogar täglich mehrfach auf. Worin besteht nun das Dilemma?

Es besteht in der Einschränkung der Entscheidungsfreiheit und Bewegungsfreiheit des Hundes sowie im unangemessenen Setzen von Strafreizen.

Zunächst gibt es ein ganz grundsätzliches Problem: Der Hund darf nicht entscheiden, ob er gerne im Bett liegen will, möglicherweise mit wenig Bewegungsfreiraum oder in einer Position, die dem Klienten einen optimalen Körperkontakt ermöglicht, für den Hund jedoch nicht unbedingt bequem ist. Darf er zu Hause auch ins Bett? Falls dies nicht der Fall ist, ist diese Situation für ihn möglicherweise verunsichernd. Hinzu kommt, dass manche Hunde nicht so nahe an fremden Menschen (möglicherweise mit befremdlichem Körpergeruch) liegen wollen.

Warum ist das so? „Kontaktliegen" ist ein Rudelverhalten, das vom Wolf übernommen wurde. Hierbei geht es um Körperkontakt und Körperwärme, aber auch um Rudelbindung durch einen gemeinschaftlichen Geruch. Nach einem gemeinsamen Spiel wird das Kontaktliegen, wie bei Wölfen oder Afrikanischen Wildhunden nach der Jagd, auch beim Haushund zur „Befriedung" genutzt. Dies kann überall geschehen, außer auf ausschließlichen Rückzugsplätzen (Bett, Sofa, Sessel und Hundelager). Dort entstehen möglicherweise Rangordnungsprobleme oder Bedrängungen. Richtig verstandenes Kontaktliegen gibt es deshalb nur auf „neutralem" Boden – also auch nicht im Bett eines Klienten. Und damit nicht genug: Kontaktliegen muss freiwillig erfolgen. Das unfreiwillige, in der Unterordnung befohlene, Kontaktliegen erfüllt keine der oben erwähnten sozialen Kriterien und verursacht deshalb häufig Stress beim Tier.

Dazu kommt ein weiteres Problem: Der Pfleger darf nicht – wie üblich – überschwänglich begrüßt werden, er verlässt sogar schnell wieder das Zimmer. Hier wird ein logisches Rudeltierverhalten dem Sozialpartner Mensch gegenüber nicht nur unterbunden, sondern sogar mit einem Strafreiz („Ignorieren") und der Korrektur des Verhaltens („Platz") quittiert.

Spätestens jetzt ist klar, dass es wahrscheinlich nicht besonders gut um das Befinden des Hundes steht und er künftig ähnlichen Situationen sogar aus dem Weg zu gehen versucht[6]. Natürlich ist diese Situation nicht als tierschutzrelevant zu bezeichnen, doch wie sicher können wir sein, dass der Hund nicht leidet?

Der Therapeut muss sich darüber im Klaren sein, dass er neben seinem therapeutischen Auftrag auch immer für das Wohlbefinden des Hundes verantwortlich ist!

Wie einfach ist es, den vorgegebenen rechtlichen Rahmen des Tierschutzgesetzes umzusetzen? Das Tierschutzgesetz gibt beispielsweise ganz konkret vor, dass niemand einem Tier […] Schmerz, Leiden oder Schäden zufügen darf (§ 1 TierSchG). Dies hört sich zuerst einmal relativ einfach an, meinen wir doch alle zu wissen, wie z.B. Schmerzen oder Schäden aussehen. Die Anzeichen für das Leiden eines Tieres werden in der Realität jedoch oft viel zu spät erkannt. Der Ausdruck und auch das Empfinden von Schmerzen sind zum Beispiel beim Hund stark rasse- und altersabhängig. Der fehlende unmittelbare Nachweis über Beeinträchtigungen des Wohlbefindens befreit uns als Tierhalter und/oder Anwender der Tiergestützten Therapie nicht von der Verantwortung gegenüber dem Tier und seinem Schutz. „Dabei ist wichtig festzustellen, dass Tiere Schmerzen keineswegs prinzipiell schwächer empfinden als Menschen. Eher das Gegenteil ist der Fall: Aufgrund ihrer zum Teil viel empfindlicheren Sinnesorgane leiden Tiere unter entsprechender Beeinträchtigung sogar stärker als Menschen."(Kaplan, 2003, S. 14)

Nicht weniger schwierig stellt sich Tierschutz im Artikel 2 TierSchG dar. Dort ist, neben der angemessenen Ernährung und Pflege, von verhaltensgerechter Unterbringung die Rede. Verhaltensgerecht in der Abgrenzung zu artgerecht[7] betont die besonderen Ansprüche, die im Verhalten des individuellen Tieres begründet sind (Greifenhagen & Buck-Werner, 2007). So hat ein zweijähriger Jack-Russel-Terrier

---

6   Das heißt natürlich nicht, dass Hunde bei solcher Klientel nicht eingesetzt werden können. Es gilt allerdings, den Hund in der Ausbildung auf genau solche Situationen vorzubereiten.

7   Artgerecht heißt lediglich, den biologischen Bedürfnissen der jeweiligen Tierart gerecht zu werden und Schmerzen, Leiden oder Schäden zu vermeiden.

sicherlich andere Bedürfnisse als ein achtjähriger Labrador. Konsequenterweise müssen wir uns demnach der Frage stellen, wie „verhaltensgerecht" der Einsatz sehr bewegungsfreudiger Hunde in der Tiergestützten Therapie gestaltet werden kann. Hier ist die Feinfühligkeit des Halters gefragt, denn die rassespezifisch unterschiedlich ausgeprägte Lauffreudigkeit kann nicht quantifiziert werden und somit fällt eine exakte Messung der (Bewegungs-)Bedürfnisse weg (Greifenhagen & Buck-Werner, 2007).

Merke

Ein Hund, der langfristig frustrierenden Situationen ausgesetzt ist, wird wenig Freude an der Arbeit haben, leichter überfordert sein und möglicherweise eine durch Dauerstress verkürzte Lebenserwartung haben. Zusätzlich steigt das Risiko belastungsbedingter aggressiver Reaktionen in der Therapie.

In der 1998 von der IAHAIO (siehe Kapitel 2.3) verabschiedeten Resolution zum Einsatz von Tieren in der Therapie wird erstmals die Wichtigkeit einer adäquaten Ausbildung von Tier und Tierhalter betont. Die IAHAIO-Mitglieder sind zu Recht der Auffassung, dass eben diese Ausbildung im besonderen Maße die Beachtung der Lebensqualität der Therapietiere zum Inhalt haben sollte.

Zusammenfassend kann, auch in Anlehnung an die Prager Richtlinien, gesagt werden, dass tierschutzgerechtes Arbeiten gelingen kann, wenn nur (Heim-)Tiere in der Therapie eingesetzt werden sollten, die durch Methoden der positiven Verstärkung (z.B. durch Clickertraining) ausgebildet wurden, die Tiere keinen unnötigen negativen Einflüssen ausgesetzt werden und der therapeutische Einsatz begründete Erfolgsaussichten hat. Des Weiteren sollte auf die Einhaltung von Mindestvoraussetzungen im Hinblick auf Sicherheit, körperliches und psychisches Wohlergehen, Gesundheit und Arbeitspensum geachtet werden. Bei der Wahl des Tieres muss darauf geachtet werden, dass nur domestizierte Tiere, die Freude am Kontakt mit Menschen haben und diesen von sich aus suchen, ausgebildet werden sollten. Der Tierhalter sollte außerdem dazu imstande sein, Schmerz, Leiden oder Schäden bei seinem Tier frühzeitig zu erkennen sowie den therapeutischen Einsatz des Tieres verhaltensgerecht zu gestalten.

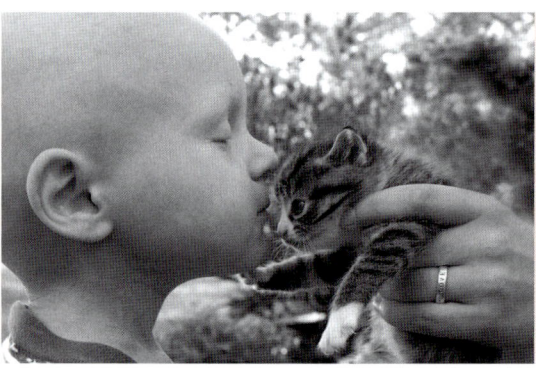

Die Begegnung zwischen Mensch und Tier sollte beiden Seiten Freude bereiten – was hier offensichtlich nicht der Fall ist

© istockphotot.com / Mary Gasc

2.4 Wie sieht die konkrete Umsetzung im therapeutischen Alltag aus?[8]

Die Liste der nachfolgenden Vorschläge erhebt keinen Anspruch auf Vollständigkeit und hat mit der therapeutischen Arbeit an sich erst einmal nichts zu tun. Es geht dabei primär um den Schutz des Hundes und den möglichst langfristigen Erhalt seiner Arbeitsfreude. Die praktische therapeutische Umsetzung kann jedoch nur unter diesen Grundvoraussetzungen optimal und tierschutzgerecht erfolgen! Die Tierärzliche Vereinigung für Tierschutz e.V. (TVT) hat für die Nutzung von Tieren im sozialen Einsatz ein umfassendes und sehr lesenswertes Merkblatt zu dem Einsatz von Hunden herausgegeben (TVT, 2011).

2.4.1 Ausbildung
Tiere, die in der Therapie eingesetzt werden, sollten gemeinsam mit ihrem Halter eine fundierte und auf das spätere Einsatzgebiet abgestimmte Ausbildung durchlaufen haben. Das Bindungs- und Vertrauensverhältnis zwischen Hund und Halter wird während der Ausbildung in solch einem Maße gefördert und verstärkt, dass auch schwierige und potenziell gefährliche Situationen relativ stressfrei gemeistert werden können. Beobachtungen haben gezeigt, dass geschulte Therapiehunde ein viel geringeres Stressniveau während der Therapie zeigen als zwar sehr gehorsame, aber auf die Therapiearbeit bezogen ungeschulte Hunde. Auf die Art und Inhalte der Ausbildung wird an anderer Stelle in diesem Buch eingegangen. Wichtig ist, dass die Ausbildung – wie in den Prager Richtlinien gefordert – durch Methoden der positiven Verstärkung erfolgen sollte. Im Idealfall finden auch nach Abschluss der Ausbildung jährliche Supervisionsbesuche durch die Ausbilder statt. Eine vierteljährliche Trainingsstunde zur Auffrischung und eine Videoanalyse vom Verhalten des Hundes und Halters während der Therapie haben sich außerdem sehr bewährt.

2.4.2 Gesundheit
Der eingesetzte Hund sollte immer physisch und psychisch gesund sein. Um dies zu gewährleisten, braucht man einen guten Tierarzt, der über Art und Pensum der Therapiearbeit Bescheid weiß. Ein regelmäßiger Gesundheitscheck, regelmäßige Parasitenprophylaxe, eine viertel- bis halbjährliche Entwurmung, ein jährliches Blutbild und Schmerzfreiheit des Bewegungsapparates sind hier die Mindestvoraussetzungen. Der Tierarzt sollte auch imstande sein, stressbedingte Krankheiten und Befindlichkeitsstörungen frühzeitig zu erkennen.

2.4.3 „Work-Life-Balance"
Außerhalb des Therapiealltages muss der Hund ein art- und verhaltensgerechtes Leben führen dürfen.
Im Klartext heißt dies, dass der Hund weiterhin Anspruch auf ein unbeschwertes Hundeleben hat. Zum Ausgleich braucht er weite Spaziergänge, ausgelassene Spiele mit Artgenossen, Kontaktliegen mit seinem Menschen und/oder anderen Tieren im Haushalt und den ganz normalen Familienalltag. Hundesport, wie beispielsweise

---

8   Nachfolgend wird in der Regel vom Hund gesprochen, da dies das Tier ist, das am häufigsten in der Tiergestützten Ergotherapie eingesetzt wird.

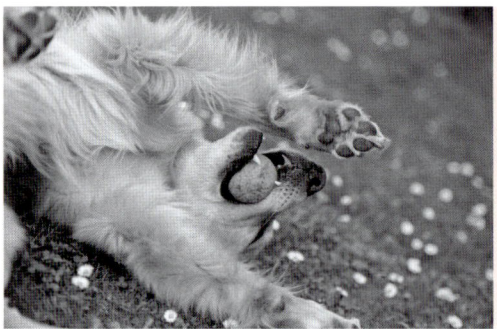

© istockphotot.com / cunfek

Agility (http://de.wikipedia.org/wiki/Agility), kann auch eine hervorragende Abwechslung zur Therapiearbeit sein. Es sollte darauf geachtet werden, dass der Hund auch einfach einmal ohne Leine gehen darf und nicht ununterbrochen in der Unterordnung stehen muss!

2.4.4 Frequenz und Dauer – Wie oft und wie lange kann ein Therapietier eingesetzt werden?

Es wird davon ausgegangen, dass drei bis vier Therapieeinheiten mit Pausen an zwei bis drei Tagen in der Woche die Obergrenze der Einsatzfähigkeit darstellen. Im Merkblatt der Tierärztlichen Vereinigung für Tierschutz zur Nutzung von Hunden im sozialen Einsatz werden für den Einsatz im direkten Kontakt zum Menschen sogar nur 2 x 30 Minuten empfohlen („Nutzung von Tieren im sozialen Einsatz," Merkblatt Nr. 131,4, 2011). Da der Hund nicht nur in der normalen Hund-Halter-Unterordnung steht, sondern auch auf die Signale einer oder mehrerer anderer Personen reagieren muss, ist die Arbeit für das Tier sehr anspruchsvoll. Es bestehen jedoch große Unterschiede in der Belastbarkeit einzelner Tiere und auch die angewandte therapeutische Methode spielt eine große Rolle. Hier ist also wieder einmal die Verantwortung des Hundehalters gefragt. Ein überarbeitetes Tier hat nur bedingt und außerdem zeitlich sehr begrenzt Freude an der Arbeit.

2.4.5 Belohnung

Ohne Belohnung verliert der Hund sehr schnell die Freude an der Arbeit. Deshalb sollte im Vorfeld klar sein, welche Belohnung der Hund für erwünschtes Verhalten bekommen soll. Futter hat sich gut bewährt, führt aber bei manchen Hunden zur Übermotivation und Unruhe und ist somit nicht immer sinnvoll. Spielzeug kann sich auch gut als Belohnung eignen und hat dabei den positiven „Nebeneffekt", dass ein Zwischenspiel dem Hund dabei hilft, Spannung abzubauen. Eine weitere Möglichkeit ist die Kombination von „Leckerli" und Spiel, bei der man es von der Situation abhängig macht, was wann eingesetzt wird. Als Leckerlis sollten allerdings echte Leckerbissen und nicht „nur" das normale Trockenfutter verwendet werden. Und nicht zuletzt: loben, loben, loben.

2.4.6 Grundbedürfnisse

Vor der Arbeit geht man mit dem Hund ausgiebig „Gassi" und gibt ihm Gelegenheit dazu, seine Grundbedürfnisse (Kot- und Urinabsatz) zu erledigen. Auch entgegen anderslautenden Empfehlungen bekommt der Hund vor der Therapie mindestens die Hälfte seiner täglichen Futterration – bei Gewichtsproblemen empfiehlt sich balaststoffreiches Light-Futter. Er geht also nicht hungrig zur Arbeit. Der Transport zum Einsatzort und zurück sollte so stressarm wie möglich gestaltet werden. Im Idealfall kann man den Hund im eigenen Auto in einer großen, bequemen Transportkiste mit Wassernapf zum Arbeitsplatz fahren. Falls dies nicht möglich ist, gilt es den Hund im Vorfeld an das Laufen am Rad oder das Fahren mit öffentlichen Verkehrsmitteln zu gewöhnen.

2.4.7 Kennzeichnung und Sicherheit

Am Arbeitsplatz wird der Hund durch eine Kenndecke (Schabracke) mit Glöckchen als Therapiehund gekennzeichnet. Ein gut ausgebildeter Hund weiß schon beim Anlegen der Kenndecke, dass jetzt Konzentration und Gehorsam gefragt sind, und reagiert entsprechend freudig motiviert. So kann man beobachten, dass die Hunde vor ihrem Einsatz munter aus dem Wagen springen und es offensichtlich kaum abwarten können, die Institutionen zu betreten.

Der Hund ist in der Institution zur eigenen Sicherheit immer angeleint.

2.5.8 Ruhezone

Als Erstes bekommt der Hund im reizarm eingerichteten Therapieraum seinen Wassernapf aufgefüllt und seine Ruhedecke in einem dafür geeigneten Bereich des Zimmers ausgerollt und angeboten. Es wird ihm genug Zeit gegeben, erst einmal „anzukommen".

Der Hund sollte sich wohlfühlen und etwas zur Ruhe kommen, bevor die Therapie beginnt. Es hat sich bewährt, dem Hund in einer bestimmten Ecke des Raums eine sichtgeschützte Ruhezone einzurichten. Hierhin kann der Hund sich auch während der Therapie (z.B. als Signal der Überbelastung) zurückziehen. Der Therapieraum, in dem sich der Hund aufhält, sollte gut belüftet sein, keinen „Durchgangsverkehr" haben und das Tier sollte keinem andauernden Lärm (z.B. im Werkraum) ausgesetzt sein.

In der Praxis hat es sich bewährt, dass eintretende Personen nicht klopfen und die Hundetherapieteilnehmer nicht begrüßen oder ansprechen. Dadurch wird der Hund am wenigsten abgelenkt oder in seinem Schutzverhalten herausgefordert. Ein Schild an der Tür, beispielsweise ein eingeschweißtes Foto des Hundes, bereitet den Besucher darauf vor, dass hinter der Tür ein Hund im Einsatz ist.

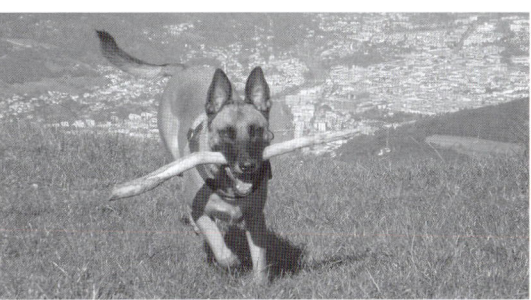

Foto: S. Dech

Hunde benötigen sehr viel Bewegung, um ihre Ausgeglichenheit zu bewahren

2.5.9 Entspannung

Zwischen den Therapien und während der Ruhezeiten sollte der Hund sich ungestört von sozialen Anforderungen entspannen können. Das heißt aber nicht, dass man den Hund einfach mit oder ohne Leine in dem Zimmer zurücklässt und in einem anderen Raum weitere Therapien durchführt. Erst wenn der Hund gelassen auf das Alleinsein reagiert und es nicht als Strafreiz empfindet, kann man ihn zwischenzeitlich alleine zurücklassen. Auch hier gilt es, das erwünschte Verhalten zuvor mit positiven Verstärkungsmethoden zu formen.

Zwischenzeitlich sollte der Hund die Möglichkeit haben, zum Entspannungsspaziergang vor die Tür oder in einen nahe gelegenen Park geführt zu werden. Der Bedarf ist zwar von Hund zu Hund unterschiedlich, aber meistens reichen zwei solcher Kurzausflüge am Tag.

2.5.10 Übergriffen vorbeugen

Während der Therapien, aber auch bei informellen Begegnungen auf dem Gang, muss der Hund vor unsachgemäßem Verhalten, vor festen oder überraschenden Berührungen, Anrempeln, Überfahren mit Elektrorollstuhl etc. geschützt werden. Hier hat es sich bewährt, die Kollegen und anderes Personal entsprechend zu informieren und bei Übergriffen (besonders gegenüber kleinen oder sehr jungen Hunden) den Kontakt konsequent zu beenden. Während der Ausbildung hat der Hund gelernt, sich – entgegen seinen Instinkten – nicht selbst zu verteidigen. Deshalb muss der Halter/Therapeut diese Aufgabe für das Tier übernehmen.

2.4.11 Kastration

Oftmals wird dem Hundehalter eines Therapiehundes in der Ausbildung zur (Früh-) Kastration geraten. „Damit sich das unerwünschte Rüdenverhalten nicht unumkehrbar verfestigt". Ein kastrierter Rüde ist allerdings nicht automatisch leichter zu handhaben und zu erziehen. Nicht jedes (Stör-)Verhalten ist beim Hund hormongesteuert und es ist wichtig, genau zu erkennen, ob eine Kastration wirklich den erwünschten Erfolg bringen kann. Nach der Kastration können eventuelle Folgen im Verhalten und Selbstbewusstsein nicht wieder rückgängig gemacht werden. Zum „Austesten" der Kastration kann man versuchsweise einen bis zu sechs Monate wirksamen Hormonchip setzen lassen (http://www.virbac.de/1134-0-inhalt.html). Dieser Eingriff ist reversibel und hilft dabei, das Verhalten des Rüden richtig einzuschätzen. Wichtig ist zu erkennen, dass junge Hunde (und im Besonderen sind da wahrscheinlich junge Rüden betroffen) in der Pubertät und Flegelphase zur Unaufmerksamkeit und zu kurzfristigen „Gedächtnislücken" neigen. Das macht die Erziehung manchmal zwar etwas mühsam, geht jedoch wieder vorüber.

Falls man sich für eine Kastration seines Rüden entscheidet, sollte dieses nach Möglichkeit nicht zu früh erfolgen. Auch ein Hund braucht Zeit zum Reifen, damit er eine in sich schlüssige Persönlichkeit entwickeln kann.

Ebenso wie bei Rüden gibt es auch bei Hündinnen Gründe, die für oder gegen eine Kastration sprechen. Fakt ist, dass eine läufige Hündin regelmäßig für geraume Zeit nicht in der Therapie einsetzbar ist. Hündinnen werden normalerweise zweimal im Jahr läufig: Mit Beginn der äußerlich sichtbaren Blutungen reifen die Eizellen heran, die dann – je nach Hündin – 7 bis 20 Tage später befruchtungsfähig sind. Dies ist die

Zeit, in der die Hündin besonders attraktiv für Rüden riecht und auch einer Kontaktaufnahme ihrerseits meist nicht abgeneigt ist.

Neben dem „Arbeitsausfall", der unangenehmen Belästigung durch Rüden und dem Risiko der ungewollten Trächtigkeit sowie der sogenannten „Scheinträchtigkeit" steht bei den Überlegungen zur Verhinderung der Läufigkeit vor allem die Gesunderhaltung der Hündin selbst im Vordergrund.

Statistisch gesehen bekommt jede vierte ältere nicht kastrierte Hündin metastierende Mammatumore und jede fünfte erkrankt im Laufe ihres Lebens an einer lebensgefährlichen eitrigen Gebärmutterentzündung.

Es gibt zwei Möglichkeiten, die Läufigkeit zu unterbinden: zum einen Hormonspritzen mit Langzeitwirkung, die allerdings nicht die gesundheitlichen Vorteile einer Kastration haben, zum anderen die frühzeitige Entfernung von den Eierstöcken und der Gebärmutter (Kastration). Ein Nachteil der Kastration ist allerdings die bei manchen kastrierten Hündinnen auftretende sogenannte Altersinkontinenz. In den meisten Fällen kann diese Komplikation aber durch bestimmte Medikamente gut behoben werden.

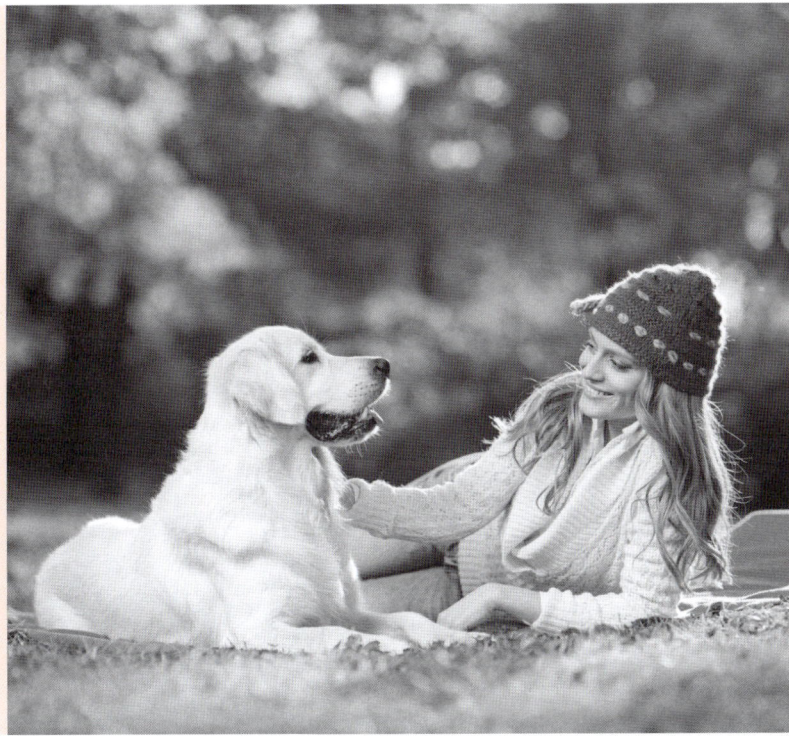

Foto: istockphoto.com /Ijupco

Ein Therapiehund sollte Freude an seiner Arbeit haben

Checkliste für die tierschutzgerechte therapeutische Arbeit mit Hunden

- ☐ Nur ausgebildete Hunde sollten zum Einsatz kommen

- ☐ Der Hund hat immer Zugang zu Wasser und einer Ruhezone

- ☐ Ein „hundgerechter" Umgang mit tierischen Verhaltensweisen (beispielsweise Sozialverhalten, Schutzverhalten, Territorialverhalten, Angst vor Unbekanntem, Lernverhalten) sollte gewährleistet sein

- ☐ Einhaltung von Mindestvoraussetzungen bezüglich Sicherheit, Wohlergehen und Arbeitspensum sind ein MUSS

- ☐ Positive Verstärkungsmethoden sind während der Ausbildung und beim therapeutischen Einsatz das alleinige Trainingsmittel der Wahl

- ☐ Der Hundehalter schützt sein Tier vor (unbedachten) Strafreizen

- ☐ Die Art des therapeutischen Einsatzes entspricht im Großen und Ganzen dem Verhalten des individuellen Therapietiers (Bewegungsdrang, Ruhebedarf, Gehorsamsleistung, Kunststücke)

- ☐ Auf eine einwandfreie physische Gesundheit wird geachtet, nur beschwerdefreie Hunde werden für die Arbeit eingesetzt

- ☐ Der Hund wird vor übermäßigen psychischen Belastungen geschützt

- ☐ Das Arbeitspensum des Hundes wird der individuellen Belastbarkeit angepasst (weniger Arbeitszeit für junge oder alte Hunde)

- ☐ Motivationseinbrüche werden vermieden, indem der Hund für seinen Arbeitseinsatz mit schmackhaften Leckerlis oder einer angemessenen Spielzeit belohnt wird

- ☐ Der Hund kann jederzeit seinen Grundbedürfnissen nach Ruhe, Wasser oder dem Absetzen von Urin und Kot anzeigen – diesen wird zeitnah nachgegangen

- ☐ Der Hund wird IMMER vor unsachgemäßem Umgang geschützt

- ☐ Eine Kastration muss bei einem Therapiehund nicht zwangsläufig erfolgen

3   Unterscheidungen der tiergestützten Interventionen

3.1   Klärung der gängigsten Begriffe

Wie bereits erwähnt wurde die Effektivität von Tieren als Helfer und Heiler in den angelsächsischen Staaten viel früher als im deutschsprachigen Raum erkannt und dokumentiert (Greifenhagen & Buck-Werner, 2007; Vernooij & Schneider, 2008). Der praktischen Anwendung folgte zwangsläufig die wissenschaftliche Erforschung, die schon bald eine Abgrenzung der Formen der tiergestützten Interventionen nötig machte. Nach einigen begrifflichen Veränderungen im Laufe der ersten Jahre haben sich die Begriffe „Animal-Assisted Therapy" (durchgeführt von fachlich qualifizierten Personen und für den Einsatz ausgebildeten Tieren) und Animal-Assisted Activities (Tierbesuche ohne therapeutischen Anspruch) durchgesetzt.

Tiergestützte Interventionen finden auch in Deutschland zunehmend Beachtung. Darstellungen in den Medien lassen dabei allerdings oftmals die nötige Ernsthaftigkeit dieser Maßnahmen vermissen. Die Art mancher Medienberichte verhindert die Erkenntnis, dass Maßnahmen, bei denen speziell ausgebildete Tiere zur Anbahnung von pädagogischen und therapeutischen Zielen eingesetzt werden, sehr wohl wissenschaftlich fundiert sind. Es ist daher auch wenig verwunderlich, dass tiergestützte Interventionen bisher in Deutschland nur wenig öffentliche und finanzielle Unterstützung erfahren.

Erschwerend kommt hinzu, dass die relevanten Begriffe im deutschen Sprachraum nicht festgelegt und dementsprechend vielfältig sind. Vernooij und Schneider (2008) weisen in ihrem Buch „Handbuch der tiergestützten Interventionen" beispielsweise kritisch auf den beinahe inflationären Gebrauch des Begriffs „Therapie" hin. Sie unterscheiden zur Abgrenzung der unterschiedlichen Methoden sehr genau zwischen verschiedenen Formen tiergestützter Interventionen und beschreiben die in der Literatur verwendeten Begriffe gut nachvollziehbar unter den Aspekten der Vorraussetzungen und Einsatzmöglichkeiten. Zum besseren Verständnis werden diese Begriffe im Folgenden kurz erläutert:

1. **Tiergestützte Aktivität (TGA):** Das Ziel der TGA ist die allgemeine Verbesserung des Wohlbefindens und die Steigerung der Lebensqualität. Dabei geht es nach Berger und Wald (1999, S. 414 in Vernooij & Schneider, 2008) um das subjektive Erleben als entscheidenden Faktor für die Bewertung. Beispiele für TGA sind unter anderem Tierbesuchsdienste, die von ehrenamtlichen Personen gemeinsam mit ihrem eigenen Tier durchgeführt werden.
   Zielgruppe: Menschen jedes Alters

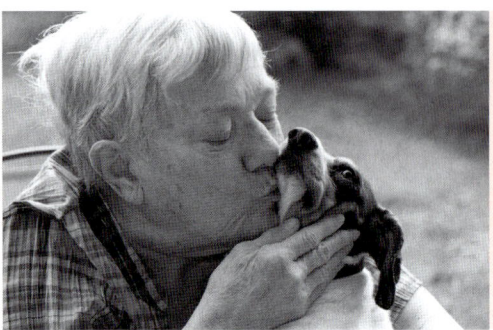

Steigerung der Lebensqualität darf nicht auf Kosten des Tieres gehen

©istockphoto.com / Image

2. **Tiergestützte Förderung (TGF):** Hierbei sind tiergestützte Interventionen auf Basis eines individuellen Förderplans zu verstehen. Vorhandene Fähigkeiten sollen verstärkt und defizitäre Bereiche gefördert werden. Dabei unterstützen pädagogisch oder sonderpädagogisch ausgebildete Fachkräfte (hier werden bei Vernooij und Schneider (2008) auch therapeutische Berufsgruppen genannt) unter Einbezug eines ausgebildeten Tieres die individuellen Entwicklungsfortschritte.
   Zielgruppe: Menschen jeden Alters, zur Anbahnung neuer Fertigkeiten oder in der Rehabilitation

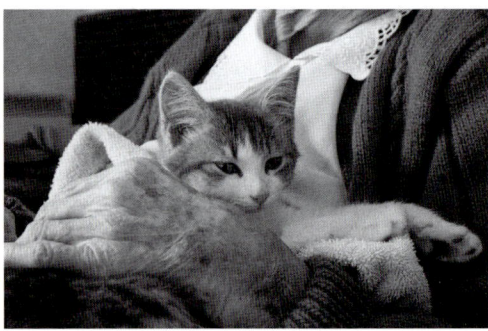

Tierkontakt kann gezielt Fähigkeiten fördern und erhalten

©istockphoto,com / suemack

3. **Tiergestützte Pädagogik (TGP):** In Abgrenzung zu der oben beschriebenen tiergestützten Förderung geht es bei der TGP primär um Lernfortschritte in den Bereichen der emotionalen und sozialen Intelligenz[9]. Ziel der tiergestützten

---

9   Auch diese beiden Begriffe werden in der Literatur sehr uneinheitlich verwendet. Es mag dem besseren Verständnis jedoch dienlich sein, die emotionale Intelligenz vereinfacht

Pädagogik ist die Unterstützung von sozial-emotionalen Lernprozessen, um somit die Entwicklung von Empathie- und Beziehungsfähigkeit zu ermöglichen. Die tiergestützte Pädagogik wird von Pädagogen/Sonderpädagogen unter Einbezug speziell trainierter Tiere durchgeführt. Das Buch von Beetz (2012) gibt zum Thema „Schulhund" viele nützliche Informationen.

Zielgruppe: Kinder und Jugendliche mit Problemen im sozialen und emotionalen Bereich

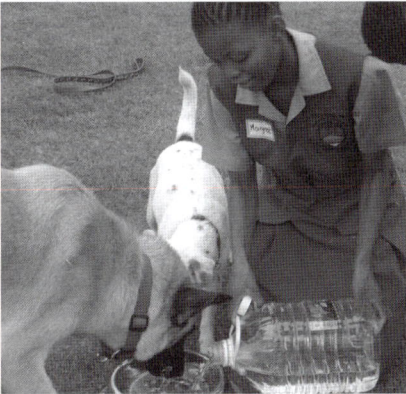

Tiergestützte Pädagogik mit Schulkindern in Namibia

Foto: A. Junkers

4. **Tiergestützte Therapie (TGT):** Vernooij und Schneider (2008, S. 43) betrachten die TGT verstärkt aus einem psychotherapeutischen Blickwinkel und sehen den Schwerpunkt der Tiergestützten Therapie in „der gezielten Einwirkung auf bestimmte Persönlichkeits- und Leistungsbereiche, der Verarbeitung von Erlebnissen, der Lösung von emotionalen Blockaden und der Reduzierung sozialer Ängste".

Zielgruppe: Personen, die aufgrund psychisch-physischer Störungen oder Erkrankungen einer therapeutischen Behandlung bedürfen

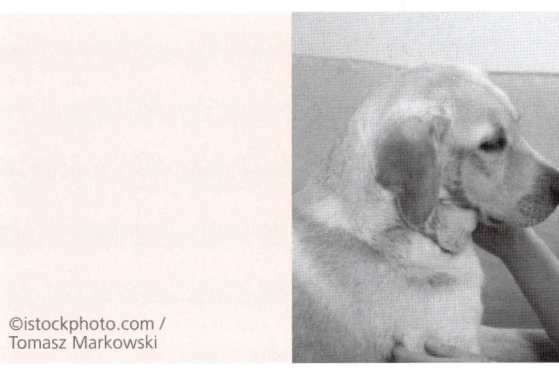

Die Wirkung von Tieren in der Therapie ist stark von der zwischen-artlichen Interaktions-ebene abhängig

©istockphoto.com /
Tomasz Markowski

---

nach Gardeners Theorie der multiplen Intelligenzen als intrapersonale Intelligenz zu beschreiben (Kenntnis und Umgang mit eigenen Emotionen), und die soziale Intelligenz somit als interpersonale Intelligenz und der damit verbundenen Fähigkeit, andere Menschen zu verstehen, darzustellen (Gardener, 1983, in Vernooij & Schneider, 2008).

Die Betrachtungsweise, dass beispielsweise physio- und ergotherapeutische Behandlungen eher der sonderpädagogischen Förderung als der Therapie zugeordnet werden, ist für Therapeuten dieser Fachrichtungen naturgemäß eher problematisch. Es ist sicher sinnvoll, hier etwas genauer zwischen den verschiedenen Therapieformen und -schwerpunkten zu differenzieren.

Wichtiger aber sind die Bemühungen, klare Definitionen für den deutschsprachigen Raum aufzustellen, diese positiv zu bewerten und darin keine Provokation für andere therapeutische Berufsgruppen zu sehen.

In der allgemeinen Definition, die Vernooij und Schneider für die Tiergestützte Therapie anbieten, können sich die meisten Praktiker im Bereich der Tiergestützten Therapie jedoch wiederfinden: „Unter tiergestützter Therapie werden zielgerichtete Interventionen im Zusammenhang mit Tieren subsumiert, welche auf der Basis einer sorgfältigen Situations- und Problemanalyse sowohl das Therapieziel als auch den Therapieplan unter Einbezug eines Tieres festlegen. Sie sind auf eine gezielte Entwicklung bestimmter Leistungs- und/oder Persönlichkeitsbereiche oder auf die umfassende Be- und Verarbeitung von konfliktreichem Erleben ausgerichtet." (2008, S. 44). Die Autoren betonen dabei allerdings wiederholt, dass nur professionell ausgebildete Psycho-, Sprachheil-, Physio- oder Ergotherapeuten Tiergestützte Therapie anbieten können. Dem ist hinzuzufügen, dass das eingesetzte Tier als integraler Bestandteil der Therapie speziell für den Einsatz ausgebildet sein muss (Endenburg, 2003).

Zur besseren Übersicht schlagen Vernooij und Schneider (2008) vor, die beiden pädagogischen Bereiche (Förderung und Pädagogik) zusammenzufassen und demnach nur zwischen tiergestützten Aktivitäten, Pädagogik und Therapie zu unterscheiden.
Es scheint jedoch sinnvoll, im Bereich der Therapie den therapeutischen Schwerpunkt beschreibend hinzuzufügen (z.B. tiergestützte Physiotherapie zur Förderung der Mobilität, tiergestützte Ergotherapie zur Förderung alltagsrelevanter Fertigkeiten oder tiergestützte Psychotherapie im Rahmen der Verhaltensmodifikation).

Als weitere Form der tiergestützten Intervention wird die „Tiertherapie" oder „tiergetragene Therapie" genannt. Dabei handelt es sich um Formen der Therapie (z.B. bei der Hippo- oder Delfintherapie), bei der das Tier unabdinglicher Teil der Therapie ist, d.h. eine Durchführung der Therapie ohne das Tier nicht möglich wäre (Vernooij & Schneider, 2008). Es muss auch bei dieser Therapie eine fachlich qualifizierte Person das Behandlungskonzept erstellen und die Mensch-Tier-Begegnung entsprechend therapeutischer Kriterien strukturieren. Deshalb ist vertretbar, dieses therapeutische Vorgehen als eine besondere Form der Tiergestützten Therapie zu bezeichnen.

3.2 Wann ist eine Intervention mithilfe eines Tieres wirklich „Therapie"?

Nach Endenburg (2003) sind unter Tiergestützter Therapie gezielte Interventionen zu verstehen, die im Rahmen eines therapeutischen Konzeptes das Tier einbeziehen.

Der Begriff „Therapie" umschreibt eine Vielzahl von Heilverfahren, die darauf abzielen, die Ursachen und Folgen von Krankheiten oder Befindlichkeitsstörungen zu beseitigen oder zu lindern. Dabei nehmen Therapeuten unterschiedlichster Fachrichtungen und Spezialisierungen anhand therapeutischer Methoden entweder ganzheitlich, d.h. auf die Gesamtpersönlichkeit der betroffenen Person, oder aber defizitorientiert, d.h. auf förderbedürftige Teilbereiche, Einfluss. Bei der Tiergestützten Therapie fungieren Therapeut und Tier gemeinsam als „Therapieteam", wobei der Therapeut die Verantwortung für den Therapieprozess übernimmt und das Tier eine ergänzende und begleitende Rolle spielt.

Evidenzbasierte therapeutische Konzepte kommen in der Regel erst nach einer sorgfältigen Situationsanalyse des Klienten zum Tragen. Aus der umfassenden therapeutischen Befunderhebung und dem daraus resultierenden Behandlungsplan wird die spezifische Behandlungsmethode abgeleitet. Erst, wenn davon auszugehen ist, dass durch den Einsatz eines Tieres die angestrebten Therapieziele effektiv (wirksam) und/oder effizient (wirtschaftlich) erreicht werden können, sollte das Tier in das Therapiekonzept integriert werden.

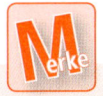

Therapeutisch wird die Intervention mit Tier erst durch den erfahrenen und feinfühligen Therapeuten, der durch sein Wissen zum Einsatz und Umgang des Tieres gesundheitsfördernde oder präventive Zusammenhänge erkennt und therapeutische Situationen herbeiführt (Scheidhacker, 2003).

Damit wird deutlich, dass das anzuwendende therapeutische Konzept nicht vom Tier abhängig ist, sondern dass durch den begründeten Einsatz eines Tieres die Therapie um bestimmte Elemente erweitert werden kann[10]. Die Tiergestützte Therapie ist also keine eigene Therapieform, sondern wird im Rahmen anerkannter Therapieverfahren angewandt. Das Tier allein wirkt nur zu einem geringen Anteil therapeutisch, sonst wären ja alle Personen, die mit Tieren arbeiten, Tiere halten und lieben, automatisch psychisch und physisch gesünder[11].

Die Rolle, die das Tier in der Therapie spielt, kann vielfältig sein. So kann ein Tier sowohl in der Befunderhebung als auch in der Behandlung eines Klienten eine wich-

---

10 Ausnahmen bilden hier die sogenannten tiergetragenen Therapien, wie z.B. die Hippo- oder Delfintherapie.

11 Es gibt eine Vielzahl Studien, die die gesundheitsfördernde Wirkung von Haustieren auf alte und kranke Menschen und die entwicklungsfördernde Wirkung auf Kinder bestätigen. Die dort beschriebene Dynamik entwickelt sich allerdings nicht automatisch mit dem Besitz eines Tieres, sondern steht in Relation zur Beziehungsebene und -tiefe. Der Hund an der Kette, die Katze in der Scheune und der Ochse vorm Pflug haben eine eher geringe gesundheitsfördernde Wirkung.

35

tige Rolle spielen. Exemplarisch werden im Folgenden vier Einsatzmöglichkeiten aufgezeigt:

1. Bei der Befunderhebung helfen Beobachtungen im Umgang mit einem Tier neben anderen Erhebungsinstrumenten, ein umfassendes Bild vom Klienten zu bekommen. Hier wird das Tier, entgegen dem oben beschriebenen Vorgehen, nicht in ein therapeutisches Konzept integriert, sondern zum informellen Beobachten von Spontanverhalten genutzt. Vorsicht ist immer dann geboten, wenn das Sozialverhalten des Klienten möglicherweise problematisch ist und keine Informationen zum bisherigen Umgang mit Tieren vorliegen.

2. Beim Einsatz des Tieres in der Behandlung sind mehrere Möglichkeiten denkbar: In der Behandlung kann der Hund als integraler Teil durchgehend in der Therapiesitzung präsent sein. Der Klient ist in dem Fall größtenteils mit dem Tier oder für das Tier tätig.

Der Therapeut sollte sich im Vorfeld darüber im Klaren sein, wie er das Tier einsetzen möchte. Das Tier als integraler Teil der Therapie kann beispielsweise nicht plötzlich als Strafe für unerwünschtes Verhalten entzogen werden. Verhaltensmodifizierende Ansätze werden mit dem Klienten im Vorfeld verhandelt, beispielsweise mit einem Token-System[13] begleitet und nicht willkürlich angewandt. Es ist empfehlenswert, diese Behandlungsansätze nur nach entsprechender Weiterbildung oder im Beisein eines verhaltenstherapeutisch arbeitenden Psychotherapeuten durchzuführen.

3. Es besteht auch die Möglichkeit, dass das Tier eine Verstärkerfunktion im Rahmen verhaltensmodifizierender Maßnahmen einnimmt. Die Interaktion mit dem Tier (Spielen, Streicheln, Gassi-Gehen etc.) wird dabei als Belohnung oder Verstärker, für Bemühungen oder erbrachte Leistungen, eingesetzt. Ob das Tier als Strafreiz bei nicht erbrachtem Verhalten entzogen wird[12] oder als Verstärker des Zielverhaltens (beispielsweise gegen „Token" einzutauschen) hinzukommt, hängt von dem therapeutischen Konzept ab.

4. Das Tier kann auch einfach als „stiller Teilhaber" im Therapieraum anwesend sein, Gesprächsinhalt bieten, Erinnerung aktivieren oder einfach „nur" seine beruhigende Wirkung entfalten.

---

12 Wichtig zu beachten ist, dass das Entziehen aus der Therapie auch für das Tier als Strafreiz empfunden werden kann und deshalb diese Methode nur eingesetzt werden sollte, wenn der Hundehalter/trainer nicht gleichzeitig der Therapeut ist und sich während der „Auszeit" entsprechend um das Tier kümmern kann.

13 Token-System (übersetzt etwa Münzverstärkungs-System) ist ein Verfahren der Verhaltenstherapie, das auf den Prinzipien der operanten Konditionierung beruht. Ziel eines Token-Systems ist der Aufbau erwünschten Verhaltens durch Verwendung systematischer Anreize. Da der natürliche Verstärker (in diesem Fall eine Tätigkeit mit dem Hund) nicht unmittelbar zur Verfügung steht, wenn das erwünschte Verhalten gezeigt wurde, werden in einem Token-System sogenannte "Tokens" (engl. "Münzen") zur Verstärkung des Zielverhaltens eingesetzt. Tokens werden also verwendet, um die zeitliche Verzögerung zwischen dem erwünschten Verhalten und der Verstärkung zu überbrücken.

4 Voraussetzungen für die praktische Arbeit mit Tieren in der Therapie

4.1 Der Mensch: Voraussetzungen beim Anbietenden

Wie schon vielfach erwähnt kann nur ein professionell ausgebildeter Therapeut Tier-gestützte Therapie anbieten. Dabei geht es weniger um eine penible Abgrenzung gegenüber anderen Berufsgruppen als vielmehr um die Sicherstellung des zielge-richteten therapeutischen Prozesses. Vor Beginn der Behandlung ist ein individueller Therapieplan zu erstellen und die Behandlung muss Bezug auf ein in sich konsisten-tes Therapiekonzept nehmen.

Nicht jeder ausgebildete Therapeut eignet sich dabei automatisch für die tierge-stützte Arbeit. Besonders dann nicht, wenn er den Einsatz des Tieres während der Therapie selbstständig lenkt, also gleichzeitig das Tier führt und den Klienten anlei-tet oder begleitet. Hierzu ist nur ein sehr erfahrener und reflektierter Therapeut in der Lage. Außerdem benötigt der Therapeut ergänzend zu seinen fachspezifischen therapeutischen Kenntnissen auch eine entsprechende Zusatzausbildung für die tier-gestützte Arbeit und eine belastbare und vertrauensvolle Beziehung zu seinem Tier.

Der Therapeut muss flexibel, aber trotzdem zielgerichtet mit ungeplanten Reaktio-nen und Situationen umgehen können und gleichzeitig immer auch das Tier davor schützen, als Mittel zum Zweck instrumentalisiert zu werden. Der Klient soll zu-gleich durch den Therapeuten angeleitet werden, möglichst vielschichtige Wahr-nehmungs- oder Lernerfahrungen zu machen, aber zugleich davor bewahrt werden, sich durch Unsicherheit oder Unwissenheit unnötige Risiken im Umgang mit dem Tier auszusetzen. „Denn die kontraproduktivsten Effekte tiergestützter Interventi-onen sind negative Assoziationen auf Seiten des Tieres und/oder des Menschen" (Vernooij & Schneider, 2008, S. 104).

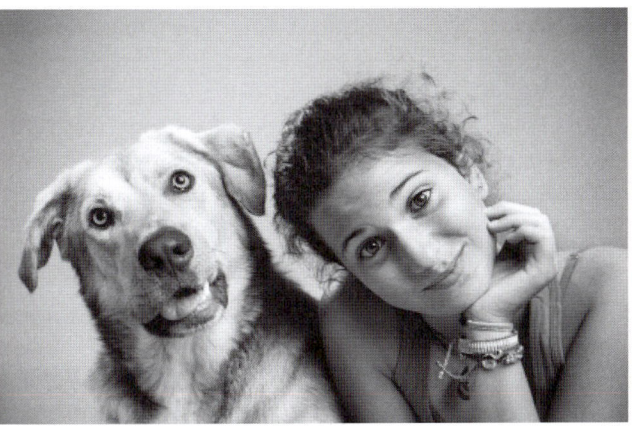

©istockphoto.com / Mercè Bellera

Selbst-sicherheit und Souveränität sind neben guten Fach-kenntnissen ein absolutes Muss für den tiergestützt arbeitenden Therapeuten

Etwas einfacher hat es der Therapeut, wenn er „nur" für den zielgerichteten und effektiven Ablauf der Sitzung verantwortlich ist und der Halter/Trainer des Hundes diesen nach Absprache mit dem Therapeuten zum Einsatz bringt. Dabei gilt es, dem Tiertrainer die Therapieziele in Vorfeld umfassend zu verdeutlichen und nach der Sitzung den Verlauf rückblickend konstruktiv zu reflektieren. Der Vorteil ist hierbei, dass das Wohlergehen von Mensch und Tier besser gewährleistet werden kann. Der Klient kann einfühlsamer angeleitet werden, wenn sich der Therapeut voll und ganz auf ihn konzentrieren kann. Ebenso kann das Tier besser arbeiten, wenn der für ihn verantwortliche Mensch ein Partner ist, an dem er sich immer orientieren kann und der frühzeitig reagieren und unangenehme Situationen auflösen kann. So kann das Tier beispielsweise aus einer unerwartet belastenden Situation entfernt werden (beispielsweise wenn das Tier unklare Signale bekommt oder gar unbeabsichtigten Strafreizen ausgesetzt wird), ohne dass der Klient unbeaufsichtigt zurückbleibt.

Eine Grundvoraussetzung für den Einsatz von Tieren ist die Überzeugung von der Wirksamkeit der Tiergestützten Therapie. Der Therapeut sollte außerdem der eingesetzten Tierart, und insbesondere dem individuellen Tier gegenüber, eine echte Zuneigung empfinden (Vernooij & Schneider, 2008). Er sollte über eine gewisse Kreativität und Flexibilität verfügen, um das Tier immer wieder variabel einsetzen zu können und somit die Vielzahl an Möglichkeiten, die sich hierbei bieten, ausschöpfen zu können. Außerdem muss sich der Therapeut darüber im Klaren sein, dass er nicht ein Allheilmittel an der Hand hat und die eigene psychische Belastung angesichts unveränderbarer Krankheitszustände möglicherweise groß sein kann. Das bedeutet, dass er selbst über eine ausgewogene psychische Stabilität verfügen sollte, Einfühlungsvermögen und Mitgefühl besitzen muss, aber auch imstande sein sollte, sich selbst von dem ihn umgebenden Leid abgrenzen zu können. Bei der Planung der Tiergestützten Therapie sollte das Wohlbefinden des Klienten nicht über dem Wohl des Tieres stehen.

Das Verhalten des Therapeuten/Hundeführers hat einen großen Einfluss auf das Tier. Deshalb sollte der Besitzer Klarheit, Souveränität und Entschlossenheit ausstrahlen und Führungsqualitäten besitzen. Eigene Unsicherheit oder Nervosität überträgt sich auf das Tier und dieses wird auch bei bester Ausbildung unter Umständen in schwierigen Situationen unangemessene Verhaltensweisen zeigen. Das Verhältnis zwischen Mensch und Tier sollte von Verbundenheit und uneingeschränktem Vertrauen geprägt sein.

Grundlegende Eigenschaften und Kompetenzen des Therapeuten auf einen Blick:
- Zusatzausbildung oder Weiterbildung zum Therapiebegleithunde-Team
- Überzeugung von der Wirksamkeit der Tiergestützten Therapie
- Sachkenntnisse über art- und verhaltensgerechte Haltung und Unterbringung, Pflege, Gesundheit und Ernährung
- Wissen um Stress- und Beschwichtigungssignale beim eingesetzten Tier
- Soziale Kompetenzen in alltäglichen Situationen
- Klares und souveränes Auftreten
- Flexibilität im Umgang mit unerwarteten Reaktionen

- Fundierte Fachkenntnisse bezüglich des therapeutischen Prozesses und des zugrunde liegenden Therapiekonzeptes
- Offenheit und Fähigkeit zur Selbstreflexion
- Gute Aufmerksamkeitsleistung, Fähigkeit zur geteilten Aufmerksamkeit
- Psychische Stabilität
- Teamfähigkeit
- Angemessenes Zeit- und Selbstmanagement

Die Auseinandersetzung mit den folgenden Fragen schärft das eigene Profil und schützt vor unerwarteten Problemen:

Beweggründe
- Aus welchem Grund möchte ich meine klassische Therapie um den tiergestützten Ansatz erweitern?
- Wird meine Therapie für meine spezifische Klientel dadurch besser und zielgerichteter?
- Sind mein Tier und ich für diese Arbeit geeignet?
- Was hebt uns beide von anderen Tierbesitzern und ihren Tieren ab?

Tierwahl, Zeit und Kosten
- Wo bekomme ich ein geeignetes Tier her?
- Habe ich die Zeit, das Geld und die Motivation mich und mein Tier zum TGT-Team ausbilden zu lassen?
- Wo werden seriöse Ausbildungen angeboten?
- Mit welchen Kosten muss ich rechnen?
- Was mache ich tagsüber mit dem Tier in den etwa ein bis zwei Jahren bis zur Einsatzfähigkeit?
- Was mache ich, wenn sich das Tier als nicht geeignet herausstellt?
- Kann und muss ich mein Tier transportieren (eigenes Auto, Transportbox)?
- Was kommt an möglichen Tierarztkosten auf mich zu?
- Lohnt sich der Zeit- und Kostenaufwand für eine relativ geringe Anzahl TGT-Sitzungen pro Woche?

Orientierung
- Gibt es Möglichkeiten, in die tiergestützte Arbeit „hineinzuschnüffeln"?
- Welche Konzepte werden in der TGT angewandt?
- Kann ich mich für meine Klientel an bestehenden Konzepten orientieren und aus schon gemachten Fehlern lernen?
- Woran kann ich gute und sinnvolle Konzepte erkennen?

Terminierung
- Kann ich auf mehrere ausgebildete Tiere zurückgreifen, um somit eine höhere Anzahl Termine zu ermöglichen?
- Wie kann ich mich zum Wohl des Tieres gegen zu viele Terminanfragen abgrenzen?

Mögliche Schwierigkeiten, womit zu rechnen ist und wie man damit umgeht:

- Fehlende geschützte Rückzugsmöglichkeiten zwischen den Einsätzen
- Neid der Kollegen (das Tier bindet Aufmerksamkeit und die Sympathie für das Tier „färbt" auf den Therapeuten ab)
- Umgang mit und Abgrenzung gegen Termindruck
- Unsicherheit bei der realistischen therapeutischen Zielfindung
- Umgang mit ethischen Fragen bei Beendigung der Therapie (Bezugspunkt, Freundschaft, Trost etc.)
- Vorhandensein von Allergien und Ängste im Team
- Krankheit des Tiers, Alter, Überforderung, Stress, das Finden von Ersatz

Die Beantwortung einiger grundlegender Fragen hilft dabei, sich über die eigene Grundintention sowie den zusätzlichen Aufwand an Zeit und Geld im Vorfeld im Klaren zu sein. Sich für die Beantwortung dieser Fragen genügend Zeit zu nehmen, ist wichtig. Schließlich geht es dabei um wegweisende persönliche Entscheidungen und um den zukünftigen beruflichen Werdegang. Bezüglich des Wohlbefindens des Hundes ist zu sagen, dass man ihn bei Krankheit oder nachträglich festgestellter Nichteignung nicht einfach wieder abschaffen kann.

4. 2 Das Tier: Wahl eines Hundes und Voraussetzungen beim Tier

„Das Verhalten eines Tieres ist immer so gut, wie das Verhalten des Besitzers an seiner Seite" (Otterstedt, 2001). Dies trifft zwar nicht immer zu, doch haben Erfahrungen gezeigt, dass das Auftreten der Bezugsperson das Verhalten des Tieres besonders in Stresssituationen maßgeblich beeinflusst. Umgekehrt beobachtet man nur selten ruhige und ausgeglichene Tiere bei nervösen, hektischen und reizbaren Besitzern.

In welcher Art und Weise das Tier stressfrei in Kontakt mit (fremden) Menschen tritt, ist erst nach Aufbau einer positiven Bindung und Festigung des Grundvertrauens gegenüber dem Besitzer zu erkennen. Dasselbe gilt selbst nach erfolgreich absolviertem Wesenstest für die Verlässlichkeit, Einschätzbarkeit und Kontrollierbarkeit.

In Anlehnung an Vernooij & Schneider (2008, S.100) sind folgende drei Eigenschaften von besonderer Wichtigkeit:

Verlässlichkeit:
Das eingesetzte Tier sollte in ähnlichen Situationen stets das gleiche Verhalten zeigen. Der Therapeut kann sich somit darauf verlassen, dass sich das Tier zuverlässig in sich wiederholenden Situationen zeigt. Der Hund bleibt zum Beispiel beim Öffnen der Tür und Eintritt des Betroffenen in seinem Körbchen liegen, springt nicht auf,

läuft auf ihn zu oder springt gar an ihm hoch. Erst wenn die Person Platz genommen hat oder die Bremsen des Rollstuhls festgestellt sind, begrüßt der Hund den Klienten. Dies kann trainiert werden und trägt zur Sicherheit aller in der Therapiesitzung Anwesenden bei.

Einschätzbarkeit:

Das Verhalten des Tieres sollte unter spezifischen, plötzlich eintretenden Umständen voraussehbar sein. Da nicht alle unerwarteten Situationen im Vorfeld trainiert werden können, kann die Einschätzbarkeit des Verhaltens nur durch Wesensfestigkeit, Sozialisierung, Prägung, gemachte Lernerfahrung und der belastungsfähigen Beziehung zwischen Halter und Hund gewährleistet werden. Es ist jedoch sinnvoll, den Hund im Training mit unterschiedlichen Störungen und Situationen, die am jeweiligen Einsatzort zu erwarten sind, vertraut zu machen. So kann man dem Tier mittels positiver Verstärkung die Gelassenheit beim Umfallen eines Stuhls oder einer Krücke antrainieren, an das Geräusch einer Beatmungsmaschine oder an den Einsatz eines Elektrorollstuhls gewöhnen. Auch Personen in auffälliger Aufmachung, z.B. Mantel, Hut und Regenschirm, sollten dem Hund im Vorfeld bekannt sein.

In einer stationären Wohngruppe für Menschen mit Behinderungen findet einmal wöchentlich ein Spiel-und-Spaß-Nachmittag mit Hund statt. Bei der Rückkehr zum Haus müssen Klienten, Therapeut und Hund an einem eng geparkten Krankenwagen vorbei. Dieser verdeckt die Einsicht auf den Hauseingang. Einer der betreuten Bewohner führt den Hund an der lockeren Leine durch die sich automatisch öffnende Tür. Es folgt ein Schrei und ein unbändig wütendes Gebell!
Was war geschehen?
Der Hund war hinter der Tür auf drei in Infektionsschutzkleidung „vermummte" Personen gestoßen. Darüber hinaus hatte einer dieser Personen solch einen Schreck bekommen, dass er voll Panik schreiend auf die mitgeführte Liege sprang. Der Hund tat, was Hunde tun: Er stellt sich schützend vor „seinen" Klienten und bellte dieses schreiende „Marsmännchen" wütend an. Der Einwurf „das macht er sonst nie" vonseiten der Therapeutin konnte die Situation nicht nennenswert entschärfen[14].
Der Klient war allerdings unglaublich stolz, dass der Hund ihn so überzeugend verteidigt hat.

Kontrollierbarkeit:

Das Tier sollte vom Besitzer gelenkt werden können und notwendige Kommandos unverzüglich ausführen. Trotzdem ist nicht der blinde Gehorsam, sondern eher ein, den Ansprüchen des Settings gerecht werdender Grundgehorsam erwünscht.

---

14 Reflexion: Der Hund sollte an zwei Leinen geführt werden, wenn der Klient ihn führt. So kann der Therapeut immer über die längere Leine eingreifen. Außerdem war der Hund im Training nicht auf Menschen mit „weißen Mülltüten" bekleidet vorbereitet. Infektionsschutzkleidung ist allerdings gar nicht so selten im Krankenhaussetting.

Hierfür sind ein ausgewogenes Verhältnis zwischen Respekt und Vertrauen sowie ein situationsgerechtes Training nötig. Kontrollierbarkeit beinhaltet, dass der Hund nichts vom Boden aufnimmt oder einen aufgenommenen Gegenstand auf Signal umgehend ausspuckt. Schließlich kann es sich statt des erwarteten Leckerlis eventuell auch um eine am Boden liegende Schlaftablette handeln. Ebenso sollte der Hund auf Kommando unverzüglich aufhören zu bellen, ins „Platz" gehen oder auf Pfiff zurückkommen.

 Bei einem Außenorientierungstraining konnte die Therapeutin nur mittels Pfiff den Klienten davon abhalten, unvermittelt und ohne zu zögern eine befahrene Straße zu überqueren. Der ansonsten mit durchhängender Leine ganz entspannt mitlaufende Hund zog den Betroffenen von der Straße weg und zur Therapeutin zurück.

Ein Hund, der optimal sozialisiert und geprägt wurde und über eine stabile Bindung zum Besitzer verfügt, hat die beste Voraussetzung für ein Therapietier. Trotzdem sind noch einige weitere Voraussetzungen für den erfolgreichen Einsatz in der Tiergestützten Therapie wichtig: Die Frage, ob ein Hund als Mindestanforderung die Ausbildung zum Begleithund absolviert haben sollte, oder ob er im Vorfeld einen Eignungstest durchlaufen sollte, wird kontrovers diskutiert. Beides ist keine Garantie dafür, dass der Hund über die nötige Wesensfestigkeit für die tiergestützte Arbeit verfügt. Es ist davon auszugehen, dass erfahrene Hundetrainer und TGT-Praktiker ein einigermaßen gutes Gespür für die Eignung eines Tieres haben. Trotzdem ist gerade bei jungen Hunden nicht auszuschließen, dass sich Eigenschaften wie Jagd- oder Schutztrieb durch die persönliche Reifung weiter ausprägen können. Aus diesem Grund stehen Ausbildern zu Recht manchen Hunderassen mit beispielsweise sehr ausgeprägtem Schutztrieb, eher skeptisch gegenüber.

Die Antwort darauf, ob ein Hund geeignet ist, lässt sich nicht mit Blick auf die Rasse beantworten

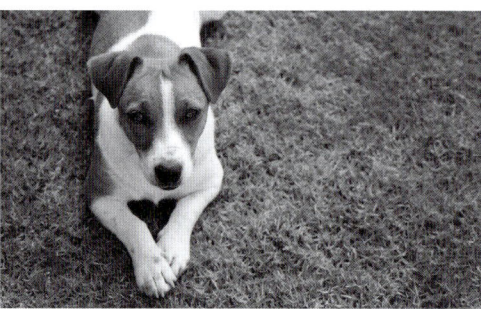

©istockphoto.com /
Heidi van der Westhuizen

Die Frage, ob der eigene Hund für die Ausbildung geeignet ist, kann vor der Ausbildung nicht abschließend beantwortet werden. Die von der Delta Society im Netz einsehbaren Übungen[15] können dem Besitzer jedoch einen guten Eindruck von den Mindestanforderungen geben.

---

15 Pet Partners® Program Team Evaluation Part 1 & 2: Skills and Aptitude Exercises (www. deltasociety.org)

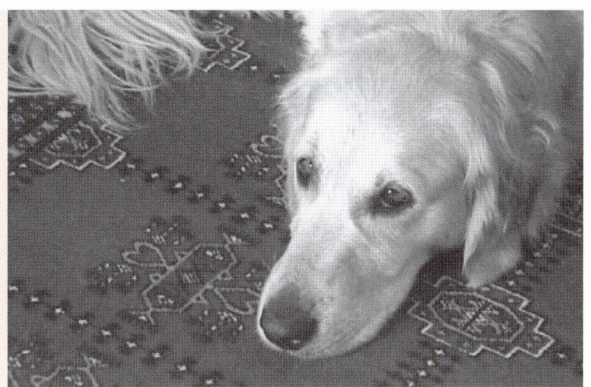

Foto: A.Junkers

Eine gewisse Gelassenheit, ohne dabei träge und phlegmatisch zu wirken, ist für einen Therapiehund von Vorteil

Auch die nachfolgende Liste von Röger-Lakenbrink (2006) gibt einen guten Überblick:

Der Hund soll
- ohne zu ziehen an lockerer Leine mit seinem Hundeführer laufen können (Seitenwechsel rechts und links).
- mit einer Fremdperson an lockerer Leine laufen können (Seitenwechsel rechts und links).
- ohne zu knurren, bellen oder Angriffslust zu zeigen an der Leine durch eine Gruppe ebenfalls angeleinter, fremder Hunden laufen können.
- sich ruhig verhalten („Sitz" oder „Platz"), wenn sich zwei Hundeführer mit angeleintem Hund begrüßen, sich die Hände reichen und kurz plaudern.
- ruhig dulden, wenn ihm eine Fremdperson überall am Körper berührt, die Lefzen hebt und den Fang öffnet.
- bei unerwarteten Geräuschen (z.B. bei etwas Schepperndem) nicht „ausrasten" oder sich ängstlich-verstört zeigen. Einmaliges Bellen, Aufspringen oder einen Moment Stutzen sind erlaubt.
- wenig Reaktion zeigen, wenn ein Mensch an Krücken sich dem Team nähert und die Krücken dann hochnimmt und in der Luft fuchtelt. Unerwünscht sind aggressive oder beschützende Reaktionen.
- angeleint neben einem Gefährt (beispielsweise einem Rollstuhl, Kinder- oder Einkaufswagen) laufen können.
- es aushalten, ca. drei Minuten von einer Fremdperson an der Leine gehalten zu werden, während der Halter außer Sicht geht. Der Hund darf sitzen, stehen oder liegen, soll aber nicht ständig winseln oder bellen.
- eine Minute unangeleint sitzen oder liegen bleiben, wenn der Hundeführer ca. 10 Meter vor ihm steht.
- sich nach einem kurzen Spiel mit dem Hundeführer (mit oder ohne Spielzeug) zur Ordnung rufen lassen.

Spätestens nach der Ausbildung sollte der Hund auch Folgendes tolerieren:

Der Hund soll

- sich von einer Fremdperson umarmen lassen oder (bei kleinen Hunden) auf den Arm nehmen lassen.
- ungeschicktes Kraulen/Streicheln dulden, während sich die Person über den Hund beugt.
- wenig Reaktion zeigen, wenn ein Mensch an ihm vorbei stolpert, mit den Armen rudert, Unverständliches laut ruft/schimpft.
- wenig Reaktion zeigen, wenn sich Personen in seiner Nähe anschreien.
- sich von mehreren Personen einkreisen/einengen und streicheln lassen.
- wenig Reaktion zeigen, wenn er angerempelt wird.
- Futter, sowohl aus der flachen Hand als auch aus den Fingern, behutsam aufnehmen.

Es ist von großer Bedeutung, vor dem Einsatz in der Tiergestützten Therapie die nötige Zeit und Geduld für die Festigung der Beziehung zwischen Mensch und Tier zu investieren (Vernooij & Schneider, 2008). Nur dann kann das Tier langfristig und verlässlich seine therapeutischen Eigenschaften und Fähigkeiten zum Wohle der Betroffenen einsetzen.

4.3 Der Weg: Ausbildung zum hundgestützten Therapieteam

Die Ausbildungsmöglichkeiten in den einzelnen deutschsprachigen Ländern sind weit gefächert und qualitativ sehr unterschiedlich. Es gibt bisher in Deutschland leider keine verbindlichen Standards für Ausbildung und Praxis von Hund und Mensch. Schweiz und Österreich haben es dagegen geschafft, die erforderlichen Maßnahmen überschaubarer zu bündeln (Röger-Lakenbrink, 2006). Zum Schutz von Mensch und Tier ist es ausgesprochen wichtig, dass gewisse Mindestanforderungen eingehalten werden. Dies ist wiederum nur bei vergleichbarer Ausbildung möglich. Besonders in Deutschland haben außerordentlich viele Hundeschulen auf die vermehrte Nachfrage nach Ausbildungsangeboten in diesem Bereich reagiert. Hierbei die Spreu vom Weizen zu trennen gestaltet sich schwierig, wenn nicht sogar unmöglich. Im Hinblick auf die erheblichen Kosten einer Aus- und Weiterbildung lohnt es sich, die Mindestanforderungen für die berufsbegleitende Ausbildung in der Tiergestützten Therapie bei den länderübergreifenden Dachorganisationen International Society of Animal Assisted Therapy (ISAAT, 2008) und European Society of Animal Assisted Therapy (ESAAT, 2005b) mit den Ausbildungsangeboten vor Ort zu vergleichen.

Diese Organisationen bieten Weiterbildungsinstituten mit entsprechendem Curriculum die Akkreditierung und somit die Anerkennung durch den Dachverband an. Akkreditierte Anbieter verpflichten sich, den Anforderungen und Zielen sowie den Qualitätsstandards der entsprechenden Organisation Rechnung zu tragen. Vorsicht ist bei Veranstaltern geboten, die sich die Namen der Dachverbände auf ihre Fahnen schreiben, ohne eine Akkreditierung durchlaufen zu haben. Bisher sind nur sehr wenige Institute akkreditiert worden und nur diese Organisationen verpflichten sich, die vorgegebenen Richtlinien verbindlich anzuerkennen[16].

Röger-Lakenbrink (2006) empfiehlt, existierende Angebote zu Ausbildung von Therapiehunde-Teams auf mindestens fünf Fragestellungen hin zu überprüfen:

- Gilt die Ausbildung für Hund und Halter/Therapeut?
- Darf nur der eigene Hund ausgebildet werden?
- Verpflichtet sich der Anbieter den IAHAIO-Richtlinien zum Schutz des Hundes?
- Sind die Ausbilder erfahrene TGT-Anwender/Praktiker?
- Erstreckt sich die Ausbildungszeit über einen längeren Zeitraum?

Zu diesen Fragen kommen noch weitere bezeichnende Qualitätsmerkmale hinzu:

- Ist ein umfassendes Expertenwissen zu Themen der Veterinär- und Humanmedizin, Therapie, Pädagogik und Ethologie[17] bei den Anbietern vorhanden?
- Bezieht sich die Praxiserfahrung der Ausbilder auf einen dem späteren Einsatzort vergleichbaren Bereich?
- Sind praktische Einsätze/Assistenzbesuche in einer Reihe unterschiedlicher Einrichtungen Teil der Ausbildung? Werden diese Besuche beobachtend und notfalls korrigierend von den Ausbildern begleitet?
- Sind die Assistenzbesuche auf die Begleitung von Einzeltherapien und Gruppentherapien oder „nur" auf Besuchsprogramme ausgerichtet?

Es ist natürlich verlockend, die Ausbildung zum Therapieteam in einer möglichst kurzen Zeit „hinter sich zu bringen", besonders dann, wenn man davon überzeugt ist, den absolut geeigneten Hund zu haben und selbst über alle nötigen Voraussetzungen zu verfügen.

Doch hiervor sei gewarnt. Das Zusammenwachsen zu einem verlässlichen und belastbaren Team ist nicht mit einer normalen guten Beziehung zwischen Hund und Halter zu vergleichen. Der Hund und auch der Hundeführer müssen im Vorfeld der Einsätze auf eine Vielzahl möglicher Situationen und Gegebenheiten am Einsatzort vorbereitet werden. Nur dadurch können die oben erwähnten wichtigsten Therapietiereigenschaften, nämlich Verlässlichkeit, Einschätzbarkeit und Kontrollierbarkeit im größtmöglichen Rahmen gewährleistet werden. Als Richtlinie sollte die berufsbegleitende Ausbildung eine Dauer von zehn Monaten bis zu einem Jahr nicht unterschreiten. Die meisten seriösen Anbieter und solche mit durchlaufener Akkreditierung geben ein Mindestmaß von etwa 200 bis 300 Stunden plus einer Anzahl verpflichtender Praxis- oder Assistenzbesuche an. Zum Abschluss und vor dem Erhalt eines Zertifikats wird mindestens das Bestehen einer praktischen und theoretischen Prüfung sowie einer Team-Prüfung am Klienten mit der dazugehörenden therapeu-

---

16 Die Namen der Mitglieder beider Dachverbände sind vollständig auf den Webseiten der entsprechenden Dachorganisationen gelistet (www.esaat.org>Mitglieder und www.aat-isaat.org>Membership>Full Members).

17 Verhaltensforschung

tischen Zielformulierung und Dokumentation verlangt. Manche Anbieter erwarten sogar eine umfangreiche schriftliche Abschlussarbeit.

Nicht nur der Zeitfaktor, sondern auch die Kosten wirken oft abschreckend auf interessierte Therapeuten. Auch hier gilt es, genau hinzusehen und hohe Kosten nicht mit guter Qualität gleichzusetzen. Dies ist nämlich oftmals nicht der Fall!
Akkreditierte Institute und Organisationen, deren Weiterbildungen beinahe akademischen Ansprüchen genügen, sind natürlich oftmals teurer als die Hundeschule um die Ecke. Dafür erheben diese Anbieter auch den Anspruch, eine besonders fundierte Ausbildung anzubieten. Damit sollen besonders Therapeuten oder Pädagogen angesprochen werden, die sich auf diese Therapieform spezialisieren wollen oder Entscheidungsträger in Leitungspositionen sind (Pruschmann, 2010). Dafür müssen entsprechende Konzepte erstellt und die Finanzierung gesichert werden, Hygienepläne überwacht und darüber entschieden werden, für welche Klienten welche Form der Tiergestützten Therapie indiziert ist oder welche Form der Therapie als Regelangebot für eine entsprechende Klientel etabliert werden soll. Diese Form der Weiterbildung kann zurzeit 2.200 bis 4.500 Euro kosten und bis zu zwei Jahren in Anspruch nehmen.
Für den Therapeuten, der einen geeigneten Hund besitzt und diesen im Rahmen seiner Arbeit oder zur Erweiterung des therapeutischen Angebotes seines Arbeitsgebers zielorientiert einsetzen will, reicht eine einjährige praxisorientierte Weiterbildung im Rahmen eines gut strukturierten Kurses bei einem erfahrenen Hundetrainer und TGT-Anwender in den meisten Fällen aus. Trotzdem sind auch bei dieser Ausbildung mindestens 60 Stunden Theorie und eine spezielle Schulung des Hundes

Hundertprozentiger Gehorsam ist nicht das Ziel der Ausbildung. Der Hund soll verlässlich, einschätzbar und kontrollierbar sein, sich dabei aber immer noch eine gewisse Eigenständigkeit bewahren

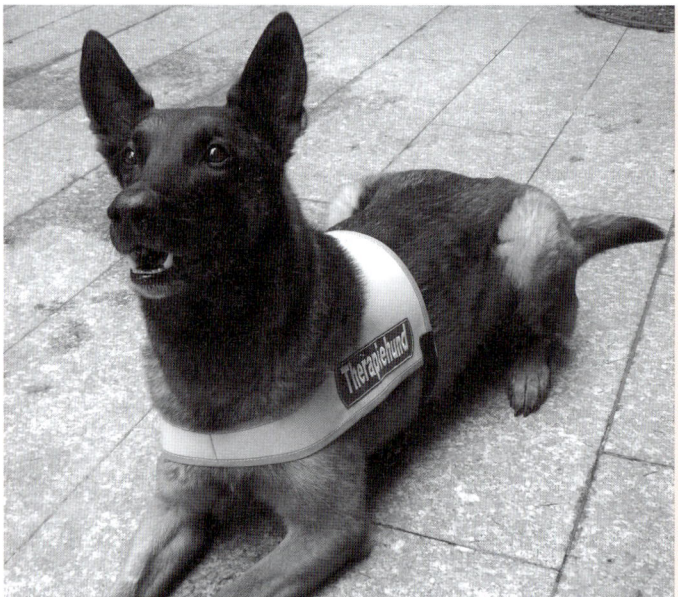

Foto: A.Junkers

wichtig. Die theoretischen Aspekte decken unter anderem Bereiche der Pädagogik, Psychologie, Medizin und Geriatrie ab. Das Lernverhalten des Hundes, Stress- und Beschwichtigungssignale und Hygienevoraussetzungen bilden ebenfalls einen wichtigen Teil der Ausbildung.

Der praktische Teil sollte immer von Hund und Halter zusammen durchlaufen werden und besonders den Hund mit Reizen und Situationen vertraut machen, die ihm beim Einsatz begegnen könnten. Bei der praktischen Prüfung am Klienten wird unter anderem darauf geachtet, ob der Hundehalter durch sein eigenes Verhalten den Hund positiv beeinflusst oder ihn eher nervös macht und ob der Hund sich aus unterschiedlichen Situationen zuverlässig abrufen lässt. Für die Prüfungen und die Praxiseinsätze gilt im Allgemeinen Leinenpflicht.

Eine gute und umfassende Übersicht zu den Inhalten einer fundierten Ausbildung und den Prüfungen findet sich bei Röger-Lakenbrink (2006, S. 68-84).

4.4 Von Delfinen und Krabbeltieren: der therapeutischer Einsatz anderer Tierarten

Die European Society for Animal Assisted Therapy weist darauf hin, dass als unabdingbare Voraussetzung für tiergestütztes Arbeiten, die Haltung und der Umgang mit den Tieren den Anforderungen des europäischen Übereinkommens zum Schutz von Heimtieren sowie den Tierschutzgesetzen des jeweiligen Landes entsprechen müssen. Die Gewährleistung tierschutzkonformer Tierhaltung und die Übernahme der Verantwortung für das umfassende Wohlergehen der Tiere stehen dabei im Vordergrund (ESAAT, 2005a).

Die von der ESAAT als allgemeine und tierartspezifische Grundsätze für tiergestütztes Arbeiten formulierten Richtlinien machen Angaben dazu, wie sozialverträgliches Verhalten bei unterschiedlichen Heimtierarten herbeigeführt werden kann. Eine wichtige Rolle spielen dabei der positive Kontakt zu Menschen in einer sehr frühen Lebensphase sowie die Gewöhnung an andere Tiere und unterschiedlichste Umweltreize.

Breitenbach und Stumpf (2003) plädieren dafür, Eigenschaften und Besonderheiten im Aussehen und Verhalten verschiedener Tierarten stärker bei der Wahl des Tieres für den therapeutischen Einsatz zu berücksichtigen. Da das Therapietier in der Regel als Beziehungsobjekt dient, ist es sinnvoll, sich bei der Tierwahl an den individuellen Behandlungszielen zu orientieren. Der Betroffene sollte in möglichst vielfältigen und vielschichtigen Kontakt mit dem Tier treten können und gleichzeitig dazu imstande sein, beispielsweise zielorientierte Bewegungs- oder Wahrnehmungserfahrungen zu machen oder alltagsrelevante Tätigkeiten zu erlernen und auszuführen.

Delfine:

Am Beispiel der Delfintherapie verdeutlichen Breitenbach und Stumpf (2003), dass ein Delfin ein interessanter und berechenbarer Interaktionspartner ist. In der Regel führt ein gut ausgebildetes Tier auf Handzeichen verlässlich bestimmte Aktionen aus, ist jedoch aufs Element Wasser beschränkt und gestattet damit dem Gegenüber, die Distanz zum Tier eigenständig zu bestimmen und bei Bedarf anzupassen.

Damit ist der Delfin möglicherweise besonders gut geeignet für den therapeutischen Einsatz bei sozial unsicheren und beziehungsängstlichen Kindern.

Der Einsatz von Delfinen in der Ergotherapie ist natürlich aufgrund der Haltung und Kosten nicht realisierbar. Ergotherapeuten können sich im Rahmen von bestehenden Projekten z.B. in Israel, Florida oder auf den Antillen in die Arbeit mit Delfinen einbringen. Inwieweit die Arbeit dann als „Ergotherapie" gesehen werden kann, ist wahrscheinlich sekundär, da die therapeutischen Wirkfaktoren, wie etwa die Veränderungen in der Wahrnehmung und Responsivität der Eltern und das höhere Maß an kindlicher Selbstbestimmung, keine strengen Grenzen mehr zwischen den Verfahren zulassen (Breitenbach & Stumpf, 2003).

Da es sich bei dem Delfin um ein nicht domestiziertes Tier handelt, kann die artgerechte Haltung in Gefangenschaft nicht gewährleistet werden. Therapeutisch angeleitete Kontakte mit wildlebenden Delfinen sind zwar möglich, die oben erwähnten besonderen Vorteile wie die hohe Voraussehbarkeit und die Möglichkeit, die Distanz zu dem Tier selbst zu bestimmen, sind dann aber naturgemäß nicht mehr gegeben. In einer bisher unveröffentlichten Studie wurde diese Art der Tiertherapie als eines der Angebote im Rahmen einer vielschichtigen multimodalen Kurzzeittherapie erfolgreich bei jungen Mädchen mit Essstörungen angewandt (Schenk, 2010).

Der Begegnung mit einem Delfin ist, unabhängig von etwaiger therapeutischer Wirkung, für die meisten Kinder ein bemerkenswertes Erlebnis

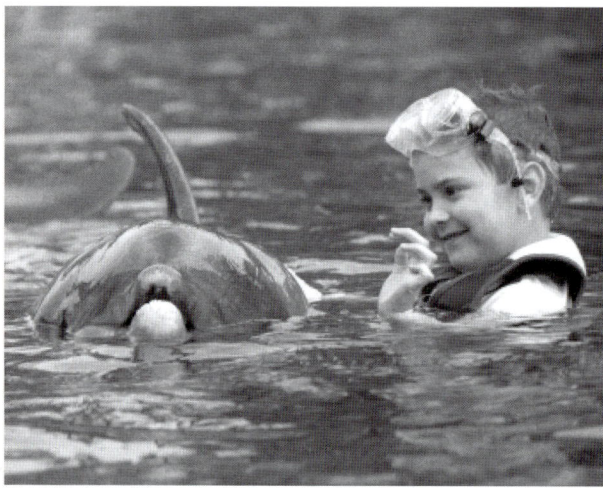

© istock.com / Michael Gatewood

Genaue Zusammenhänge zwischen der Delfintherapie und der Wirkung auf Kinder mit Behinderungen wurden seit 1998 in einem großangelegten Projekt der Universität Würzburg erforscht. Das „Institut für soziales Lernen mit Tieren" in der Wedemark fand in eigenen Untersuchungen jedoch heraus, dass bei einem dem Würzburger Delfintherapie vergleichbaren Programm[18], entsprechende Erfolge auch mit heimischen Tierarten erzielt werden können (Greifenhagen & Buck-Werner, 2007).

---

18 Die Bausteine der Würzburger Delfintherapie werden übersichtlich im Buch „Menschen brauchen Tiere" (Olbrich & Otterstedt, 2003) dargestellt.

Pferde und andere Nutztiere:

Das Pferd ist dem Menschen, ähnlich wie der Hund, durch seine Entwicklungsgeschichte schon über Tausende von Jahren verbunden. In der Jung'schen Psychologie wird daher davon ausgegangen, dass das Pferd als archetypisches Symbol nicht nur das persönliche, sondern das kollektive Unterbewusste berührt (Jung, 1991, in Scheidhacker, 2003).

Der Umgang mit dem Pferd ist im deutschsprachigen Raum als Tiergestützte Therapie am wenigsten umstritten und im Besonderen bei Personen mit Bewegungseinschränkungen weitläufig anerkannt.

Greifenhagen und Buck-Werner (2007) führen die wohltuende Wirkung der Reittherapie unter anderem darauf zurück, dass Pferde seit jeher eine hohe soziale, emotionale und materielle Wertschätzung genießen. Dabei wirken Pferde trotz der physischen Größe auf die meisten Menschen ausgesprochen sympathisch. Der angenehme Geruch, die wohltuende Körperwärme und das ausgesprochen ästhetische Äußere vereinen sich zu einer gefälligen sinnlichen Erfahrung.

Das therapeutische Reiten[19] sollte allerdings nicht nur bei Menschen mit motorischen Beeinträchtigungen, sondern auch bei Personen mit unterschiedlichen psychiatrischen und psychosomatischen Diagnosen in Erwägung gezogen werden. „Dabei ist von Bedeutung, dass seelisch-geistige Erkrankungen immer eine mehr oder weniger große Störung in den Fähigkeiten zu Kontakt und zu Beziehung beinhalten" (Scheidhacker, 2003, S. 176).

Im vertrauensvollen Miteinander und mithilfe körperlicher Kommunikation kann man sich auf einem Pferd selbstständig fortbewegen. Man kann Geschwindigkeit erleben, aber auch Angst erfahren und die eigenen Grenzen klarer kennenlernen. Die Pflege des Tieres fördert die taktile und olfaktorische Wahrnehmung, ermöglicht Nähe bei gleichzeitiger Erfahrung von Kraft und körperlicher Überlegenheit des Gegenübers. Obwohl sich das Pferd allgemein großer Sympathie erfreut, muss das klare Machtgefälle, das häufig bei kleineren Tieren und Hunden beinahe automatisch entsteht, beim Pferd „erarbeitet" werden. „Wer das Vertrauen und darüber die Folgsamkeit des Pferdes erringen will, muss vorher mit sich selbst ins Reine kommen und Geduld mit dem Pferd und sich selbst üben" (Greifenhagen & Buck-Werner, 2007, S. 144).

Ähnlich erfolgreich kann sich aber auch der Einsatz von Eseln, Lamas, Alpakas und Rindern gestalten. Die Angebote richten sich dabei weniger auf therapeutisches Reiten, sondern vielmehr auf „Begegnungen am Boden" und gemeinsame Wanderungen und Trecking-Touren aus. Dabei wird das Tier als treuer Gefährte und als verlässliches Lasttier erlebt. Gemeinsames Gehen in der Natur, das angemessene Teilen von Aufgaben (der eine führt, tränkt und füttert, der andere trägt) und das gemeinschaftliche Ziel fördern die Beziehungsfähigkeit (ohne Vermenschlichung des Tieres), die Selbstbestimmung und die Stärkung der eigenen Identität. Hierbei werden in noch stärkerem Maße die Fähigkeiten zur eigenen Abgrenzung, zu

---

19 Es wird in der Literatur zwischen drei Formen des therapeutischen Reitens unterschieden: Hippotherapie, Heilpädagogisches Voltigieren/Reiten und Reiten als Sport für Menschen mit Behinderungen.

Durchsetzung und Willenskraft geschult. Ein ausgewogenes Maß an Dominanz und Stärke, bei gleichzeitigem Erhalt von Empathie und emotionaler Berührbarkeit sollte angestrebt werden.

In der Zwischenzeit haben sich die therapeutischen Angebote mit verschiedenen Reit- und Nutztieren im deutschsprachigen Raum gut etabliert. Obwohl der alltagsorientierte ergotherapeutische Nutzen dieser Tiere nicht von der Hand zu weisen ist, werden sie bisher leider noch selten eingesetzt. Die hohen Kosten für die Haltung solcher Tiere sprengen im Allgemeinen den Rahmen der Finanzierbarkeit, auch oder besonders, weil die tiergestützte Ergotherapie bisher keinen abrechnungsfähigen Posten darstellt. Es gibt jedoch interdisziplinäre Angebote im Rahmen von einwöchigen Kurzzeittherapien, bei denen Heim-, Haus- und Nutztiere eingesetzt werden (http://www.lernen-mit-tieren.de/kurzzeittherapie.php).

Andere Tierarten:

Gibt es noch andere Tierarten, die therapeutisch genutzt werden können? Kann man Insekten, Spinnen und Schlangen einsetzen?

Da es sich, wie bei den Delfinen, um nicht domestizierte Tierarten handelt, ist nicht nur die artgerechte Tierhaltung schwierig, sondern allein der menschliche Kontakt stellt für das Tier oftmals eine große Stressbelastung dar. Die freie Begegnung im natürlichen Umfeld des Tieres ist bei nicht domestizierten Tieren die einzige ethisch vertretbare therapeutische Situationsform. Dabei haben das Tier und der Mensch einen großen persönlichen Spielraum, eine körperliche Kontaktaufnahme sollte jedoch nur vonseiten des Tieres initiiert werden. Freies Beobachten sowie verbale und nonverbale Kommunikationsanbahnung stehen hier im Vordergrund. Bei potenziell gefährlichen Tierarten, wie manchen Spinnen und Schlangen, ist diese Art der Begegnung naturgemäß nicht umsetzbar.

Die meisten Insekten eignen sich jedoch sehr gut zum Beobachten und risikofreien Kennenlernen. Da Unbekanntes bekanntlich Angst macht, und Menschen mit Behinderungen, ältere oder kranke Menschen mangels Möglichkeiten oftmals einer Naturentfremdung ausgesetzt sind, lohnt es den Gedanken auch diese uns zahlenmäßig weit überlegene Tierart therapeutisch und pädagogisch zu nutzen. Die Einbeziehung von Insekten in ein therapeutisches Setting sollte als Ziel nicht ein verklärtes „zurück zur heilen Natur" beinhalten, sondern unsere Erlebensmöglichkeiten als evolutionär von der natürlichen Umwelt geprägtes Wesen erweitern. Der hohe Grad an Vorhersehbarkeit bei ausgebildeten Therapietieren ist zwar ein anerkanntes behinderungsunspezifisches Kriterium in der tiergestützten Arbeit, aber das Unerwartete und Ungewohnte im Umgang mit andersartigen Lebewesen kann uns dabei helfen, die eigene Wichtigkeit zu relativieren und eine Ich-bezogene Wahrnehmung zu reduzieren. „Wir lernen, unsere Augen anders als gewohnt zu gebrauchen, [und] mit ein bisschen Geduld und Anleitung nehmen wir auf einmal völlig neue Dinge wahr"(Drees, 2003, S. 288).

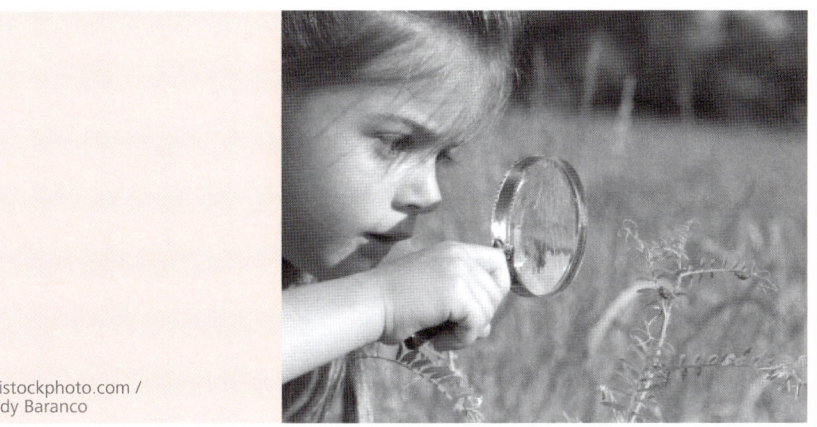

Die Begegnung mit Insekten kann viele neue Erfahrungen vermitteln

©istockphoto.com /
Judy Baranco

Was können wir beim Beobachten von Insekten lernen?

Drees (2003) betont im Besonderen die zielstrebige Lebensweise der Insekten. Beispielsweise wird nach Fehlschlägen (z.B. ein Ameisenbau wird versehentlich zerstört) die Teamarbeit ohne Zögern wieder aufgenommen. Die Stärke der Insekten liegt oftmals in der Organisation ihres Zusammenlebens. Unterschiedliche Tiere einer Gruppe oder Kolonie haben unterschiedliche Aufgaben, die Abläufe sind dadurch effizient und funktionieren in der Regel reibungslos. Hieraus kann einiges für das Zusammenleben in sozialen Strukturen wie Familien oder Institutionen gelernt werden.

Des Weiteren helfen Insekten dabei, durch ihre begrenzte Lebensdauer komplette Lebenszyklen wahrzunehmen sowie die Erkenntnis, dass Begriffe wie „gut" und „böse" in der Natur im Interesse der bestehenden Ökosysteme und der Nahrungspyramide aufgehoben werden.

Die Begegnung mit Insekten muss in der Regel durch Suchen „erarbeitet" werden. Dadurch steigert sich die Wichtigkeit des Gesuchten, was wiederum die Aufmerksamkeit und Aufnahmebereitschaft fördert. Als einen besonderen Vorteil hebt Drees außerdem hervor, dass sich eine Therapieeinheit mit Insekten in jedem Stück Natur umsetzen lässt. Dabei geht es allerdings nicht darum, möglichst viele Tiere in Lupengläsern zu fangen, sondern um das Vermitteln von Kenntnissen und das Erlangen von Erkenntnissen in der freien Begegnung.

Es geht aus dem oben Beschriebenen hervor, dass bei Überlegungen zum Einsatz andere Tierarten in der Therapie einige grundsätzliche Dinge zu bedenken sind. So sind domestizierte Tiere, die den Umgang mit Menschen seit Jahrtausenden gewöhnt sind, und diesen in der Regel nicht

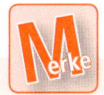

Der Einsatz von domestizierten Tieren setzt ein adäquates Training der Tiere voraus. Dies ist nicht nur zum Schutz der Betroffenen sinnvoll, sondern auch zum Schutz der Tiere absolut notwendig. Es kann angenommen werden, dass ausgebildete Therapietiere den nahen und teilweise ungewohnten Umgang mit behinderten und kranken Menschen stressfreier verarbeiten als unausgebildete Tiere.

scheuen, immer nicht domestizierten Tieren vorzuziehen. Der oben beschriebene Vergleich zwischen der Wirksamkeit von Delfinen gegenüber Haus- und Nutztieren legt die Vermutung nahe, dass bei einem gut durchdachten therapeutischen Konzept ähnlich positive Wirkungen mit domestizierten Tierarten erzielt werden können. Kontakt zu nicht domestizierten Tieren sollte nur in der freien Begegnung geschehen, und zwar verstanden als Besuch bei jemandem, dem man Interesse und Achtung entgegenbringt (Drees, 2003).

Teil II

Methoden und Konzepterstellung

5 Methodische Ansätze

Ergotherapeuten müssen in ihrem klinischen Reasoning[20] komplexe Zusammenhänge zwischen Person, Krankheit, Umwelt und Betätigung beachten und integrieren. Dafür greift der Beruf auf eigenes berufsspezifisch fundiertes theoretisches Wissen zurück, auf empirisches Wissen[21] aus der ergotherapeutischen Praxis, aber auch auf Erkenntnisse anderer Wissenschaften zurück. Für die ergotherapeutische tiergestützte Arbeit kommen zu dem fachspezifischen Therapiewissen und Erkenntnisse der anerkannten Bezugswissenschaften[22] noch spezifisches Fachwissen aus der Tiermedizin, der Ethologie[23] und beim Einsatz von Hunden, der Kynologie[24] hinzu.

Dabei stellt sich die Frage, inwieweit die Ergotherapie sich beim therapeutischen Vorgehen an die von anderen Disziplinen formulierten Methoden anlehnen sollte. Verfolgt die Ergotherapie doch – wie die anderen Disziplinen meist auch – das Ziel, durch den tiergestützten Einsatz funktions- und fähigkeitsbezogene Defizite einer Person zu behandeln und nach Möglichkeit zu beheben. Oder vielleicht doch nicht?

Das Verständnis von Ergotherapie hat sich in den letzten Jahren stark verändert. Stand in der deutschen Definition von 1994 noch die oben angedeutete Wiederherstellung von Funktionen im Vordergrund, so verschob sich in den folgenden Jahren der Fokus auf die Wiederherstellung der Handlungsfähigkeit im persönlichen Alltag der betroffenen Person. Der Betroffene allein entscheidet darüber, ob eine für ihn relevante und wichtige Tätigkeit zufriedenstellend ausgeführt werden kann. Der zu begleitende Mensch ist seither nicht länger der „Patient", sondern der auf Augenhöhe zu begegnende „Klient". In den letzten Jahren hat in der Ergotherapie also ein tiefgreifender Paradigmenwechsel stattgefunden, der dazu führte, dass sich die Ergotherapie nicht nur um die Wiederherstellung von Funktionen bemüht, sondern um die Erreichung von Lebensqualität und größtmöglicher Unabhängigkeit, auch und besonders in dem Fall, wenn Gesundheit nicht wieder hergestellt werden kann (Scheepers, Steding-Albrecht, & Jehn, 2007).

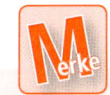

„Im Mittelpunkt ergotherapeutischen Interesses steht nicht mehr die Wiederherstellung von Funktionen oder die Behebung von pathologischen Zuständen, sondern die menschliche Handlungsfähigkeit im Alltagsleben." (Scheepers et al., 2007, S.2)

---

20 Als klinisches Reasoning werden alle mentalen Prozesse bezeichnet, die den ergotherapeutischen Behandlungsprozess begleiten (Feiler, 2007).

21 Als empirischem Wissen wird die erfahrungsbasierte Produktion von Wissen bezeichnet.

22 Naturwissenschaften, Sozialwissenschaften, Humanmedizin

23 Verhaltensbiologie und -forschung

24 Die Kynologie (gr. κύον kýon „Hund" und -logie) ist die Lehre von Rassen, Zucht, Pflege, Verhalten, Erziehung und Krankheiten der Haushunde (http://de.wikipedia.org/wiki/Kynologie).

Der Gegenstand der Ergotherapie ist die gesundheitsfördernde und persönliche Bedeutung von Betätigung[25] und Handlungsfähigkeit im Alltag. Was heißt das?
Bei der ergotherapeutischen Behandlung werden alltägliche Handlungen zur Einflussnahme auf das individuelle Betätigungsverhalten genutzt. Betätigung oder Handlung stellen das Mittel und auch den Zweck der Ergotherapie dar. Ergotherapeuten gehen davon aus, dass durch die Auseinandersetzung mit der Umwelt, den Umgang mit Gegenständen, durch Handlung mit gegenständlichem Ergebnis und dem Erleben von Handlungskompetenz eine Veränderung der Person und eine verbesserte Alltagskompetenz erreicht werden können.

Mit dieser stark verkürzten Darstellung wird hier nicht der Anspruch erhoben, die Ergotherapie umfassend und vollständig zu beschreiben, da dies an anderen Stellen in der Literatur bereits fundiert und theoriegeleitet dargestellt wird (siehe beispielsweise Scheepers et al., 2007). Sie dient einzig und allein der Überlegung, inwieweit die Ergotherapie in ihrem Herangehen an das tiergestützte Arbeiten eigene, sich von anderen Berufsgruppen abgrenzende therapeutische Ansätze benötigt, oder ob es sinnvoll ist, Begriffe und Konzepte zu übernehmen. Zum besseren Verständnis der bisher für die therapeutische Arbeit mit Tieren beschriebenen Methoden werden diese im Folgenden kurz erläutert. Im Anschluss wird die tiergestützte Ergotherapie vom Verständnis der funktionsorientiert und handlungsorientiert ausgerichteten Behandlung beleuchtet.

5.1 Methoden der tiergestützten Arbeit

Bei der Arbeit mit Tieren im therapeutischen Einsatz gibt es eine Reihe von Möglichkeiten die Tiere in die Therapie einzubinden. Autoren verschiedener Fachrichtungen heben dabei naturgemäß unterschiedliche Schwerpunkte hervor. Vernooij und Schneider (2008) betrachten mögliche Interventionsformen vom psychotherapeutischen Blickwinkel und unterscheiden dabei aufgrund der Mensch-Tier-Interaktionssituation und der Funktion des Tieres. Otterstedt (2007) beschreibt wiederum aus verhaltensbiologischer Sicht fünf Grundmethoden der Mensch-Tier-Begegnung: Vier dieser Methoden beziehen sich auf den Kontaktraum, das heißt auf die Art und Qualität der räumlichen Begegnung sowie auf den Umgang mit Nähe und Distanz. Eine weitere Methode bezieht sich auf die Integration des Tieres in ein pädagogisches oder therapeutisches Konzept. Diese Grundmethoden unterscheiden sich stark in Intensität der Begegnung und somit im Grad der Selbstbestimmung von Tier und Klient. Veränderungen der Methode oder Interaktionsform können und sollen sogar angestrebt werden, dies sollte jedoch immer weitestgehend geplant sein und kontrolliert geschehen. Prothmann (2007) beschreibt den Einsatz von Hunden in der Psychotherapie bei Kindern am Beispiel der nondirektiven Spieltherapie nach Axline (1997). Bei dieser Form der Therapie werden Grundprinzipien der von Rogers

---

25 „Als bedeutungsvoll werden Betätigungen dann angesehen, wenn sie zielgerichtet und von den Menschen als signifikant sinnvoll und wertvoll empfunden werden." (Götsch, 2007a, S. 80).

entwickelten „Klientenzentrierten Psychotherapie" auf eine Kinder-Spieltherapie übertragen.

In der nachfolgenden Darstellung der oben erwähnten Methoden wird das an anderer Stelle dieses Buches erwähnte ethische Dilemma des tierschutzgerechten therapeutischen Arbeitens nochmals thematisiert (siehe auch Kapitel 2).

5.1.1 Begegnungsräume und fachspezifische Einbeziehung von Tieren (nach Otterstedt, 2007)

Bei der Methode der **freien Begegnung** wird Mensch und Tier die Möglichkeit gegeben, sich sowohl zurückzuziehen als auch einen freien Kontakt aufzubauen. Dieses stellt die natürlichste und gleichwertigste Form der Begegnung dar, wie sie etwa zwischen Mensch und einem nicht domestizierten Tier in freier Natur geschehen kann. Bei der in Kapitel 4.4 erwähnten therapeutischen Arbeit mit frei lebenden Delfinen (Schenk, 2010) oder der Beobachtung von Spinnen oder Insekten (Drees, 2003) kommt diese Methode zum Einsatz. Das Tier wird in seinem natürlichen Umfeld beobachtet und körperliche Kontaktaufnahme wird nicht forciert, sondern die Intensität der persönlichen Begegnung wird vonseiten des Tieres gesteuert. Rückzug ist für beide Parteien jederzeit möglich. Eine feinfühlige Kommunikationsanbahnung und das Erkennen nonverbaler Signale spielen hierbei eine wichtige Rolle. Die Kontaktaufnahme

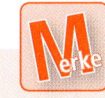

Bei der freien Begegnung ist es Mensch und Tier überlassen, die Distanz zum Gegenüber so zu wählen, dass kein Gefühl der Bedrohung oder Gefahr entsteht.

begrenzt sich in der Regel auf das Beobachten des artgerechten Verhaltens des Tieres in seiner natürlichen Umgebung und auf die Gabe von geeignetem Futter. Bei der Therapie mit wildlebenden und nicht domestizierten Tieren ist dies die einzig ethisch vertretbare Methode, sie birgt jedoch gewisse Sicherheitsrisiken und ebenso das Risiko des Nicht-Begegnens. Otterstedt (2007, S.345) beschreibt diese Art der Begegnung als die authentischste und nachhaltigste zwischen artverschiedenen Lebewesen.

Bei der **Hort-Methode** findet die Mensch-Tier-Begegnung in einem klar umgrenzten Raum statt. Schon die relative Begrenzung eines Weidezauns erfüllt somit Kriterien diese Methode. Der Begriff Hort wird von Otterstedt als beschützendes Terrain verstanden, die einengende Qualität dieser Methode sollte in der Therapieplanung jedoch nicht übersehen werden. Dies gilt für Freigehege oder auch für den Behandlungsraum, in dem die Tiergestützten Therapien in der Regel stattfinden. Bei der Hort-Methode ist die Begegnung zwischen Mensch und Tier wahrscheinlicher als bei der freien Be-

Obwohl die Hort-Methode dem Tier weniger Freiraum lässt, sollte die Begegnung zwischen Mensch und Tier trotzdem auf gegenseitiger Freiwilligkeit beruhen.

gegnung, sie findet aber weiterhin auf weitestgehend freiwilliger Basis statt. Die Qualität der Begegnung unterscheidet sich durch die Art und Enge der Begrenzung,

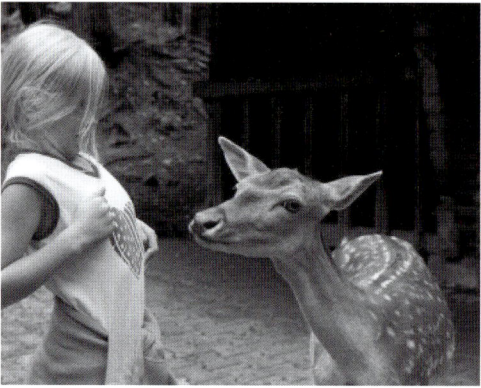

Nicht immer ist die Freiwilligkeit gewährleistet

© istockphoto.com / Hallgerd

Risiken können durch Furcht oder einem empfundenen Territorialanspruch aufseiten des Tieres entstehen, da die Rückzugsmöglichkeiten durch die Ausmaße des Horts begrenzt sind.

Bei dieser Methode wird der Kontaktaufbau schrittweise angebahnt und kann im Idealfall bis zum direkten körperlichen Kontakt zum Tier führen. Meist beginnt die Annäherung zwischen Mensch und Tier wie auch bei der freien Begegnung mit einer intensiven Beobachtungsphase. Das Sammeln von geeigneten Spiel- und Einrichtungsmaterialien sowie die Versorgung mit Futter und Wasser stellen oftmals den nächsten Schritt dar. Otterstedt (2007) betont bei dieser Methode, dass gewisse Rituale in der behutsamen Kontaktaufnahme hilfreich sein können. Die Hort-Methode stellt bei nicht domestizierten Tieren, die in Gefangenschaft geboren und an Menschen gewöhnt sind, eine authentische und nachhaltige Alternative zur freien Begegnung dar (beispielsweise bei der Delfintherapie). Tierethisch fragwürdig ist diese Methode bei zu geringen Ausmaßen des Horts und bei fehlender Freiwilligkeit der Begegnung. Diese ist beispielsweise gegeben, wenn die Futtergabe immer auch zur Kontaktaufnahme missbraucht wird, wobei das Tier nur dann Futter erhält, wenn es diesen Kontakt zulässt.

Die Brücken-Methode von Otterstedt, bei der ein Gegenstand eine Brücke zum Tier darstellt, sollte nicht mit der tiefenpsychologisch verstandenen Brückenfunktion von Tieren verwechselt werden.

Bei der **Brücken-Methode** wird mithilfe eines verlängerten Armes (eines Gegenstandes, der Leine oder der Hand des Therapeuten) eine direkte Berührung zwischen Tier und Klient überbrückt. Dies ist dann sinnvoll, wenn der Klient den direkten Kontakt zum Tier wegen des Gefühls von Unsicherheit oder Angst noch nicht herstellen kann oder wegen fehlender motorischer Geschicklichkeit oder einem übersteigerten Gefühl von Ekel zu diesem Zeitpunkt noch nicht will.

Durch den verwendeten Gegenstand wird eine „Brücke" zwischen Tier und Klienten gebildet und stellt einen möglichen Vorläufer zu dem direkten Kontakt mit dem Tier dar. Die „Brücke" hilft dabei, den Zeitpunkt der direkten Kontaktaufnahme hinauszuzögern, bis sich der Klient beispielsweise zu diesem überwinden kann. Sie kann aber auch eine sinnvolle Alternative für den direkten Kontakt bei motorisch stark eingeschränkten Menschen sein.

Eine besondere Form der Brücke ist das „Leckerli", bei dessen Gabe Unsicherheiten im partnerschaftlichen Umgang überwunden werden sollen. Dies kann zwar als Initialzündung dienen, hat jedoch den Nachteil, dass die Phasen der Kontaktaufnahme nicht in der angestrebten Reihenfolge erfolgen, sondern dass eine durch externe Stimuli erzeugte kurzfristige Nähe simuliert wird. Da dies nicht der zwischenartlichen Wahrnehmung zuträglich ist, ist hierbei Vorsicht geboten. Der langfristig therapeutisch wirkungsvolle Beziehungsaufbau sollte nicht umgangen werden. Laut Otterstedt (2007)

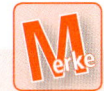

Leckerlis und Spielzeug können als „Brücke" dienen. Diese künstlich erzeugte Nähe ist für den therapeutisch wirkungsvollen Beziehungsaufbau jedoch eher kontraproduktiv.

stellt auch der Einsatz von Spielzeug eine möglicherweise kontraproduktive „Brücke" dar. Durch das Instrumentalisieren des Spieles wird der schrittweise Aufbau der zwischenartlichen Beziehung verhindert und somit die Chance für eine wahrhaftige emotionale Begegnung „verspielt".

Damit der Klient imstande ist, eine therapeutisch wirkungsvolle Beziehung zum Tier aufzubauen, sollte die Brückenmethode so kurzfristig wie möglich eingesetzt werden, allerdings hat der Therapeut die Aufgabe, den Abbau emotionaler Barrieren zu begleiten und ausreichend Zeit verstreichen zu lassen, bevor er zu einer anderen Form der Begegnung übergeht.

Die **Präsenz-Methode** bietet motorisch stark eingeschränkten Klienten die Möglichkeit, Kontakt zu einem Tier aufzunehmen. Dabei wird das Tier auf einen eng begrenzten Raum, beispielsweise einem Rollstuhltisch platziert. Damit wird einem Klienten, der keine andere Möglichkeit zur Annäherung hat, die Gelegenheit gegeben, mit einem Tier in Kontakt zu treten. Tierethisch betrachtet muss der Therapeut hier in der Tierauswahl sehr sensibel vorgehen und das Tier im Vorfeld positiv verstärkt an den beengten Bewegungsraum gewöhnen. Dafür ist eine stabile Vertrauensbasis zwischen dem Tier und seinem Besitzer vonnöten, denn das Tier hat bei dieser Methode nicht

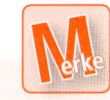

Bei der Präsenz-Methode werden die Rechte des Tieres am ehesten missachtet. Hier gilt es für den Therapeuten, sehr genau auf die Befindlichkeit des Tieres zu achten.

die Möglichkeit bei Übergriffen oder Berührungsängsten einen sicheren Rückzugsort aufzusuchen. Es muss bei dieser Methode penibel darauf geachtet werden, dass das Tier vor Schmerzen und Missbrauch geschützt wird. Demnach stellt die Präsenz-Methode tierschutzrechtlich die fragwürdigste Arbeitsweise in der Tiergestützten Therapie dar und die daraus resultierende Belastung für das Tier kann nur durch adäquates Training teilweise abgefedert werden. Leider werden gerade Kleintiere selten durch ein passendes Training auf den Therapieeinsatz vorbereitet. Dies ist sicher deshalb so, weil das Verletzungsrisiko durch unkontrollierbares Verhalten zum einen als klein eingeschätzt wird, der Halter in der Regel kräftemäßig stark überlegen ist und das Tier andererseits keine besonders hohe Lebenserwartung hat, sodass ein zeitlich aufwändiges Training deshalb manchen wenig sinnvoll erscheint. Natürlich entspricht dies nicht dem Gleichheitsprinzip (siehe Kapitel 2.2), nach dem Interessen unparteiisch abgewogen werden sollten. Die Interessen des „kleinen Tieres" sollten im gleichen Maße berücksichtigt und gewogen werden wie die des „großen Tieres", dem Menschen.

Die Bedürfnisse von kleinen Tieren werden oftmals nicht ausreichend berücksichtigt

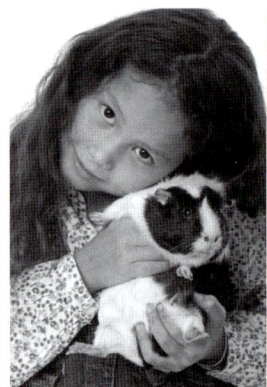

© istockphoto.com /
Joseph Muellek

Bei der **Methode der Integration** wird das Tier in einem fachspezifischen Konzept zur Förderung therapeutischer oder pädagogischer Zielsetzungen eingesetzt. Hierbei wird das Tier als „Hilfsmittel" zum Erreichen der therapeutischen Ziele in die Therapie integriert. Ob der Hund dabei beispielsweise gebürstet wird (zur Förderung von Kraft und Ausdauer der Hand/Fingermotorik in Vorbereitung auf alltags relevante Tätigkeiten) oder das Kind den Hund durch einen entsprechend der eigenen Planung gebauten Parcours führt (Förderung von Handlungsplanungskompetenzen und/oder Stärkung der interaktiven Fähigkeiten auf nonverbaler Ebene), hängt vom individuell formulierten Behandlungsplan ab. Diese Methode beschreibt also weniger die Art und Begrenzung des Kontaktraumes, sondern mehr die Funktion des Tieres. Dabei ist der achtsame Umgang mit dem Tier von großer Bedeutung, da dem Tier als aktivem Teil der Therapie viel Geduld und Flexibilität abverlangt werden. Otterstedt (2007) betrachtet diese Methode als diejenige, die den Freiraum des Tieres am stärksten einschränkt. Bei einer adäquaten Ausbildung des Tieres, einem respektvollen Umgang und einer stabilen Beziehung zwischen Halter und Tier ist dies jedoch nicht zwangsläufig der Fall. Voraussetzung ist, dass das Tier die Nähe und die Berührungen von Menschen genießt und ausreichend entspannende Pausen und Rückzugsmöglichkeiten vorhanden sind. Allerdings geht aus dem Gesagten deutlich hervor, dass diese Form der Begegnung nur bei domestizierten und ausgebildeten Tieren vertretbar ist. Eine gut funktionierende

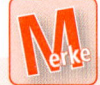

Die Methode der Integration sollte nur mit entsprechend ausgebildeten und belastbaren Tieren durchgeführt werden!

Kommunikation zwischen Therapietier und Halter hilft dabei, eine unethische Instrumentalisierung des Tieres und einen Missbrauch dessen als Therapiemittel zu verhindern.

Im Rahmen der Therapieplanung ist es sinnvoll, die oben beschriebenen Methoden überlegt zu kombinieren. Jede Methode hat verschiedene Schwerpunkte, die zur Förderung unterschiedlicher Bereiche genutzt werden können.

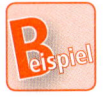

Im Rahmen der Hort-Methode kommt bei einem Pferd auf der Weide zuerst die Methode der freien Begegnung zur Anwendung. Der Klient wartet auf der Wiese ab und beobachtet das Tier, ohne seinerseits eine Kontaktaufnahme zu erzwingen. Das von Natur aus neugierige Pferd nähert sich langsam, während der Klient leise und aufmunternd mit ihm spricht (verbaler Kontakt als besondere Form der Brücken-Methode). Sobald das Pferd nahe genug ist, reicht der Klient ihm eine Karotte (Brücken-Methode) und streichelt ihm danach den Hals. Das Pferd stupst ihn an und sucht die Taschen nach weiteren Karotten ab (direkter Kontakt auf freiwilliger Basis im Rahmen der freien Begegnung). Der Klient geht über die Wiese Richtung Gatter, das Pferd folgt ihm und legt den Kopf über die Schulter des Klienten (Methode der Integration zur Förderung der sensorischen Wahrnehmungsverarbeitung im taktilen Bereich und der Handlungsplanung). Am Gatter angekommen streift der Klient dem Pferd ein Halfter über, befestigt dieses am Zaun und striegelt das Pferd (Präsenz-Methode im Rahmen der Methode der Integration zur Förderung der Wahrnehmung, der Handlungsplanung und -ausführung).

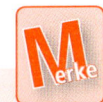

Eine geplante Methodenkombination ermöglicht die gezielte Förderung von Fähigkeiten und Fertigkeiten, wobei gleichzeitig die Kontaktanbahnung und die Beziehungsgestaltung schrittweise und somit nachhaltig wirksam herbeigeführt werden.

Mögliche weitere Kombinationen der Methoden im Rahmen der Hort-Methode werden bei Otterstedt (2007, S. 349) am Beispiel von Kaninchen dargestellt.

5.1.2 Methodische Unterscheidungen aufgrund von Interaktionslenkung und Funktion des Tieres (nach Vernooij und Schneider)

In dem von Vernooij und Schneider (2008) dargestellten psychotherapeutischen Herangehen werden tiergestützte Interaktionen aufgrund der Lenkung der Interaktion sowie der psychologischen Funktion des Tieres unterschieden. Dabei wird zwischen freier Interaktion, gelenkter Interaktion und ritualisierter Interaktion unterschieden. Das Tier kann innerhalb dieser Interaktionsformen wiederum unterschiedliche Funktionen erfüllen. Zu der schon früh von Levinson erkannten Brückenfunktion (siehe Vernooij und Schneider, 2008, S. 57) kommen noch die Funktionen als Übergangsobjekt, Motivationsobjekt, Identifikationsobjekt, Projektionsobjekt und Sozialkatalysator hinzu. Zum besseren Verständnis werden die Interaktionsformen und Funktionen des Tieres nachfolgend kurz erläutert.

61

Bei der **freien Interaktion** geschieht die Begegnung zwischen dem Tier und dem Klienten ohne Lenkung durch den Therapeuten. Dabei wird die Interaktion zwischen Mensch und Tier so wenig wie möglich beeinflusst. Der Klient und das Tier haben hierbei den größtmöglichen Spielraum hinsichtlich Aktion und Reaktion. Der Therapeut gibt im Vorfeld die Rahmenbedingungen vor und trägt dafür Sorge, dass er jederzeit, zum Schutz von Tier und Klient, die Situation unterbrechen und das Tier abrufen kann. Bei dieser Form der Interaktion kann das Kontakt- und Kommunikationsverhalten des Klienten besonders gut beobachtet werden, aber auch „unbewusste Anteile werden […] wirksam und können ohne bewertende und kommentierende Einflussnahme eines Dritten ausgelebt oder be-/verarbeitet werden." (Vernooij & Schneider, 2008, S. 147).

Bei der freien Interaktion ist nicht der Raum als solches frei, also ohne räumliche Begrenzung, sondern die Interaktionsform kann vom Klienten frei, d.h. ohne Lenkung vom Therapeuten, gewählt werden.

Vonseiten des Tierschutzes gilt es hervorzuheben, dass der Hund zur Minderung des eigenen Stressniveaus und natürlich zur Gewährleistung der Kontrollierbarkeit eine gezielte Ausbildung durchlaufen haben sollte. Hund und Halten müssen eine belastungsfähige Beziehung haben, damit der Hund sich sicher sein kann, dass sein Besitzer schwierige Situation erkennen und auflösen kann. Die damit einhergehende Entlastung des Hundes ermöglicht das offene Zugehen auf andere Menschen. Die unter Kapitel 5.1.3 beschriebene nondirektive tiergestützte Spieltherapie ist zumindest teilweise in diesem Bereich angesiedelt.

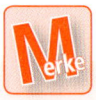

Die gelenkte Interaktion zielt auf ein Therapieziel ab und versucht dieses ohne Umwege zu erreichen. In der Ergotherapie wäre hier beispielsweise das Streicheln und Berühren des Fells zur Förderung der taktilen Verarbeitung und Wahrnehmung einzuordnen.

Bei der **gelenkten Interaktion** handelt es sich um eine Situation mit präziser Zielsetzung, wobei Hund und Klient nur ein begrenzter Spielraum hinsichtlich ihres Verhaltens geboten wird. Der Zweck dieser Interaktionsform ist das Fokussieren auf ein im Vorfeld festgelegtes Therapieziel. Das Tier wird hierbei vom Therapeuten verbal und nonverbal gelenkt und steht dabei in der permanenten Unterordnung. Da dies für den Hund sehr anstrengend und belastend ist, muss der Therapeut sehr genau auf die Stress- und Überforderungssignale seines Tieres reagieren und belastende Situationen zeitnah auflösen können. Aufseiten des Klienten können durch die engeren Vorgaben Unsicherheiten und Ängste entstehen, die unbedingt zu erkennen und zu beachten sind.

Rituale in der ritualisierten Interaktion vermitteln Mensch und Tier Sicherheit. Dafür müssen sie allerdings zuerst einmal erlernt und eingeübt werden!

Bei der dritten Form der Interaktion, der **ritualisierten Interaktion**, macht der Therapeut von wiederkehrenden und Sicherheit vermittelnden Verhaltensformen Gebrauch. Die sich in einer bestimmten Situation immer wiederholenden Handlungen erfahren dabei eine klare Bedeutung durch ihre Signalwirkung.

Es ist bekannt, dass vertraute Abläufe im Besonderen reizüberfluteten oder sozial unsicheren Personen ein hohes Maß an Sicherheit vermitteln, da sie im Vorfeld wissen, wie die Begegnung ablaufen wird. Auch für das Tier ergibt sich hieraus ein sicherer Rahmen, der dazu beiträgt, dass die Interaktion in der Regel weniger belastend für das Tier ist. Den ritualisierten Ablauf, der oftmals durch bewusste Absprachen zwischen Klient und Therapeut geplant wird, muss vom Hund und Mensch schrittweise durch Wiederholung erlernt werden.

Vernooij und Schneider (2008, S. 148) heben als weitere Vorteile der ritualisierten Interaktion die Freude an der sich wiederholenden, bekannten Situation und der damit verbundenen Erfahrung von Kompetenz sowie den Eindruck von Selbstverständlichkeit, beispielsweise bezogen auf den direkten körperlichen Kontakt mit dem Tier, hervor.

Die Funktion, die das Tier in der Therapie übernimmt, prägt die oben beschriebenen Interaktionsformen entsprechend. Diese vom psychotherapeutischen Gesichtspunkt aus betrachteten Funktionen können und sollen zumindest teilweise auch in der Ergotherapie beachtet und genutzt werden. Die wichtigsten Funktionen werden nachfolgend kurz erläutert.

Die **Brückenfunktion** (siehe Kapitel 1.2 und 5.1.2) eines Tieres kommt dann zum Tragen, wenn durch die Anwesenheit eines Tieres, verschüttete emotionale Bedürfnisse freigelegt werden und auf den Therapeuten transferiert werden können. Der dadurch entstehende Kontakt zum Therapeuten wird von einer veränderten Kommunikation und Interaktion getragen. Das Tier erfüllt dabei die Funktion des **Übergangsobjektes**. Der Hund kann im weiteren Verlauf der Therapie andere Funktionen übernehmen. Die hierfür geeignete tiergestützte Interaktionsform ist die freie oder zu einem späteren Zeitpunkt ritualisierte Interaktion.

Die Funktion als **Motivationsobjekt** ist eine Kernaufgabe des Tieres in der tiergetützten Therapie. Dabei kann es zum einen die allgemeine Motivation zur Teilhabe an der Therapie erhöhen und zum anderen zum Erlernen oder Verbessern bestimmter Kompetenzen als Motivationsobjekt eingesetzt werden (Junkers, 2007). Beim Einsatz des Tieres als Motivationsobjekt muss auf die Vermeidung von Strafreizen geachtet werden (der Hund kann beispielsweise fälschlicherweise die Verbannung aus dem Therapieraum als Strafe verstehen). Diese Funktion kann ein Tier am besten dann erfüllen, wenn der Besitzer des Hundes nicht zur gleichen Zeit der Therapeut ist. Somit ist gewährleistet, dass sich der Therapeut weiterhin um die Zielsetzung der Therapiesitzung kümmert, beispielsweise die Gründe für das Entfernen des Tieres reflektiert, während der Besitzer den Hund aus der Situation entfernt.

Der Einsatz eines Tieres als **Identifikations- oder Projektionsobjekt** ist eine psychotherapeutische Methode und sollte in der Ergotherapie nicht verwendet werden. Bei dem Prozess der Identifikation werden andere Lebewesen als Abbild des eigenen Selbst betrachtet. Im Umgang mit dem Identifikationsobjekt können Schwierigkeiten dann eher ausgelebt werden.

> **M** Merke
>
> Von der Instrumentalisierung des Tieres als Identifikations- oder Projektionsobjekt wird Ergotherapeuten dringend abgeraten. Dies ist nur sinnvoll im Rahmen eines fachlich fundierten psychotherapeutischen Vorgehens!

Bei dem Prozess der Projektion werden eigene, meist negativ besetzte Gefühle auf andere Lebewesen oder Gegenstände verlagert. Dem Klienten wird dadurch der konstruktive Umgang mit diesen Emotionen ermöglicht. Vernooij beschreibt diese Funktion beispielsweise als hilfreich beim Umgang mit Ängstlichkeit (das Tier agiert als Tröster) oder Kindern mit Hyperaktivität, die modellhaft lernen können, die eigene Aktivität zu zügeln.

Dagegen ist die Funktion als **Katalysator** vielfältig einsetzbar. Das Tier ist in diesem Fall während der Therapie anwesend, wird jedoch nicht aktiv mit einbezogen.

In Einrichtungen fördern Tiere als Sozialkatalysator bei informellen Begegnungen oftmals erstaunliche Sozialkompetenzen und Interessen bei Bewohnern oder Betroffenen zutage.

Gleichwohl kann das Tier als Thema für einen geeigneten Gesprächseinstieg dienen oder allein durch seine bloße Anwesenheit beruhigend und vertrauenerweckend wirken. Vernooij und Schneider (2008) weisen außerdem darauf hin, dass der Klient bei Interesse an Tieren oder an diesem Tier im Besonderen, den Therapeuten als Geistesverwandten betrachtet, was die Kontaktaufnahme und Vertrauensbildung erleichtern kann. Damit das Tier diese Funktion erfüllen kann, sollte eine mögliche Angst vor Tieren oder Unsicherheit im Umgang mit ihnen im Vorfeld abgeklärt werden. Dies geschieht in der Regel im Vorfeld im Rahmen der Einverständniserklärung (siehe Kapitel 7.5).

5.1.3 Der nondirektive Ansatz in der Tiergestützten Therapie
(nach Prothmann)

In Anlehnung an die nondirektive Spieltherapie von Axline entwickelte Prothmann (2007) den nondirektiven tiergestützten Ansatz für die Kinderpsychotherapie. Dabei wird Kindern und Jugendlichen die Möglichkeit gegeben, ohne Vorgaben des Therapeuten, selbst eine ihrem Entwicklungsbedarf angemessene Situation zu schaffen. Es gibt keinen im Vorfeld festgelegten Therapieplan, die Prinzipien der nondirektiven Spieltherapie kommen jedoch durchweg zum Tragen. Dabei handelt es sich um das Prinzip der freundlichen Beziehung, des Akzeptierens und Respektierens, des Gewährens und Erlaubens aber auch des Begrenzens zur Verankerung in der Realität, des Reflektierens von Gefühlen, der Achtung, des Nicht-Lenkens und um das Prinzip des Nicht-Vorantreibens. Eine genauere Beschreibung dieser Prinzipien findet sich in diversen Veröffentlichungen zur nondirektiven Spieltherapie (Axline, 1997; Prothmann, 2007; Vernooij & Schneider, 2008).

Prothmann erwähnt zwei problematische Aspekte bei diesem Vorgehen: zum einen das Nicht-Zustandekommen der erwünschten Interaktion und zum anderen ein mögliches grenzverletzendes Verhalten des Kindes gegenüber dem Tier. Beides sind Problembereiche, die in allen Formen der tiergestützten Interaktion zum Tragen kommen können und entsprechende Beachtung in der Planung und Reflexion finden sollten. Bei fehlender Interaktion ist die Tiergestützte Therapie möglicherweise nicht der richtige Ansatz für den Klienten. Aggressives oder rücksichtsloses

Verhalten führen in der Regel zum tierschutzbedingten Abbruch der Tiergestützten Therapie. Hierbei gilt es für den Therapeuten, die kindlichen Gefühle zum richtigen Zeitpunkt zu erkennen und zu reflektieren. Andere angemessene therapeutische Maßnahmen sollten in jedem Fall folgen.

5.2   Tiergestützte Einzel- oder Gruppentherapie

Die Tiergestützte Therapie eignet sich sehr gut für die individuelle Arbeit mit einem einzelnen Klienten. Dabei können defizitäre Funktionen und Entwicklungsbereiche gezielt gefördert, eine vertrauensvolle Atmosphäre für Gespräche geschaffen werden oder entsprechend der oben beschriebenen Brückenfunktion des Tieres, rascher eine angemessene Interaktionsebene hergestellt werden. Die Effekte der Einzeltherapie beziehen sich dabei hauptsächlich auf die Mensch-Tier-Beziehung, auf eine Steigerung der Selbstwirksamkeit des Klienten und die gezielte Förderung von Funktionen und Alltagskompetenzen. Die längerfristige Auswirkung auf die Selbstwirksamkeit und die Übertragbarkeit der erworbenen sozialen Kompetenzen auf den Alltag stellen sich zwar vielversprechend dar, sind jedoch noch nicht ausreichend wissenschaftlich belegt (Junkers, 2007).

Die tiergestützte Arbeit lässt sich jedoch auch für das gruppentherapeutische Setting hervorragend anwenden. Hierbei stehen neben der Mensch-Tier-Beziehung auch die Mensch-Mensch-Beziehung, der soziale Austausch und die Förderung der Interaktionsfähigkeit im Vordergrund. Eine situationsbedingte, durch Krankheit, Alter oder Persönlichkeitsfaktoren herbeigeführte Ichbezogenheit kann leichter überwunden werden, ein gemeinschaftliches Erleben und gemeinsame Gesprächsinhalte fördern die Zuwendung zu Mitbewohnern oder anderen Personen im sozialen Umfeld (Störr, 2011). Natürlich können im Rahmen der Gruppentherapie auch kompetenzorientiert gewisse betätigungsbegünstigende Fertigkeiten erarbeitet werden (z.B. Hundeleckerlis in einer Backgruppe zur Förderung der eigenen Selbstversorgungsfertigkeiten herstellen lassen).
Beobachtungen lassen darauf schließen, dass Personen in oder nach einer schweren emotionalen Krise (beispielsweise Kinder mit Missbrauchserfahrungen, Personen mit Depressionen oder Personen, die unter sozialer Isolation leiden) während einer Gruppentherapie besonders gut auf Hunde mit einer eigenen Vorgeschichte ansprechen. Damit sind Hunde gemeint, die aus dem Tierheim kommen oder im Vorfeld Misshandlungen erlebt haben.

5.3   Tiergestützte Ergotherapie

5.3.1   Handlungskompetenz durch Handlung fördern
Hierbei ist das im Klinikalltag bei Weitem leider nicht selbstverständliche, selbstbestimmte und motivierte „Tun" von bedeutungsvollen und für den gewohnten Alltag relevanten Betätigungen gemeint. Götsch (2007b) weist darauf hin, dass der

Für die tiergestützte Ergotherapie gilt ein ebenso einfacher wie einprägsamer Leitgedanke, der das ergotherapeutische Vorgehen deutlich von anderen Behandlungsverfahren abgrenzt: durch das praktische Tun mit dem Tier Handlungs- und Alltagsfähigkeit fördern.

ergotherapeutisch geprägte Begriff „Betätigung"[26] eine Ausdifferenzierung des psychologisch geprägten Begriffs „Handlung"[27] darstellt, diese aber durchaus synonym benutzt werden können.

In Anlehnung an das von der AOTA initiierte Occupational Therapy Practice Framework (OTPF) kann man verkürzt sagen, dass Ergotherapeuten ihre Klienten in Tätigkeiten, also ins Tun einbinden, um Krankheit oder Behinderung vorzubeugen oder deren Folgen zu beeinflussen und um sie in der Alltagsbewältigung zu unterstützen.

5.3.2 Top-Down und Bottom-Up Ansätze

Da die Tiergestützte Therapie erfolgreich auch von anderen Berufsgruppen eingesetzt wird, ist es für die Ergotherapeutin zur berufsspezifischen Positionierung wichtig, sich im Vorfeld mit den geeigneten therapeutischen Konzepten und der daraus resultierenden Bandbreite therapeutischer Mittel und Behandlungsmöglichkeiten auseinanderzusetzen[28]. Dabei ist es sinnvoll zwischen dem funktionsorientierten Bottom-up-Ansatz und dem betätigungsorientierten Top-down-Ansatz zu unterscheiden. Bei diesen Ansätzen wird das Erreichen des übergeordneten Zieles der Ergotherapie, nämlich Handlungskompetenz herzustellen und die Teilhabe an der Gesellschaft zu ermöglichen, durch eine unterschiedliche Reihenfolge der Behandlungsschritte herbeigeführt. Während bei dem Bottom-up-Ansatz anfänglich behandlungswürdige Defizite auf der Ebene der Körperstrukturen und -funktionen im Fokus der Behandlung stehen, liegt beim Top-down-Ansatz der Behandlungsschwerpunkt auf der Partizipationsebene[29] und auf der Bewältigung von Alltagssituationen. Der Bottom-up-Ansatz geht davon aus, dass eine Verbesserung funktioneller Fähig-

---

26 Die vom Amerikanischen Verband für Ergotherapeuten (AOTA) formulierte Definition von Betätigung wurde im OT-Practice-Framework übernommen und bezieht sich auf die Summe von Aktivitäten und Aufgaben des täglichen Lebens (Götsch, 2007b).

27 In der Psychologie wird Handlung beschrieben als bewusst gewählte, zielgerichtete Aktivität, die durch Motivation gesteuert und inhaltlich gegliedert abläuft und zum Ziel hat, Veränderung in der Situation oder Umwelt herbeizuführen (Götsch, 2007a).

28 Der Einsatz eines Lebewesens als „therapeutisches Mittel" klingt nach den eingangs erwähnten tierethischen Prinzipien zuerst befremdlich, wenn nicht sogar zynisch. Dabei geht es bei dem Gebrauch dieses Begriffes allein um all das, was zum Erreichen der therapeutischen Ziele zum Einsatz kommt (Fürhoff, 2007). Dieser Gedanken ist dann wichtig, wenn es um die Rechnungsstellung für die tiergestützte Ergotherapie geht (siehe Kapitel 7.4).

29 Begriffe wie Körperstrukturen und- funktionen und Partizipation sind Kernbegriffe der ICF (Internationale Klassifikation der Funktionsfähigkeit, Behinderung und Gesundheit), und stellen als Komponenten der funktionalen Gesundheit grundlegende Teilaspekte des von der WHO anerkannten biopsychosozialen Modells von Gesundheit dar (Fischer, 2007).

keiten (z.B. Balance, Ausdauer, Konzentration, Sensibilität) die angestrebte alltags-orientierte Handlungsfähigkeit (z.B. selbst kochen) automatisch verbessert. Dabei besteht jedoch die Gefahr, dass die Ebenen der Aktivität und Partizipation nicht erreicht werden, da sie bei der Festlegung der Ziele nicht benannt wurden. „Die Vor-teile dieses Ansatzes liegen in der klaren Struktur und Objektivität des Vorgehens. […] So können innerhalb relativ kurzer Zeit sehr konkrete und spezifische Angaben über Fähigkeiten und Fähigkeitsstörungen gemacht werden, aus denen sich direkte Therapieziele ableiten lassen" (Haase, 2007, S. 198).

Im Gegensatz hierzu orientiert sich der Top-down-Ansatz an der Partizipation und den gewohnten Alltagtätigkeiten aber auch Alltagsbedingungen des Klienten. Die Daten hierzu werden im klientenzentrierten Interview oder mithilfe von Fragebö-gen ermittelt. Hierbei spielt die Analyse der in der ICF genannten personenbezoge-nen Kontextfaktoren und der Umweltfaktoren eine wichtige Rolle. Die besondere Herausforderung dieses Ansatzes ist, die „Bereitstellung alltagsrealistischer Bedin-gungen in der Therapiesituation" (Haase, 2007, S.199), um Betätigungsprobleme im realen Leben des Betroffenen möglichst alltagsorientiert zu bearbeiten. Der Vorteil besteht darin, dass der Klient sich deutlich stärker mit den realitätsbezogenen Inhal-ten der Therapie identifizieren kann.

Betätigung findet dabei in den Bereichen Selbstversorgung, Produktivität, Freizeit und soziale Partizipation statt (Romein & Espei, 2007). Damit sind Lebensbereiche gemeint, in denen eine Person tätig ist, mit seiner Umwelt in Interaktion tritt und soziale Rollen einnimmt. Vergleichbar hiermit ist die „Partizipation" als wichtiger Kernbegriff der ICF. Sie wird als Wechselwirkung der Person mit ihren Umweltfak-toren beschrieben und versteht sich als Teilhabe und das Einbezogensein in eine Lebenssituation. Qualitative Aspekte wie beispielsweise die Lebensqualität und das Gefühl von Selbstwirksamkeit sind damit jedoch nicht abgedeckt.

Die vergleichbaren hierarchischen Strukturen zwischen der ICF und Betätigung im Rahmen der Ergotherapie sowie deren Zuordnung zu funktions- oder handlungsori-entierten Ebenen der therapeutischen Behandlung wird in Abbildung 1 dargestellt.

ICF als biopsychosoziales Modell von Gesundheit (WHO)	Ergotherapeutisches Verständnis von Betätigung als Beitrag zur funktionellen Gesundheit	Behandlungs-ebenen
Partizipation (Teilhabe unter Berücksichtigung von persönlichen Faktoren und Umweltfaktoren)	**Alltagtätigkeiten, Partizipation und soziale Rollen** (Teilnahme an der Gesellschaft)	Ebenen der **handlungsorientierten** Behandlung
Aktivitäten (Durchführung einer Aufgabe oder Handlung)	**Betätigung** (Tätigkeiten und Aufgaben des täglichen Lebens, alltagsrelevante Fertigkeiten)	
	Aktivitäten (Durchführung einer Aufgabe oder Handlung, Entwicklung von Teilfertigkeiten)	
Körperstrukturen und -funktionen	**Anatomische Voraussetzungen** zur Funktion von Körpersystemen	Ebenen der **funktionsorientierten** Behandlung
	Körperfunktionen als Basis von menschlichen Fähigkeiten	

Abb. 1: Vergleich zwischen der ICF und dem ergotherapeutischen Verständnis von Betätigung zur Förderung von Funktions- und Handlungsfähigkeit

Es stellt sich dem tiergestützt tätigen Therapeuten die Frage, wie und wo in diesen hierarchischen Ebenen der Einsatz tiergestützter Maßnahmen als sinnvoll erachtet werden kann. Wichtig ist, wie schon an anderer Stelle erwähnt, dass die Tiergestützte Therapie nicht grundsätzlich als die meist geeignete Methode anzusehen ist, sondern von Fall zu Fall über den Einsatz des Tieres zu entscheiden ist. Die therapiebezogenen Prager Richtlinien (siehe Kapitel 2.3) geben hierzu vor, dass der tiergestützte Einsatz nur bei der berechtigten Annahme, dass der tiergestützte Einsatz effektiv und effizient zum erwünschten Behandlungserfolg führt, auch realisiert werden sollte.

Während es manches Mal Sinn macht, im Rahmen der Therapie mit einem Tier grundlegende Fähigkeiten funktionsorientiert (Bottom-up) zu behandeln, ist es ebenso wichtig, die mögliche Rolle des Tieres handlungsorientiert bei der Verbesserung von Alltagsfertigkeiten, also auf Betätigungsebene (Top-down) einzusetzen. Probleme auf der Betätigungsebene, also bei der Ausführung wichtiger und relevanter Handlungen im Alltag, können dabei entweder durch eine Veränderung/Anpassung der Umgebungsfaktoren und/oder durch die Förderung von Fähigkeiten, Fertigkeiten und Handlungskompetenzen verbessert werden.

5.3.3   Klientenzentriertes Herangehen

Bei der Tiergestützten Therapie wird im Rahmen der Klientenzentriertheit sowie den Grundannahmen zur Wirksamkeit der Mensch-Tier-Beziehung immer die Freiwilligkeit zur Teilnahme an der Behandlung vorausgesetzt. Zu den Grundsätzen klientenzentrierter Praxis gehört, dass der Therapeut dem Klienten individuelle, auf die Alltagsprobleme abgestimmte Therapieangebote macht, wobei der Klient und dessen Familie aber letztendlich die Entscheidung über die Art der Betätigung und die zu bearbeitenden Betätigungsprobleme treffen.

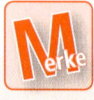

Im Rahmen der Klientenzentriertheit und entsprechend der Annahmen zu den Wirkfaktoren der Mensch-Tier-Beziehung ist die Freiwilligkeit zur Teilnahme an der Behandlung wichtig.

6 Risiken und Bedenken

Meist muss sich der Tiertherapeut im Vorfeld oder spätestens im Verlauf eines Projektes mit einer Reihe teilweise berechtigter Bedenken auseinandersetzen. Diese betreffen in der Regel Fragen der Hygiene (siehe Kapitel 7.3), übertragbare Krankheiten, Tierhaarallergien und mögliche körperliche Gefahren durch Verletzungen.

Die bisherigen Kapitel dieses Buches (außer den Kapiteln 4.2 und 4.3, in denen es um die Auswahl, Eignung und Ausbildung des Hundes geht) können als artübergreifende Richtlinien für den Einsatz von Tieren in der Ergotherapie angesehen werden.

In den nun folgenden Kapiteln wird explizit auf den Einsatz von Hunden in der Therapie Bezug genommen. Dabei werden die Begriffe Hund und Tier gleichwertig und austauschbar verwendet.

6.1 Übertragbare Krankheiten zwischen Hund und Mensch

Infektionen, die durch Krankheitserreger tierischen Ursprungs übertragen werden, nennt man Zooanthroponosen oder auch Zoonosen. Dabei sind Übertragungen von Krankheiten sowohl zwischen Mensch und Tier als auch zwischen Mensch und Mensch über ein nicht erkranktes Tier, einen sogenannten Vektor, möglich. Die Ansteckung erfolgt in der Regel über direkten Körperkontakt, durch Ausscheidungen und durch Wasser, beispielsweise beim Trinken aus verunreinigten Pfützen. Dabei stellen Bakterien, Viren, Pilze und Parasiten als Krankheitserreger die Infektionsquelle dar.

Die Übertragung von Bakterien ist denkbar durch Bisse, kotverunreinigte Lebensmittel und Spielsand oder durch Streicheln eines Hundes, der sich im Vorfeld im Kot eines kontaminierten Tieres gewälzt hat. Bei kleinen Kindern, älteren Menschen und kranken Personen findet naturgemäß eine Infektion leichter statt als bei gesunden widerstandsfähigeren Menschen.

Die gefürchtete Übertragung von Borreliose (bakteriell) oder FSME (viral) kann indirekt über infizierte Zecken erfolgen, in der Regel jedoch nicht über den Hund als Zwischenträger. Reservoirwirte für Borrelien sind unter anderem kleine Nager wie beispielsweise Ratten und Mäuse, von denen Zecken auf die unterschiedlichsten Lebewesen übertragen werden können[30].

Die Übertragung viraler Infektionen durch den Hund spielt seit der Eindämmung der Tollwut keine Rolle mehr, da in der Tiergestützten Therapie in der Regel mit geimpften Hunden gearbeitet wird.

Hautpilzinfektionen können beim Streicheln, durch Sporen im Fell oder durch Belecken übertragen werden.

Bei den Parasiten wird zwischen Einzellern (Protozoen) und Würmern unterschieden. Unter den durch Einzeller hervorgerufenen Krankheiten wird häufig die Toxoplasmose genannt, die aber für Hundebesitzer kein Problem darstellt, da sie durch

Katzenkot, Erde oder rohes Fleisch übertragen wird. Cryptosporidien und Giardien (Lamblien) können dagegen bei schwer abwehrgeschwächten Menschen und Kleinkindern lebensbedrohliche Darminfektionen auslösen.

Wurminfektionen sind bei regelmäßiger Entwurmung kaum ein Thema. Sie sind außerdem in der Regel gut zu behandeln. Die Übertragung findet über das Fell beim Streicheln oder über hundekotverunreinigten Spielsand statt (Greifenhagen & Buck-Werner, 2007; Prothmann, 2007; Roser, 2011; Schwarzkopf, 2003).

Eine detaillierte Auflistung möglicher Zoonosen des Hundes, unter Nennung der Erkrankung, Erreger, Übertragungswege und Symptome beim Menschen, findet sich bei Greifenhagen & Buck-Werner, 2007, S.225-230.

Das Risiko einer Übertragung von Zoonosen kann durch entsprechende (einfache) Hygienemaßnahmen, eine artgerechte Haltung mit gesunder Ernährung, eine regelmäßige vorbeugende Entwurmung und einer monatlichen Behandlung mit Repellentien gegen Ektoparasiten (Flöhe, Läuse und Zecken) minimiert werden. Zu beachten ist, dass eine einmalige negative Stuhluntersuchung auf Wurmeier nicht ausreicht, einen Wurmbefall auszuschließen.

Hygienemaßnahmen zur Vermeidung übertragbarer Krankheiten (Prothmann, 2007; Schwarzkopf, 2003):

- Vermeiden von Küssen und Abschlecken des Gesichts
- Händewaschen:
  - nach jedem Tierkontakt
  - vor dem Essen
  - vor der Zubereitung von Lebensmitteln
- Liegeplatz des Tieres regelmäßig reinigen, bei Befall mit Ektoparasiten vom Tierarzt empfohlene Präparate zur Reinigung benutzen. Das befallene Tier und andere Tiere im gleichen Haushalt entsprechend behandeln lassen.
- Näpfe sollten täglich mit sehr heißem Wasser oder besser noch in der Spülmaschine, gereinigt werden. Die meisten Erreger werden durch 10 Minuten bei 70 Grad zerstört.
- Reinigung nach Verschmutzung durch Urin, Kot und Erbrochenem: Grobreinigung vornehmen und anschließend die betroffene Fläche mit alkoholischen Flächendesinfektionsmitteln desinfizieren.
- Händedesinfektion ist nur bei abwehrgeschwächten Klienten nach Tierkontakt nötig.
- Therapeuten sollten sich nach der tiergestützten Intervention routinemäßig die Hände desinfizieren. Dies gilt im Besonderen dann, wenn sie danach einen weiteren Klienten ohne Tier behandeln.

6.2   Allergien

Es ist weitläufig bekannt, dass viele Menschen gegen Tierhaare allergisch sind. Hundeallergien sind nach Katzenallergien die häufigste Allergie gegen Tiere. Dabei sind die Auswirkungen der Katzenallergie allerdings meist weit dramatischer als die der Hundeallergie.

Ausgelöst wird die allergische Reaktion durch die Eiweißstoffe, die in den Haaren, den Hautschuppen oder dem Speichel der Tiere vorhanden sind. Manche Allergiker reagieren dabei nur auf die Haare oder die Hautschuppen, anderen reagieren auf beides. Als hoch allergen[31] werden stark haarende Rassen wie beispielsweise der Schäferhund eingestuft. Pudel, Drahthaarterrier oder Labradoodles (Kreuzung zwischen Labrador und Pudel) werden dagegen als gering allergen eingestuft. Eine Allergie gegen eine Tierart hat zum Glück nicht notwendigerweise eine höhere Allergiebereitschaft gegen eine andere Tierart zur Folge. Demnach schließt beispielsweise eine vorhandene Katzenhaarallergie die betroffene Person nicht automatisch von der Teilnahme an tiergestützten Maßnahmen mit einem Hund aus.
Das Allergierisiko ist bei Kindern von allergischen Eltern deutlich erhöht, ebenso bei Kindern mit höherem sozialem Status und/oder keinen älteren Geschwistern. Als Ursachen für die Häufigkeit von Allergien werden vor allem veränderte Lebensbedingungen und genetische Prädispositionen gesehen.

Einige Vorsichtsmaßnahmen zur Vorbeugung von Allergien gegen Hunde (Prothmann, 2007):
- Abklärung beim Facharzt (Allergologen) bei Verdacht auf eine Hundehaarallergie oder beim Vorhandensein von Allergien gegen andere Tierarten oder entsprechenden allergischen Reaktionen bei Familienangehörigen.
- Hunde sollten nicht im Bett der Klienten schlafen.
- Falls der Hund im Bett liegen soll (beispielsweise bei Klienten, die an Demenz erkrankt sind), ist es sinnvoll, ein leicht zu entfernendes Tuch unterzulegen.
- Personen mit offenen Hautwunden oder Ekzemen sollten vorübergehend keinen Kontakt zu dem Hund haben.

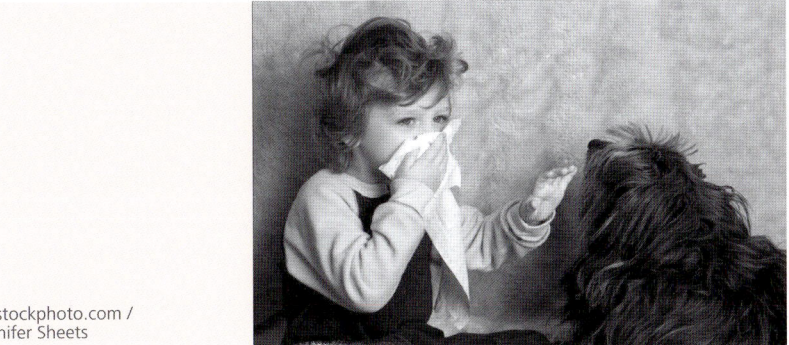

© istockphoto.com /
Jennifer Sheets

Allergien gegen Tierhaare können ein Grund dafür sein, dass die Tiergestützte Therapie für manche Klienten ungeeignet ist

---

31   Allergie auslösend

6.3   Verletzungen

Wie bei allen Therapien können auch bei der Tiergestützten Therapie unerwünschte „Nebenwirkungen" auftreten. Die meistgefürchtete ist sicherlich eine Verletzung durch Beißen oder Kratzen des Hundes.

Sollte es zu einer Bissverletzung durch den Hund kommen, muss die Wunde sofort fachgerecht versorgt werden, da es bei 15 bis 20% der Bisswunden zu späteren Wundinfektionen kommt (Prothmann, 2007).

Bissverletzungen durch Hunde vorbeugen:
- Die eingesetzten Hunde sollten sorgfältig ausgebildet sein.
- Der Tierbesitzer muss während der Therapie immer anwesend sein, damit Stressreaktionen beim Hund rechtzeitig erkannt werden können.
- Bei Beschwichtigungs- oder Abbruchsignalen vonseiten des Hundes muss sofort eingegriffen werden.
- Unerfahrene Personen sollten im Umgang mit dem Hund eingewiesen werden.
- Leckerlis werden nur auf der flachen Hand, also nicht zwischen den Fingerspitzen gereicht. Der Hund lernt in einer guten Ausbildung, Leckerli nur von der offenen Handfläche zu nehmen. Bei einer geschlossenen Hand oder dem Reichen zwischen den Fingerspitzen wartet er, bis ihm das Leckerli korrekt angeboten wird.
- Übergriffe durch die Klienten werden unterbunden.

Bissverletzungen versorgen (Kuntz, Pieringer-Müller & Hof, 1996):
- Hunde verursachen in der Regel „nur" großflächige Weichteilschäden und Quetschungen.
- Auf Einweichen und Schrubben der Wunde sollte verzichtet werden.
- Eine Irregation (Spülung) mit einer nichtgewebetoxischen, antibakteriellen Spülflüssigkeit (z.B. sterile physiologische Kochsalzlösung, gewöhnliches Wasser, Betadine® Lösung) kann das Infektionsrisiko erheblich reduzieren, jodhaltige Spüllösungen dagegen können das Gewebe zusätzlich irritieren.
- Die Tiefe der Wunde muss vom Arzt beurteilt werden, da das Risiko für eine Infektion bei tiefen Wunden oder bei Begleitverletzungen der tiefer gelegenen Strukturen höher ist. Vorhersagen über das Infektionsrisiko können nicht vom Laien gemacht werden.
- Verletzungen an der Hand, im Gesicht, im Nacken und an Gelenken müssen immer medizinisch untersucht werden. Selbst leicht erscheinende Verletzungen an der Hand müssen einer medizinischen Funktionsprüfung unterzogen werden, um tiefer liegende Schäden auszuschließen.
- Eine korrekte Wundtoilette (die Entfernung von zerrissenem und zerquetschtem Gewebe) sollte nur vom Arzt vorgenommen werden.

© istockphoto.com / Anne de Hass

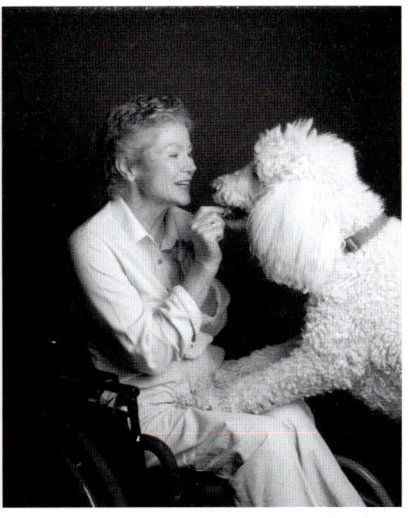

Hier besteht ein erhöhtes Verletzungs-risiko! Es ist wichtig, dass der Hund den Klienten nicht bedrängt, sondern war-tet, bis ihm das Futter in der flachen Hand darge-boten wird

Ein Verletzungsrisiko durch Kratzen besteht insbesondere beim Spielen mit einem Hund oder beim Füttern. Diese Art der Verletzung ist in der Regel gänzlich unbeab-sichtigt und deshalb ist eine Vorbeugung schwieriger.

Kratzverletzungen vorbeugen:
- Robuste Bekleidung wählen, nackte Arme und Beine vermeiden
- Bei älteren Klienten dünne Tücher zwischen Hund und Mensch legen
- „Pfötchen-Geben" nur in die ausgestreckte Hand zulassen, das Abrutschen der Pfote vom Arm oder Bein kann Kratzer verursachen.
- „Bedrängen" bei der Gabe von Leckerlis vermeiden, manche Hunde versuchen, die Hand des Menschen mit der Pfote zu öffnen.
- „Erbetteln" von Zuneigung durch „Pfötchen-Geben" unterbinden (Manche Hun-de „fahren" ihre Krallen regelrecht heraus, um den Arm oder die Hand zum Streicheln heranzuziehen. Dies sieht zwar nett aus, ist aber mit einem hohen Kratzrisiko verbunden.)
- Ungeübtes Hochnehmen von kleinen Hunden vermeiden

Verletzungen im Umgang mit dem Hund können auch indirekt auftreten: Ein Klient kann beispielsweise über den Hund stolpern oder er stößt gegen etwas, weil er sich beim Gehen nach dem Hund umdreht, und verletzt sich dabei.

Indirekten Verletzungen bei Mensch und Hund vorbeugen:
- Der Hund sollte in der Einrichtung nie frei herumlaufen.
- Wenn die Kenndecke oder das Halsband mit einem Glöckchen versehen ist, kann man hören, wenn der Hund in der Nähe ist, und erschrickt nicht.
- Der Hund sollte während der Therapie nur frei laufen, wenn der Klient sich in einer sicheren Körperhaltung befindet.

- Elektrorollstühle sollten abgeschaltet sein, damit der Klient dem Tier nicht versehentlich über Pfote oder Rute fährt.
- Krücken oder Gehhilfen werden sicher verstaut oder auf den Boden gelegt.
- Die Räumlichkeiten, in denen die Therapie stattfindet, sollten sparsam möbliert sein, offen stehende Fenster und Gardarobenständer sollten vermieden werden.

Falls es während der Therapie zu Unfällen im Umgang mit dem Tier kommt, sind die Klienten während der Therapie in einer stationären Einrichtung in der Regel über diese versichert. In ambulanten oder privaten Einrichtungen muss der Betreiber eine Haftpflichtversicherung abschließen. Für Verletzungen, die direkt durch das Tier verursacht wurden (Bisse, Kratzer etc), tritt die Tierhalterhaftpflicht des Tierbesitzers in Kraft (Prothmann, 2007).

Bei freiberuflicher Tätigkeit in ambulanten Einrichtungen sollte der Therapeut unbedingt abklären, wie der Versicherungsschutz für die Kienten geregelt ist. Eine eigene Berufshaftpflichtversicherung und eine Tierhalterhaftpflichtversicherung für Therapietiere sind jedoch immer ein absolutes MUSS.

Das sichere Miteinander muss oft erst gelernt werden. Der Therapeut begibt sich deshalb nie außer Sichtweite

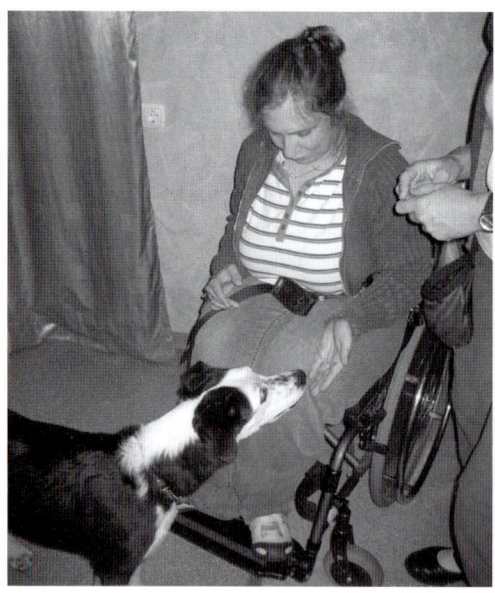

Foto A.Junkers

6.4   Umgang mit Bedenken

Hunde sind unhygienisch und schleppen Schmutz herein

Was tun?
Fell vor dem Besuch ausbürsten, nasse Pfoten und Fell trocken reiben, bei Besuchen auf dem Bett ein Laken unterlegen, schwer zu reinigende Räumlichkeiten oder Teile von Räumlichkeiten (Bällebad, Plüschteppich, etc) meiden, Hund von Lebensmitteln fernhalten, Hände nach Kontakt zum Hund waschen und vor der Behandlung des nächsten Klienten desinfizieren.

Hunde können verletzen

Was tun?
Nur ausreichend ausgebildete und für die Arbeit körperlich und altersmäßig geeignete Tiere einsetzen. Regelmäßige Tierarztbesuche vornehmen, um Schmerzfreiheit zu gewährleisten, Überforderung rechtzeitig erkennen und im Idealfall vermeiden. Den Hund nie unbeobachtet lassen. Regeln im Umgang mit dem Hund, dem Personal und den Klienten/Bewohnern im Vorfeld vermitteln. Niemals verletzte oder kranke Tiere einsetzen.

Zwischenfälle haben unangenehme juristische Konsequenzen zur Folge

Was tun?
Tierhalterhaftpflichtversicherung abschließen mit maximaler Deckungssumme und dem ausdrücklichen Hinweis, dass es sich bei dem Hund um ein in der Therapie eingesetztes Tier handelt (nur für Pferde und Hunde möglich), abschließen. Eigene Berufshaftpflichtversicherungen bei freiberuflicher Tätigkeit abschließen. Haftungsrechtliche Fragen mit der juristischen Abteilung der Einrichtung besprechen und schriftlich fixieren. Vorfälle sofort der Einrichtungsleitung melden, den Vorfall schriftlich dokumentieren und Zeugen benennen, um fahrlässiges Handeln (hoffentlich) nachweislich ausschließen zu können. Betriebsarzt informieren und Wundversorgung immer fachgerecht vornehmen lassen.

Tiere haben einen erhöhten Arbeitsaufwand für die Pflege zur Folge, bringen Pflege und Behandlungsabläufe durcheinander

Was tun?
Das Pflegepersonal entsprechend informieren: Studien haben gezeigt, dass bei Klienten mit hohem Pflegeaufwand die Anwesenheit von Tieren diesen signifikant verringert, da die Bewohner abgelenkt sind, einen anderen „Gesprächspartner" haben und sich untereinander neue Gesprächsinhalte ergeben.
Einen dem Ablauf in der Einrichtung angemessenen Tiertherapie-Stundenplan offen aushängen. Große Flexibilität vonseiten des Tiertherapeuten an den Tag legen. Immer Respekt und Achtung vor der Arbeit des Pflege- und Reinigungspersonals haben.

Tiere verursachen Allergien

Was tun?
Das Vorhandensein von ausgeprägten Tierhaarallergien bei Personal (!) und Klienten sollte im Vorfeld abgeklärt werden. Der Hund wird vor der Therapie gebürstet, um ihn, soweit möglich, von losen Haaren zu befreien.
Der Hund betritt nur gewisse Räume, Allergiker und Personen mit Asthma und Neurodermitis, sowie deren Aufenthalträume und Zimmer werden gemieden. Der Hund schläft nicht im Bett der Klienten. Beim Liegen im Bett wird ein Tuch untergelegt.

Personen mit Angst könnten bei der Begegnung mit dem Hund eine Panikattacke erleiden

Was tun?
Das Vorhandensein von Ängsten wird im Vorfeld abgeklärt und das Vorgehen idealerweise interdisziplinär geplant. So kann es zum Beispiel durchaus sinnvoll sein, ängstlichen Personen die Möglichkeit zur Beobachtung einer Therapiesitzung zu ermöglichen. Der Hund ist in der Einrichtung immer angeleint und als Therapietier gekennzeichnet. Ein Glöckchen an der Kenndecke kann helfen, überraschende Begegnungen zu vermeiden.

Merke

Die Behandlung von Hundephobien gehört nicht ins ergotherapeutische Repertoire!

Tiere schleppen Krankheiten ein

Was tun?
Die Regeln zur Minimierung eines Übertragungsrisikos bekannt machen und einhalten:

- Artgerechte Haltung
- Gesunde Ernährung des Tieres
- Vermeiden von Küssen und Berührungen mit dem Mund
- Hände waschen
- Hände bei abwehrgeschwächten Klienten desinfizieren
- Tiere von Lebensmittel fernhalten
- Durch Fäkalien oder Erbrechen verunreinigte Oberflächen: Grobreinigung mit Einmalhandtuch und Nachdesinfektion mit alkoholischem Flächendesinfektionsmittel
- Regelmäßige Floh-, Zecken und Wurmprophylaxe

Damit das Miteinander in größeren Einrichtungen so reibungslos wie irgend möglich funktionieren kann, sollte der Hundetherapeut im Vorfeld so viel Information wie möglich zur Verfügung stellen. Es hat sich bewährt, Bedenken ernst zu nehmen und der Klärung von Fragen und Unsicherheiten zum Einsatz eines Hundes in einer Einrichtung absoluten Vorrang einzuräumen.

7 Vorbereitung und Qualitätssicherung

Zur Vorbereitung der Tiergestützten Therapie ist es wichtig, die Gegebenheiten vor Ort kennenzulernen und umfassend zu bewerten. Hierbei ist es sinnvoll, zwischen förderlichen und hemmenden Faktoren zu unterscheiden und gegebenenfalls entsprechende Anpassungen in Planung und Umsetzung vorzunehmen.

Zudem gilt es, von Beginn an darauf abzuzielen, die Leistungsfähigkeit der Tiergestützten Therapie transparent zu machen und die Qualität der Abläufe sicherzustellen. Die Qualität der tiergestützten Behandlung ist, wie die meisten Bereiche der medizinischen und therapeutischen Versorgung, nicht ohne Weiteres als Ganzes messbar. Sinnvollerweise unterscheidet man deshalb zwischen Struktur-, Prozess- und Ergebnisqualität, da sich die Qualität der Therapie aus einem Zusammenspiel dieser Elemente ergibt.

7.1 Qualitätselemente

Die **Strukturqualität** der Tiergestützten Therapie beschreibt die räumlichen, personellen und organisatorischen Rahmenbedingungen vor Ort sowie die betrieblichen Ressourcen der Institution. Bei den personellen Vorraussetzungen gilt es, die entsprechenden Qualifikationen der Therapeuten und die gezielte Ausbildung der Tiere zu planen und zu sichern. Räumliche und organisatorische Aspekte sind dagegen stark innerhalb der institutionellen Abläufe verankert und somit relativ wenig zu beeinflussen. Es ist jedoch wichtig, diese zu kennen und beispielsweise die Raumplanung mit entsprechenden Rückzugsmöglichkeiten, eine angemessene Terminvergabe, ausreichende Ruhezeiten und ein dem Tier entsprechendes Arbeitspensum zu planen und zu gewährleisten. Die wirtschaftlichen Ressourcen beeinflussen beispielsweise die Anzahl der ausgebildeten Therapeuten und Tiere, ob und wie hoch freiwillige Helfer vergütet werden, sowie die tiergerechte materielle Ausstattung. Die Frage, die es zu beantworten gilt, wäre somit: Kann ich das, was sinnvoll und nötig ist, mit den vorgefundenen Gegebenheiten und eigenen Kompetenzen angemessen umsetzen?

Die **Prozessqualität** wird durch die therapeutische Behandlungsplanung und die daraus resultierende Folge von Handlungen beschrieben. Die Bewertung dieses Qualitätselements beruht auf der Beurteilung des Weges, den der Therapeut eingeschlagen hat, und somit auf der Eignung der geplanten und ausgeführten Maßnahmen zur Erreichung der Behandlungsziele. Die (schriftliche) Prioritätensetzung sowie die Formulierung der Ziele und Maßnahmenplanung sind die Instrumente der kontinuierlichen Qualitätssicherung und -verbesserung in diesem Bereich.

Unter **Ergebnisqualität** versteht man dann den Zielerreichungsgrad der Maßnahme. Dies soll Antwort auf die Frage liefern, wie viel Einfluss die tiergestützte Tätigkeit auf die Veränderung oder Instandhaltung von Gesundheit und Handlungskompetenz hat, also welchen Beitrag die tiergestützte Intervention geleistet hat. Die Kontrolle der Ergebnisse, die Messung der Wirkung und die Zufriedenheit des Klienten werden dafür als Parameter herangezogen.

Während der Vorbereitungsphase ist es sinnvoll, ein schriftliches Konzept zu erstellen und die Dokumentation bezüglich Befunderhebung und Zielformulierung, Patientenaufklärung, Einwilligungserklärung und Evaluation des Outcomes zusammenzustellen. Die Kostenübernahme muss gesichert und schriftlich fixiert werden. Ein Hygieneplan sollte erstellt werden bzw. entsprechende Veränderungen im Hygieneplan der Institution mit dem Hygienebeauftragten besprochen und gegebenenfalls vorgenommen werden.

7.2   Konzepterstellung

Die schriftliche Konzepterstellung ist ein geeignetes Mittel, die oben genannten Aspekte der Qualitätssicherung und der Transparenz im Vorgehen zu planen. Allerdings stellt dies, einmal schriftlich formuliert und festgehalten, auch die eigene Messlatte dar und sollte deshalb möglichst gut durchdacht und sehr konkret formuliert sein. Vor der Konzeptentwicklung müssen die jeweiligen Gegebenheiten der Institution bekannt sein, damit sie in der Planung entsprechend berücksichtigt werden können (Otterstedt, 2003d).

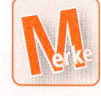

Es lohnt sich deshalb, das Konzept ohne Zeitdruck und gut überlegt zu verfassen!

In der Literatur findet man sehr wenige Hinweise zur Erstellung eins Konzeptes. Vanek-Güllner (2007) beschreibt im Rahmen der Projektplanung der hundegestützten Pädagogik ein Konzeptbeispiel aus der tiergestützten Heilpädagogik. Sie gliedert das Dokument dabei in die Beschreibung der Grundintention und des Vorgehens, die Organisation und den wissenschaftlichen Hintergrund ihres Ansatzes (Vanek-Gullner, 2007).

Für eine vorläufige Planung, eine Darstellung der Idee oder ein erstmaliges Vorstellen bei Entscheidungs- und Kostenträgern ist eine diesem Raster entsprechende Übersicht sinnvoll. Vor der praktischen Umsetzung ist allerdings ein weitaus detaillierteres Dokument erforderlich.

Als Einleitung sollte kurz erwähnt werden, wie die Kontaktaufnahme zustande gekommen ist (beispielsweise auf Anfrage der Abteilung oder als eigene Idee zur Erweiterung des bestehenden Angebots in der Abteilung).

Im Folgenden wird eine mögliche Gliederung in 13 Unterpunkten dargestellt und einige wichtige Stichpunkte und Formulierungsvorschläge kursiv gedruckt, angeboten.

1. Grundintension: Wer (*der ausgebildete Hund Fridolin*) soll wo (*in der Ergotherapieabteilung des Klinikums ...*), mit welchem Ziel (*zur Unterstützung der therapeutischen Arbeit*), bei wem (*bei ausgesuchten Klienten*) eingesetzt werden? Wie sieht der Einsatz aus (*unterstützende Funktion in den Bereichen Motorik, Emotionalität, Sozialverhalten, Lern- und Arbeitsverhalten, Sprache und Kom-*

munikation, Alltagsstrukturierung....aufgrund relevanter, personenbezogener Ziele, fortlaufend dokumentiert)?

2. Zielgruppe: Beschreibung der Ein- und/oder Ausschlusskriterien und der möglichen Sozialform (Einzel- und/oder Gruppentherapie).

3. Räumlichkeiten: Auf welche (leicht zu reinigenden) Räume begrenzt sich der Einsatz? Für welche Zeit sind die Räumlichkeiten belegt (inkl. Lüftung und Reinigung), nur innen oder auch außen? Kennzeichnung der Räumlichkeiten.

4. Hygieneplan: Nur kurz erwähnen: *Um eine mögliche Infektionsübertragung vom Hund auf den Menschen und umgekehrt zu minimieren, wird der Hygieneplan als separates Dokument zur Verfügung gestellt/wird der Tierbesuch/die Tiergestützte Therapie in das bestehende Hygienekonzept aufgenommen* (nicht verpflichtend, Gesundheitsbehörde konsultieren).

5. Andere beteiligte Personen: Falls Angehörige, BFDler[32] oder Pfleger anwesend sein sollten, sollte das hier erwähnt werden. *Wichtige interdisziplinäre Besprechungen* (Rücksprachen mit den Therapeuten/Ärzten) *sind sinnvoll und sollten etwa vierteljährlich stattfinden. Der für Besprechungen vorgesehene Zeitrahmen entspricht etwa ... Minuten für jeden Klienten.*

6. Reinigungsaufwand für das Reinigungspersonal beschreiben

7. Zeitplan: *Entsprechend der individuell festgesetzten Ziele wird ...* (hier Therapiefrequenz und dauer einsetzen) *empfohlen ...*

8. Dokumentation: *Eine fortlaufende Dokumentation der Therapieeinsätze wird für jeden Klienten geführt und in der ... Akte abgelegt.*

9. Ausbildungsnachweise für Mensch und Hund.

10. Wirksamkeitsnachweise: entsprechende fachspezifische Messinstrumente, Befindlichkeitsskalen und Zufriedenheitsfragebögen benennen und Beispiele im Anhang aufnehmen.

11. Kosten: Falls von den Regelsätzen abweichende Kosten für die Sitzungen anfallen, sollten diese hier benannt werden, ebenso Zusagen von Kostenträgern, falls vorhanden. Umsatzsteuerpflicht für nicht ärztlich verordnete Heilbehandlung (seit 1.1.2012) beachten!

12. Portofolio: Manchmal ist es sinnvoll, den Hund im Konzept kurz vorzustellen. Im Anhang kann eine „persönliche" Vorstellung in der Ich-Form erfolgen. Oftmals wird dieser Teil des Dokuments im Vorfeld unter den Kollegen der Einrichtung oder den Bewohnern herumgereicht. Hier ist es ein Leichtes, Sympathiepunkte zu sammeln, aber bitte nicht zu dick auftragen. Nur, was wirklich zu leisten ist, auch erwähnen!

13. Kontakt: Eigene Adresse, Telefonnummer, E-Mail-Adresse, Homepage etc. angeben; auch – mit deren Einverständnis – Kontaktpersonen in Einrichtungen, in denen man bereits tätig ist, (falls möglich) angeben – dies erhöht die Glaubwürdigkeit.

---

32 BFDler = Bundesfreiwilligendienstler (auch Bufdis genannt) als Nachfolger der Zivildienstleistenden (Zivis)

Ein gutes Konzept gewährleistet einen reibungslosen Ablauf

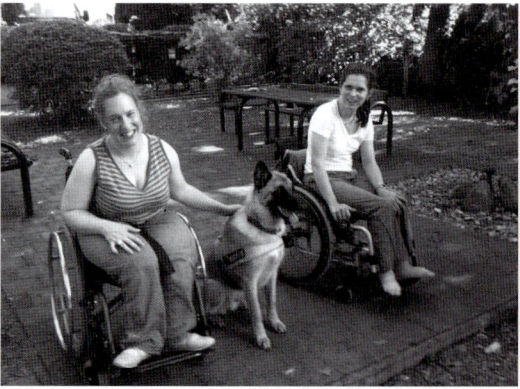
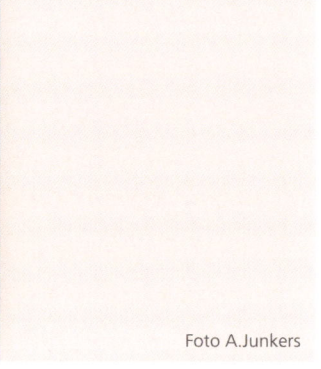

Foto A.Junkers

7.3 Hygieneplan

Tierbesuchsdienste oder Therapietiere müssen nicht zwingend in bestehende Hygienepläne aufgenommen werden, es ist jedoch zur eigenen Absicherung ratsam, das Vorgehen mit dem Hygienebeauftragten der Institution abzustimmen (Greifenhagen & Buck-Werner, 2007; Kahlisch, 2010; Prothmann, 2007; Schwarzkopf, 2003). Amtlich vereidigte Hygienegutachter können die Einrichtungen dahingehend beraten (Otterstedt, 2001; Vernooij & Schneider, 2008).

Beim Erstellen eines Hygieneplanes sind die folgenden Unterpunkte sinnvoll (Schwarzkopf, 2003):

- Einleitung mit Erläuterung des Ziels der tiergestützten Intervention und die Benennung der Klientengruppe.
- Nennung eines Ansprechpartners in der Institution (z.B. Hygienebeauftragter) mit Telefonnummer.
- Auflistung der entsprechenden Rechtsgrundlagen.
  - **§36 Infektionsschutzgesetz**: Gemeinschaftseinrichtungen des Gesundheitswesens benötigen ein Hygienekonzept (= Hygieneplan). Dieser muss durch die Einrichtungsleitung in Kraft gesetzt werden und gilt als verbindliche Arbeitsanweisung mit arbeitsrechtlichen Konsequenzen bei Nichteinhaltung.
  - **Unfallverhütungsvorschriften**: Vorschrift der Berufsgenossenschaft zum Personalschutz. Hierzu gehört die Aufklärung des Personals zur Vermeidung von Zwischenfällen und Hygienemaßnahmen in Bezug auf das Tier.
  - **Biostoff-Verordnung**: Sie erfasst alle Tätigkeiten mit Mikroorganismen, Zellkulturen und Human-Endoparasiten, die beim Menschen zu Erkrankungen führen können, und hat den Zweck, die Sicherheit und Gesundheit der Beschäftigten zu schützen.
  - **Tierschutzbestimmungen**: Die Gewährleistung artgerechter Haltung (z.B. Hunde im engen Sozialverband), verhaltensgerechter Unterbringung (entsprechend dem Verhalten des einzelnen Tieres), Vermeidung von Schmerz, Leiden und Schäden, regelmäßige Überprüfung der gesundheitlichen Eignung, leidfreie Ausbildung (siehe Kapitel 2.3).

- Nachweise und Dokumentation zum eingesetzten Tier (in Kopie):
  - Impfzeugnis
  - Entwurmungsprotokoll
  - Spot-on-Protokoll (Behandlung gegen Ektoparasiten)
  - Versicherungsnachweis
  - Ausbildungsnachweis/Eignungsprüfung
- Zugangsbeschränkung für das eingesetzte Tier:
  - Küche, Tee- bzw. Verteilerküche, Esssaal, Restaurant
  - Wäscherei und Wäschelager (rein)
  - Funktions- und Laborräume
  - Aufenthaltsräume oder Zimmer von:
    1. akut erkrankten Bewohnern
    2. Bewohnern mit bekannter Tierhaarallergie
    3. Bewohnern mit Ekzemen
    4. Stark immungeschwächten Bewohnern (z.B. mit Aids oder Tumorerkrankungen)
    5. Bewohnern, die mit multiresistenten Erregern infiziert sind oder akut infektiöse Erkrankungen haben

    Ausnahmen sind bei Punkt 1 bis 4 bei gegenteiliger Aussage des Arztes oder anderslautender ärztlicher Nutzen-Risiko-Abschätzung möglich.
- Einweisung des Personals:
  - Vorbereitung auf den Tierbesuch z.B. durch Informationsveranstaltung für Pflege und Hauswirtschaft
  - Mitarbeiterbelehrung (Kahlisch, 2010, S. 102-105)
- Reinigung und Desinfektion:
  - Tierbesuche erfordern in der Regel keine Änderung im Desinfektionszyklus, möglicherweise jedoch ergänzende Reinigungsanweisungen für den Platz des Tieres (Box, Decke etc.).
  - Räume lüften
  - Hände waschen
- Zoonosen
  Liste von übertragbaren Erkrankungen (von der jeweiligen Tierart abhängig) mit Leitsymptomen (für Hunde: Greifenhagen & Buck-Werner, 2007, S. 225-229)

7.4   Kostenübernahme und rechtliche Überlegungen

Grundsätzlich ist an dieser Stelle zu sagen, dass der Einsatz von Tieren in der Ergotherapie als eigenständige Behandlungsmaßnahme nicht vorgesehen ist und somit keine eigene Abrechnungsposition darstellt (DVE, 02/2011). Das bedeutet, dass ein möglicher Mehraufwand an Weiterbildungen, Tierarztkosten oder Ausstattung nicht über die gesetzlichen Krankenkassen abgerechnet werden kann. Der Deutsche Verband der Ergotherapeuten rät außerdem dringend davon ab, einen Zusatzbeitrag zu erheben, da dies durch die abgeschlossenen Rahmenverträge mit den

Krankenkassen ausgeschlossen ist. „Sämtliches Material ist durch die Leistungsvergütung der einzelnen Behandlung mit abgegolten" (DVE, 03/2011)[33].

In der Leistungsbeschreibung Ergotherapie (Anlage 1b vom 1. September 2005 zu den Rahmenempfehlungen nach § 125 Abs 1 SGB vom 1. August 2001) werden die Leistungen, die die einzelnen Maßnahmen beinhalten, beispielhaft beschrieben. Die dafür einzusetzenden Behandlungskonzepte (z.B. Bobath) sind allerdings nicht abschließend geregelt und bieten den tiergestützt arbeitenden Therapeuten eine entsprechende Lücke, ihre Tiere als ein mögliches „therapeutisches Mittel" im Rahmen der verschriebenen Maßnahme einzusetzen. Allerdings würde der ausschließliche Einsatz von Tieren als Behandlungsmethode einer Praxis oder Abteilung bei manchen Kassen möglicherweise auf Widerstand stoßen.

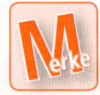

Der Einsatz von Tieren muss nachvollziehbar zur Diagnose und Leitsymptomatik des Klienten passen und sich inhaltlich an der Leistungsbeschreibung für Ergotherapie orientieren.

Eine Behandlung ohne Verordnung ist nur dann möglich, wenn die Behandlung medizinisch nicht notwendig ist. Eine notwendige Behandlung ist unbedingt eine Kassenleistung und sollte deshalb aus versicherungstechnischen Gründen sowie aus berufspolitischer Sicht nicht ohne Verordnung durchgeführt werden. Bei dem ausdrücklichen Wunsch des Klienten, eine ergotherapeutische Heilbehandlung ohne ärztliche Verordnung in Anspruch zu nehmen, sollte der Arzt eine Bescheinigung ausstellen, dass Ergotherapie bei diesem Klienten unbedenklich ist. Die Bereitschaft des Klienten, die Kosten für die Behandlung selbst zu übernehmen, sollte man sich schriftlich geben lassen. Folgende Empfehlung macht der DVE zum Thema Behandlung ohne Verordnung: „Wenn Sie […] medizinische Leistungen/eine Heilbehandlung ohne Vorlage einer Verordnung (und damit ohne Vorliegen einer ärztlichen Diagnose) oder ohne [eine] ärztliche Bescheinigung abgeben möchten, ist es momentan angeraten, eine ‚eingeschränkte Heilpraktikererlaubnis' beim zuständigen Gesundheitsamt zu beantragen" (DVE, 06/2010).

Was den Versicherungsschutz angeht, ist es zwingend notwendig, dass der Halter des Hundes eine entsprechende Tierhalterhaftpflicht unter Nennung des therapeutischen Einsatzes des Tieres abschließt. Hierbei sollte die maximale Deckungssumme versichert werden. Außerdem ist unbedingt mit der Berufshaftpflichtversicherung und Berufsgenossenschaft zu klären, ob hierfür Versicherungsschutz übernommen wird (DVE, 02/2011). Manche Versicherungsgesellschaften bieten auf Anfrage im Rahmen der Berufshaftpflichtversicherung für Heilmittelerbringer sogar die Tierhalterhaftpflicht für Therapietiere mit an.

---

33 Für Versicherte privater Krankenversicherungen gilt dies nicht. Hier kann eine entsprechende Honorarvereinbahrung im Rahmen des Behandlungsvertrages verhandelt und abgeschlossen werden.

7.5   Aufklärung und Einverständniserklärung

Tiergestützte Interventionen sollten auch bei kleinen Kindern und schwer beeinträchtigten Personen nach Möglichkeit auf Freiwilligkeit basieren (Kahlisch, 2010).
Manchmal können die Angehörigen in Fällen von fortgeschrittener Demenz oder
Wachkoma dem Therapeuten nur die wahrscheinliche Zustimmung des Betroffenen
geben. Diese Entscheidung wird meist davon ausgehend getroffen, dass der Betroffene vor dem Vorfall/Unfall den Umgang mit Tieren geschätzt hat.

Die Zusammenarbeit mit Eltern/Angehörigen kann vereinfacht werden, indem man
eine Fotomappe der Tiergestützten Therapie zur Ansicht bereithält und, das Einverständnis der Abgebildeten vorausgesetzt, Bilder und Videoausschnitte der laufen-
den Therapien an Elternabenden, Sprechtagen, Tagen der offenen Tür zeigt. Man
kann die Angehörigen auch einladen, hin und wieder an den Therapiesitzungen
teilzunehmen oder kann kleine Beiträge in Rundbriefen und auf der Institutions-
homepage veröffentlichen. Fotogalerien werden selbstverständlich immer nur nach
Rücksprache mit den abgebildeten Personen ins Netz gestellt.

Ein kurzes Informationsschreiben mit der Bitte um eine schriftliche Einverständniserklärung zur Teilnahme an der Tiergestützten Therapie ist WICHTIG und solle mindestens folgendes beinhalten:

- Namen der Institution mit Ansprechpartner (Abteilungsleiter, Hygienebeauftrag-
  ter), Name des „Hundetherapeuten" und des Klienten
- Name des Tieres, Ausbildung
- Ziel der Intervention, Freiwilligkeit
- Tierhaarallergie, Tierphobie, Aggression gegen Tiere vorhanden: ja/nein
- Mögliche Risiken und Schritte zur Minimierung der Risiken
- Bereitschaft, Rückmeldungen zu geben, signalisieren (Telefonnummer oder
  E-Mail angeben)
- Ein schriftliches Einverständnis des Klienten oder seines Erziehungsberechtigten/
  Vormundes zur Durchführung der Tiergestützten Therapie ist unbedingt erfor-
  derlich (siehe Beispiel, Anhang A).

7.6   Dokumentationen

Ein wichtiger Bestandteil des Qualitätsmanagements ist die regelmäßige und fort-
laufend durchzuführende Dokumentation, eine von der Delta Society formulierte
Anforderung an die Durchführenden von Tiergestützten Therapien. (DeltaSociety,
1996; 1997). Die von der Delta Society publizierten Vorlagen können hierfür einige
Denkanstöße bieten. Es ist jedoch wenig sinnvoll diese, aus dem amerikanischen
Kontext abgeleiteten Dokumente direkt im deutschsprachigen Raum anzuwenden.

In den meisten Institutionen oder Praxen ist eine fortlaufende Dokumentation im
Rahmen der Pflege- oder Therapiedokumentation vorgesehen. Dadurch ist gewährleistet, dass das Pflegepersonal und andere Behandelnde zeitnah über den Verlauf

83

der Intervention informiert werden. Dabei wird die Tiergestützte Therapie in die individuelle Therapieplanung des Klienten mit aufgenommen und Ziele, erbrachte Leistung sowie die Ergebnisse der Therapie werden entsprechend dargestellt (Prothmann, 2007; Störr, 2011).

Besonders sinnvoll ist es laut Prothmann (2007), wenn die Therapiesitzungen auf Video aufgezeichnet und entsprechend archiviert werden können. Therapieeffekte sind damit über einen Zeitraum darstellbar und können besser bewertet werden. Es können auch rückwirkend gewisse Wirkfaktoren eingegrenzt und beschrieben werden.

Es empfiehlt sich zudem, mindestens ein Messinstrument zu einer tiergestützt zu bearbeitenden Fragestellung zu wählen oder zu entwickeln. Bewährt haben sich beispielsweise Elternfragebögen, Auszüge aus Befindlichkeitsfragebögen oder Fragebögen zur Feststellung der Lebensqualität. Diese Fragebögen sind entweder in der Abteilung vorhanden oder käuflich zu erwerben. Als weitere Möglichkeit bietet es sich an, dass der Tiertherapeut sich zu seiner Klientel oder einer einzelnen Person einige Fragen oder Beobachtungen zusammenstellt und daraus eine eigene Checkliste mit Messskala entwickelt.

So kann man zum Beispiel in der Pädiatrie folgende allgemeine Beobachtungen vermerken:

Häufigkeit von
- Blickkontakt
- Aufnahme von Körperkontakt zum Tier/Therapeut
- Motivation zur Teilhabe
- Ansprache des Therapeuten oder Tieres
- Zeigen eigener Ideen
- Umsetzen eigener Planung.

Dabei kann man entweder zählen, wie oft sich das erwünschte Verhalten zeigt (z.B. Blickkontakt), oder die subjektiv empfundene Häufigkeit vermerken. Das Zählen von Merkmalen oder Reaktionen ist dabei allerdings nur in Retrospektive von einer Videoaufzeichnung (zeitaufwändig) oder durch eine weitere Person möglich. Die subjektiv empfundene Häufigkeit eines Verhaltens (sehr häufig, häufig, manchmal, selten, nie) hält dabei natürlich keinen wissenschaftlichen Gütekriterien stand, gibt dem Praktiker andererseits jedoch einen guten Hinweis auf langsame Veränderungen über einen längeren Zeitraum.

Eine weitere Möglichkeit besteht darin, die ausgewählten Handlungsziele (auf Aktivitäts- oder Partizipationsebene) nach jeder Therapieeinheit auf einer dem Klienten entsprechenden Selbstständigkeitsskala zu bewerten. Das geht schnell und ist rasch individuell angepasst (siehe Anhang B, Individualisierte Verlaufskontrolle unter Verwendung der ICF-Beurteilungsmerkmale der Leistungsfähigkeit und Leistung).

Besonders aussagekräftig sind Ziele, die man mit und ohne Tier messen kann. Zum Beispiel: Selbstständiges (angemessenes) Anziehen vor der Therapie, freier Stand in der Küche beim beidhändigen Zubereiten eines Käsebrotes, Gehen mit/ohne Gehhilfe, etc.

Der Therapeut hat eine Anzahl verschiedener Ziel- und Dokumentationsmöglichkeiten, die es ihm ermöglichen, den Behandlungsverlauf oder -erfolg darstellbar zu machen. Dabei ist es für den Praktiker wichtiger, dass die zu bewertenden Kriterien sich durch die tiergestützte Intervention beeinflussen lassen, als dass die Messinstrumente den wissenschaftlichen Testgütekriterien entsprechen müssen. Letzeres ist nur dann wichtig, wenn man die Ergebnisse eines Projektes oder eine Falldarstellung zu Studienzwecken nutzen will oder eine Veröffentlichung in einer Fachzeitschrift anstrebt.

Der tiergestützt arbeitende Therapeut sollte sich auf jeden Fall die Zeit nehmen, die Dokumentation seiner Therapie fundiert vorzubereiten und zu entwickeln, denn Fragen zur Wirksamkeit und zur Kostendeckung, also zur Effektivität und Effizienz können nur aufgrund von Fakten und Zahlen fachlich kompetent beantwortet werden. Außerdem entscheiden die Art der Dokumentation und die Messbarkeit der Behandlungserfolge darüber, ob ein Pilotprojekt in der Projektphase stecken bleibt, oder ob es als Regelangebot übernommen wird.

7.7 Behandlungsplanung

Davon ausgehend, dass die Tiergestützte Therapie nicht zwingend für jeden Klienten von Nutzen ist, hat im Vorfeld der tiergestützten Behandlung eine ärztliche und therapeutische Befunderhebung und eine klientenzentrierte Zielfindung stattgefunden. Erst danach sollte eine tiergestützte Intervention in Betracht gezogen werden.

Die Tiergestützte Therapie orientiert sich, ebenso wie andere Therapieformen, an den individuellen Zielen des Klienten und ist, wie oben erwähnt, nur dann indiziert, wenn die Anwesenheit eines Tieres erwünscht ist und Grund zur Annahme besteht, dass die Ziele durch Anwendung der Tiergestützten Therapie wirksam und kosteneffizient erreicht werden können.

Eine Therapie mit Hund kann eine sinnvolle Alternative zu herkömmlichen oder auch schon (vergeblich) versuchten anderen Therapiemethoden sein, wenn die nachfolgend beispielhaft genannten behandlungsbedürftigen Defizite oder Förderbereiche von Bedeutung sind:
- Kommunikation
- Interaktion
- Selbstvertrauen
- Kontakt zu den eigenen Emotionen
- Vertrauensaufbau
- Mobilisierung

- Motivation
- Anbahnung von Berührungen oder auch Handmotorik
- Kraft
- Ausdauer
- Handlungsplanung
- Übernahme von Verantwortung

Es können selbstverständlich auch Teilaspekte aus anderen Behandlungsmethoden (z.B. SI, Basale Stimulation, Bobath, Affolter) mit der Tiergestützten Therapie kombiniert werden.

Die Tiergestützte Therapie ist vielseitig einsetzbar

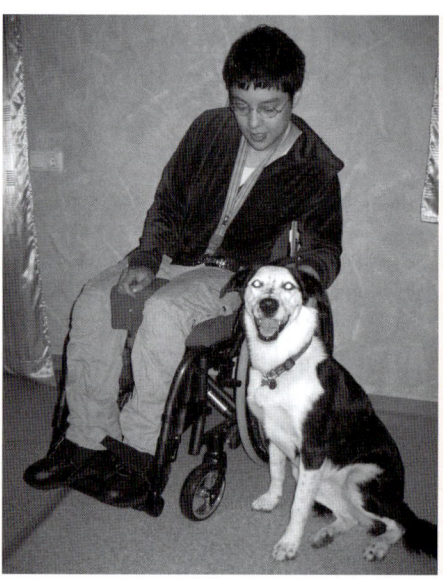

Foto A.Junkers

7.8 Tiergestützte Behandlung

Wie die Umsetzung der Behandlung zum Erreichen der Ziele verläuft, hängt stark von der Erfahrung und der Flexibilität des Therapeuten sowie vom Ausbildungsstand des Tieres und den räumlichen Möglichkeiten ab. Um den ergotherapeutischen Schwerpunkt zu erhalten, ist es dabei sinnvoll, die Tätigkeiten entsprechend der Alltagsrelevanz des Klienten zu selektieren.

Es gibt eine ganze Reihe Dinge, die man mit und für das Tier tun kann. Dabei sollten auch Handlungen, die wegen des Tieres, in Vorbereitung auf das Tier oder in Nachbereitung einer Sitzung vorgenommen werden, nicht außer Acht gelassen werden. Demnach ist nicht nur die Zeit, in der das Tier physisch anwesend ist, als Tiergestützte Therapie zu werten, sondern auch beispielsweise Wortspiele in Bezug auf das Tier, Ratespiele, Fotopuzzles oder das Spielen eines Tier-Memorys. Den Wassernapf waschen und bereitstellen, Leckerlis schneiden, Hundekekse backen, Decke ausschütteln und an die richtige Stelle legen, gezieltes Werfen üben, Stimmtraining in Vorbereitung aufs Kommando-Geben, das Bewusstmachen der Körpersprache und

Rollenspiele in Vorbereitung auf die Interaktion mit dem Hund sind beispielhaft für alttagsnahe und in der Regel hoch motivierende Tätigkeiten.

 In der Praxis kann eine Einheit folgendermaßen aussehen: Der Hund wird zur Erarbeitung von ein oder maximal zwei Zielen eingesetzt und kann dann ruhen, während ein weiteres Ziel be-arbeitet wird. Dies können ein Planungsgespräch, Übungen zur Motorik oder Sensorik in Vorbereitung auf eine weitere tiergestützte Tätigkeit oder Gedächtnisübungen sein. Zum Schluss der Sitzung kommt dann der Hund nochmals für eine abschließende Tätigkeit oder als „Belohnung" mit einer freien Spielsequenz, Streicheln oder Schmusen zum Einsatz. Möglich ist aber auch, dass der Hund erst in den letzten zehn Minuten z.B. durch einen, vom Klienten in der Sitzung geplanten, aufgemalten und auf-gebauten Parcours geführt wird.

In den meisten Fällen ist der Hund etwa die Hälfte der Therapiezeit aktiver Teil des Therapieteams. Manche Streichel- und Schmusesitzungen auf dem Bett eines Be-troffenen, bei denen der Hund sich zwar relativ passiv verhält, sich jedoch in aktiver Interaktion befindet, können aber auch einmal eine ganze Sitzung lang dauern.

Die Aufschlüsselung mancher Autoren in aktive und passive Aufgaben des Hundes kann dabei irreführend sein. Die aktiven Aufgaben des Hundes werden dabei an Bewegung und Aktivität vonseiten des Hundes gekoppelt, die passiven Aufgaben dagegen der „Erduldung", in seinen natürlichen Reaktionen „eingefroren" und der „bedingungslosen" Unterordnung zugeordnet (Störr, 2011). Dabei ist der Hund im Besonderen bei den „passiven Aufgaben" übermäßig stark belastet und ethi-sche Grundprinzipien der tiergestützten Arbeit werden somit möglicherweise nicht ausreichend bedacht. Die der Mensch-Tier-Beziehung zugesprochenen Wirkfakto-ren können sich hierbei nicht ausreichend entfalten und der Hund wird auch bei adäquater Ausbildung schnell an seine Belastungsgrenze gebracht.

Besser ist es, Phasen der aktiven Teamteilnahme – egal ob der Hund sich dabei körperlich bewegt oder nicht – und Teampausen (also Phasen der Anwesenheit, aber Nichtteilnahme) zu beschreiben. Der Hund steht, während der Teamteilnahme, wenn er als aktiver Teil des Therapieteams fungiert, in der Unterordnung und sollte auf Signale, Befehle und Reaktionen des Hundeführers und des Klienten adäquat reagieren. Dabei orientiert er sich in für ihn uneindeutigen Situationen an den Re-aktionen des Hundeführers/Therapeuten. Diese geteilte Aufmerksamkeitsleistung ist für das Tier in der Regel anstrengend und sollte deshalb zwischendrin mit ausrei-chenden Pausen, Spiel und Gassi-Gehen belohnt werden.

Als Faustregel für das Arbeitspensum eines ausgebildeten Therapiehundes hat sich ein Maximum von drei bis vier Einsätzen über einen Tag verteilt bewährt. Dabei soll-te der Hund nicht täglich zum Einsatz kommen, sondern an maximal zwei bis drei Tagen der Woche mit jeweils einem freien Tag dazwischen (siehe auch Kapitel 2.4).

Teil III

Anwendungsbeispiele

Mit dem Erwerb dieser Publikation erhalten Sie die Möglichkeit, sich die nachfolgenden 44 Anwendungsbeispiele (Teil III – Anwendungsbeispiele, S. 95-191) auch als PDF-Datei downzuloaden.
Die Datei stellen wir Ihnen in unserem Shop-System zur Verfügung. Wenn Sie Ihre Bestellung über unseren Shop getätigt haben, finden Sie die Download-Datei unter Bestellhistorie/Downloads. Erfolgt Ihre Bestellung nicht über unseren Shop, fordern Sie bitte über info@schulz-kirchner.de Ihre Zugangsdaten für unseren Shop an. Geben Sie dabei bitte Ihren Namen, Ihre Anschrift und das Stichwort „Tiergestützte Therapie/Code-Nummer 2013 AS-III" an.

8 Beschreibung therapeutischer Tätigkeiten

Mitten in einem Gewirr von Begrifflichkeiten und Definitionen fällt es der Ergotherapeutin mit und ohne Hund oftmals schwer, ihr Tun und die Wahl der therapeutischen Tätigkeiten adäquat zu beschreiben und zu vertreten. In Anlehnung an deutsch- und englischsprachige Kollegen wird im Folgenden eine überschaubare Struktur zur Wahl und Benennung des therapeutischen Vorgehens vorgestellt (Golledge, 1998a, 1998b; Hofmann, 2010; Romein, 2004). Diese hat zum Ziel, eine logische, vonseiten der möglichen Wirksamkeit, Klientenzentrierung, Motivation und der ergotherapeutischen handlungsorientierten Zweckmäßigkeit beleuchtete Aufschlüsselung von Tätigkeiten zu ermöglichen.

Im Rahmen dieses Buches werden sowohl die handlungsorientierten als auch die funktionsorientierten Möglichkeiten der Tiergestützten Therapie vorgestellt.

Nur der Klient selbst kann den subjektiven Wert, den Sinn und die Alltagstauglichkeit einer Tätigkeit erkennen und benennen. Der gelebte Alltag unterscheidet sich naturgemäß von Person zu Person. Deshalb sind auch die Betätigungen, die den individuellen Alltag prägen und einen Sinn geben, sehr unterschiedlich.

In Anlehnung an das Verständnis der Weltgesundheitorganisation von Funktionsfähigkeit und Behinderung[34] zielen diese Tätigkeiten darauf ab, die Funktionsfähigkeit der Teilnehmer unter Berücksichtigung aller Aspekte der funktionalen Gesundheit zu fördern (WHO, 2005, 2011). Funktional gesund (und somit nicht in der Funktionsfähigkeit beeinträchtigt) ist eine Person dann, wenn, vor dem Hintergrund der individuellen Kontextfaktoren (bezogen auf die Umwelt und die Person selbst), ihre Körperstrukturen und -funktionen (körperlich und mental) denen eines gesunden Menschen entsprechen. Die Person ist dazu in der Lage, die Dinge zu tun, die eine vergleichbare Person ohne Gesundheitsprobleme tun könnte, und ist somit in der Lage, ihre Lebenswelt in allen Bereichen, die ihr wichtig sind oder die für sie nötig sind, entsprechend zu gestalten (Fischer, 2007; Rentsch & Bucher, 2005; WHO, 2005, 2011).

Hilfreich für das Verständnis ist die Komponente der „Aktivitäten und Partizipation (Teilhabe)" der ICF mit einer Auflistung von Domänen, die Aufgaben, Handlungen und Lebensbereiche bezeichnen, die die Funktionsfähigkeit und somit funktionale Gesundheit einer Person widerspiegeln. Dabei gilt im Kontext von Gesundheit eine Aktivität als eine Aufgabe oder Handlung, die von einem Indivuuum durchgeführt wird und die Teilhabe (Partizipation) als das Einbezogensein in eine Lebenssituation (WHO, 2005) ermöglicht.

Diese zuerst einmal logisch erscheinende Aufschlüsselung stellt sich bei der praktischen Anwendung als eher sperrig dar. So können nach therapeutischem Verständ-

---

34 Beschrieben in der Internationalen Klassifikation der Funktionsfähigkeit, Behinderung und Gesundheit (ICF) und in der internationalen Klassifikation der Funktionsfähigkeit, Behinderung und Gesundheit bei Kindern und Jugendlichen (ICF-CY) (WHO, 2005, 2011).

nis nur wenige Kategorien ausschließlich als Aktivitäten oder Teilhabe verstanden werden. Es resultieren daraus gleiche oder überlappende Domänen sowohl für Aktivitäten als auch für Partizipation.

Im Anschluss an die unter Kapitel 8.1 aufgelisteten Tätigkeiten wird eine Übersicht über die ICF-Komponente „Aktivitäten und Partizipation (Teilhabe)" und die daraus resultierenden Domänen gegeben. Einige therapeutisch relevante Unterkategorien (oder Ebenen) werden stichpunktartig genannt, sodass der Praktiker die förderbedürftigen Bereiche seiner Klientel hier wiederfinden und diese entsprechenden Tätigkeiten zuordnen kann. Die Nennung und Beschreibung aller relevanten Ebenen ist wegen der hohen Komplexität im Rahmen dieses Buches nicht sinnvoll.

Beschreibung von Tätigkeiten im ergotherapeutischen Kontext	
Ablenkung	**Tätigkeiten, die dem Zeitvertreib und der Ablenkung dienen**
Therapeutische Wirksamkeit	■ Kein therapeutischer oder präventiver Anspruch
Klientenzentriertheit	■ Möglich
Motivation	■ Wechselnd, oftmals stark tagesformabhängig
Ergotherapeutisches Profil	■ Kein typisch ergotherapeutisches Vorgehen ersichtlich
Therapeutische Übung	**Tätigkeiten zur Beübung einzelner Basisfunktion,** oftmals bei Akutbehandlung
Therapeutische Wirksamkeit	■ Funktionssteigerung oftmals messbar ■ Übertragung auf den Alltag fraglich
Klientenzentriertheit	■ Gering
Motivation	■ Bei messbaren Erfolgen gut
Ergotherapeutisches Profil	■ Gering bei nicht gesicherter Alltagsrelevanz ■ Erkennbar bei evidenzbasierter Vorgehensweise
Therapeutische Aktivität	**Komplexere therapeutische Übungen zur Förderung vernetzte Funktionskomponenten** ■ Strukturierte Tätigkeit mit Anfang und Ende ■ Mit oder ohne Alltagsrelevanz ■ Produkt- oder prozessorientiert ■ Beispiele: Spiele, handwerkliche und gestalterische Tätigkeiten, klassische Tätigkeiten zur Förderung der Sensorischen Integration
Therapeutische Wirksamkeit	■ (Teil)erfolge messbar ■ Steigerung des Gefühls der Selbstwirksamkeit möglich ■ Übertragung auf den Alltag fraglich
Klientenzentriertheit	■ Mäßig
Motivation	■ Oftmals hoch durch Unterhaltungs- und Spaßfaktor
Ergotherapeutisches Profil	■ Gering bis mittelmäßig abhängend von der Alltagsrelevanz ■ Hoch bei evidenzbasierter Vorgehensweise

Beschreibung von Tätigkeiten im ergotherapeutischen Kontext	
Bedeutungsvolle Betätigung	■ Tätigkeiten, die für den Klienten einen besonderen Sinn und Zweck erfüllen ■ Beispiel: Vorbereitung auf den Alltag und das Erfüllen sozialer Rollen, interessengesteuerte Tätigkeiten, Explorieren von Berufs- und Freizeitmöglichkeiten ■ Kann im Lebensumfeld oder in Vorbereitung auf das Lebensumfeld stattfinden
Therapeutische Wirksamkeit	■ Hoch, erkennbar an verbesserten Kompetenzen in Vorbereitung auf den Alltag
Klientenzentriertheit	■ Hoch
Motivation	■ Hoch durch das Bestreben eigene Ziele zu erreichen
Ergotherapeutisches Profil	■ Deutlich erkennbar
Alltagstätigkeiten	**Im realen Kontext ausgeführte alltagsrelevante Tätigkeiten** ■ Tätigkeiten, die der Bewältigung des Alltags und dem Erfüllen von erwünschten und erwarteten Rollen dienen ■ Findet im Lebensumfeld des Klienten statt ■ Die Lebenswelt wird durch die Anwesenheit des Therapeuten im gelebten Alltag jedoch weiterhin verzerrt
Therapeutische Wirksamkeit	■ Hoch, erkennbar an verbesserten realen Alltagskompetenzen
Klientenzentriertheit	■ Optimal
Motivation	■ Hoch durch das Bestreben nach optimaler Selbstständigkeit
Ergotherapeutisches Profil	■ Deutlich erkennbar

8.1   44 Beispiele für die Tiergestützte Therapie

Im Rahmen dieses Buches werden 44 sowohl handlungsorientierte als auch funktionsorientierte Beispiele der Tiergestützten Therapie vorgestellt. Dabei werden „therapeutische Übungen" und „therapeutische Aktivitäten" der Funktionsorientierung zugeordnet und die „bedeutungsvolle Betätigung" und „Alltagstätigkeiten" als handlungsorientierte Betätigung verstanden.

Die möglichen Ebenen der Betätigung für die dargestellten Tätigkeiten sind farbig markiert:

weiß = kaum geeignet

hellorange = bedingt geeignet

dunkelorange = gut geeignet

Naturgemäß gibt es hierbei Überschneidungen, bzw. dieselbe Tätigkeit kann für den einen Klienten eine therapeutische Übung sein und für den anderen, beispielsweise weil er ein eigenes Haustier besitzt oder die Anschaffung eines Behindertenbegleithundes anstrebt, eine hohe Alltagsrelevanz aufweisen.

Obwohl kein Anspruch auf Vollständigkeit besteht, soll die hier vorgestellte Ideensammlung ein erster Schritt in Richtung einer flexiblen und kreativen Betätigungsauswahl sein. Individuelle Vorstellungen des Klienten, vorgegebene Rahmenbedingungen, die Ausbildung des Tieres, die persönlichen Fähigkeiten und therapeutischen und methodischen Fertigkeiten der Therapeutin lassen eine Vielzahl von Adaptionen zu. Diese sind im hohen Maße wünschenswert und könnten zukünftig zu einem fruchtbaren Austausch von Behandlungsideen unter den tiergestützt arbeitenden Ergotherapeuten führen.

Am Beispiel der ersten beiden Tätigkeiten wird demonstriert, in welchem Detail die therapeutische Betätigung mit Hund geplant und durchdacht werden kann und soll. Jede Therapeutin stellt sich im Laufe der Zeit ein individuelles Repertoire an Aktivitäten zusammen, die in Art, Anforderung und räumlichen Voraussetzungen ihrer Klientel und ihrem Arbeiten entspricht. Für manche Tätigkeiten benötigt man vorbereitetes Material, bei anderen kann man auf käuflich Erworbenes zurückgreifen. Ziel der therapeutischen Intervention ist es, den Hundeeinsatz mindestens als therapeutische Übung entsprechend der Ziele des Klienten, besser jedoch als bedeutungsvolle Betätigung mit höchstmöglicher Alltagsrelevanz zu planen und durchzuführen.

Die Aufschlüsselung der unten exemplarisch dargestellten beiden Tätigkeiten (1 und 2) beinhaltet neben der Beschreibung der Tätigkeit und den benötigten Materialien auch Variationsmöglichkeiten und Vorsichtmaßnahmen. Da man sich als Therapeutin im Vorfeld über die Anforderungen an den Hund im Klaren sein muss, sind auch diese hier kurz erwähnt. Für die Planung geeigneter therapeutischer Interventionen ist es des Weiteren sinnvoll, die Betätigungsebenen, die möglichen Sozialformen, das Setting und die angestrebten Förderziele (in Anlehnung an die ICF) im Blick zu haben.

Beispiele der Tiergestützten Therapie:

1

Apportier-, Bring- und Versteckspiele

Der Hund bringt geworfene, gerollte oder versteckte Gegenstände auf Kommando zurück

Diese Tätigkeit eignet sich besonders gut für den Einstieg eines Klienten in die tiergestützte Arbeit. Sie ist vielseitig, hat einen hohen Spaßfaktor, während gleichzeitig der direkte Kontakt zum Hund relativ gering gehalten werden kann, aber nicht muss. Der Klient hat die Möglichkeit zu erkennen, was der Hund alles kann, wie hoch das Aktivitätsniveau des Hundes einzuschätzen ist (träge oder eher ungestüm) und wie der Umgang des Therapeuten mit dem Hund ist (Stimme, Tonlage, Körpersprache).

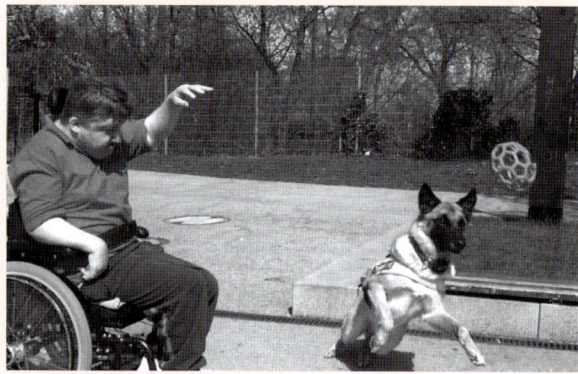

Wurfspiele

Foto A. Junkers

Planung, Ausführung und Anpassung der Tätigkeit

Materialien

käuflich

- Ball, Apportierholz, Gummiring, Luftballon
- Futterdummy mit Klett- oder Reißverschluss,
- Würfel mit Einstecktaschen,
- Hula-Hoop-Ring als Ziel, Seil als Linie,
- Leckerlis

aus Eigenherstellung oder der Natur

- Äste,
- Futterdummy selbst herstellen
- Leckerlis selbst backen, schneiden, abfüllen

Ablauf

Vorbereitung: Benötigtes Material bereitlegen, Klient kann Gegenstand/Gegenstände (beispielsweise Ball oder Seil) berühren, manipulieren, benennen und beschreiben.

Tätigkeit planen, indem die Anforderungen an die Fähigkeiten, Fertigkeiten und Ziele des Klienten angepasst werden:
Art: werfen, rollen oder verstecken?
Wurftechnik: einhändig, beidhändig, über Kopf, von unten, einmal prellen?
Richtung und Abstand: wohin, wie weit (in den Ring, hinter die Linie, nach rechts/links, in Richtung Tür/Fenster)
Versteck: wo, wie weit, in/außer Sicht, am Boden/auf Kopfhöhe des Hundes (siehe Vorsichtsmaßnahmen!)

Tätigkeit ausführen: Hund in Wartestellung positionieren, Gegenstand werfen/verstecken, Such-/Bringsignal geben, Hund bringt das Erwünschte, Gegenstand entgegennehmen, Hund loben und belohnen

Abschluss: Reflexion und Verabschiedung

Variationsmöglichkeiten

Planung: Die Art des Transports des Gegenstandes oder der Fortbewegung sowie die Art des Verstecks kann mithilfe von Karten[35] oder Würfeln mit Einstecktaschen variiert werden.

Beispiele: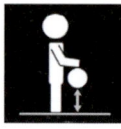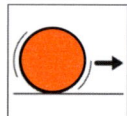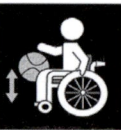

Senioren:
- Luftballon vom Hund mit der Nase zum Klienten schieben lassen (geringeres Tempo)
- Bekannte Alltagsgegenstände/Gegenstände aus dem Alltag vom Hund in einem Körbchen bringen lassen (Gegenstände benennen, pantomimisch darstellen, was man damit macht, Berufe nennen, die diesen Gegenstand verwenden, Reimwörter finden, passende Redensarten und Lieder finden, aus der Vergangenheit erzählen)

Förderspiele: Hund bringt Karte mit Vorlage/Frage/Aufgabe im Körbchen zum Klienten.

Positionswechsel und Feinmotorik:
- Futterdummy mit unterschiedlichen Verschlüssen wählen
- Nachdem ein Klient den Gegenstand versteckt hat, wechseln alle im Kreis ihren Sitzplatz um einen Stuhl nach links/rechts.

Vorsichtsmaßnahmen

- Gegenstände: Ungiftig (Vorsicht bei Plastik, Plüschtieren und lackiertem Holz), unzerbrechlich und „unzerkaubar"
- Die Wahl des Verstecks: Verletzungsgefahr bei „Männchen-Machen" auf glatten Böden, Springen oder Klettern, Vermeidung von instabilen Hindernissen/Möbeln

Was der Hund können sollte

Grundgehorsam ohne Leine („Sitz", „Platz", „Bleib/Warte", „Bring", „Such", „Aus")
Lenkbarkeit, d.h. der Hund muss einen Gegenstand zu einer vom Hundehalter angezeigten Person bringen
Apportieren, z.B. Körbchen oder Gegenstände
Leckerli vorsichtig entgegennehmen

35 www.pictoselector.eu

Betätigungsebenen, Sozialformen, Setting, Klientel und mögliche Förderziele in Anlehnung an die ICF

Betätigungsebene[36]

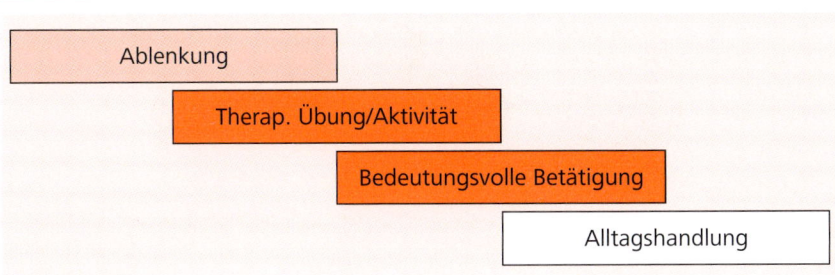

Sozialform	Setting	Klientel
☑ Einzel	☐ Bett	☑ Kinder
☑ Partner	☑ Innen	☑ Erwachsene
☑ Gruppe	☑ Außen	☑ Senioren
	☐ Stadt	

Mögliche Förderziele

Partizipation/Alltag

Freizeit/ Erholung/ Spiel/Soziale Partizipation	■ Freizeittätigkeit anbahnen/ermöglichen: Boule, Kegeln, Bowling oder Minigolf ■ Sozialer Austausch in Kleingruppe (bei Partnerarbeit) ■ Sozialen Austausch in Gruppen ■ Erschöpfung, Ermüdung, Nervosität beim Gegenüber (Hund) erkennen lernen
Lebens- praktischer Bereich	■ Selbstbestimmte aktive Teilnahme ■ Selbstständigkeit ■ Gegenstände tragen/bewegen/handhaben
Bereich Lernen, Bildung und Arbeit	■ Zuhören ■ Gesprochene Aufträge verstehen ■ Einfache bis komplexe Aufgaben übernehmen ■ Mehrfachaufgaben übernehmen ■ Aneignen von Fertigkeiten (Zielen, Werfen)

---

36 Die Einordnung der Tätigkeit ist vom individuellen Störungsbild, den Interessen, aktuellen Lebensumständen und Anforderungen des Alltags abhängig. Die hier vorgenommene Staffelung deutet nur die möglichen Betätigungsebenen der Tätigkeit an.

Körperstrukturen und -funktionen

| Motorik und Sensorik | **Stärkung:**
■ Kraft, Ausdauer, Gleichgewicht, Herz-Kreislauf-System, Atmung
Allgemeine Beweglichkeit:
■ Körperposition beibehalten und verändern
■ Gelenkstabilität und -beweglichkeit
■ Aufrichten, Bücken, Strecken, Aufstehen, Hinsetzen, Gehen, Laufen, Rennen
Oberkörpermobilisierung:
■ Hand- und Armgebrauch, Bewegungsumfang, Kraft, Ausdauer
Handmotorik:
■ Greifen, Werfen, Festhalten, Loslassen, feinmotorische Koordination und Geschicklichkeit, Kraftdosierung
Auge-Hand-Motorik:
■ Zielen, Gegenstände entgegennehmen, gezielt kleine Gegenstände (Leckerlis) heraussuchen und in die Hand nehmen
Wahrnehmungsfunktionen (wahrnehmen – differenzieren – erkennen):
■ Auditiv, visuell, taktil, räumlich-visuell (Raumwahrnehmung, räumliche Beziehung, Distanzabschätzung, visuell-räumliche Exploration, visuelle Bewegungswahrnehmung) taktil-kinästhetische Wahrnehmung (Wahrnehmung der Körper(teil)position über Bewegung und Kontakt, Haptik) |
| Kognition und Praxie | ■ Aufmerksam sein
■ Nachahmen
■ Gedächtnis: Arbeitsgedächtnis, Langzeitgedächtnis, prozedurales Gedächtnis (ermöglicht das Erlernen von motorischen Fertigkeiten), Abrufen von Gedächtnisinhalten
■ Entscheiden und Planen
■ Konzentration
■ Eigene Ideen entwickeln
■ Kognitive Aufgaben übernehmen |

Psychosoziale Fähigkeiten	■ Elementare Interaktion
	■ Soziale Interaktion
	■ Konversation betreiben
	■ Mensch-Tier-Interaktion
	■ Umgang mit Erwartungen und Enttäuschungen
	■ Selbstvertrauen im sozialen Miteinander
	■ Hund (und andere) loben
	■ Allgemeine Gruppenfähigkeit
	■ Umgang mit Lob und Kritik
	■ Eigene Meinung kundtun
Kommuni-kation	■ Verbale und nonverbale Interaktion mit Teilnehmern und Hund
	■ Sprachverständnis/gesprochene Mitteilungen verstehen
	■ Sprachliches Ausdrucksvermögen
	■ Mitspieler und Hund beim Namen nennen
	■ Gegenstände benennen
	■ Signale für den Hund merken und adäquat anwenden
	■ Lautstärke
	■ Stimmmodulation

2

Hürden und Reifen

Der Hund springt über Hindernisse oder durch Ringe

Diese Tätigkeit eignet sich gut als Einstieg in die Tiergestützte Therapie oder als Abwechslung zwischen Tätigkeiten, bei denen der Hund sich möglicherweise nicht frei bewegen kann. Der direkte Kontakt zum Hund ist relativ gering.

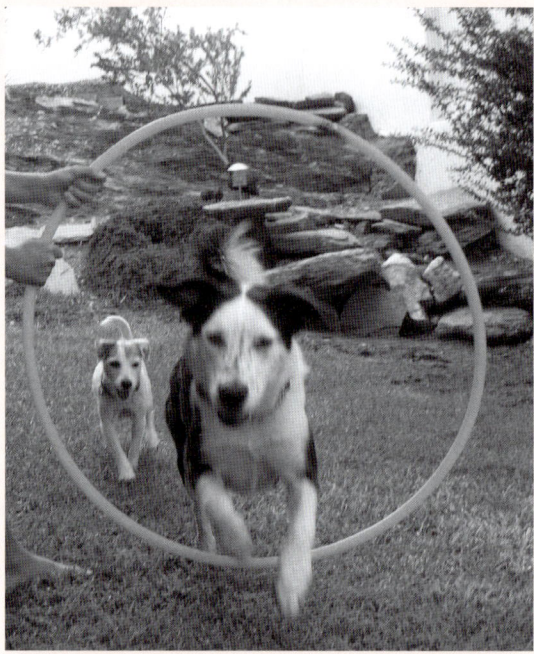

... und hopp

Foto: A. Junkers

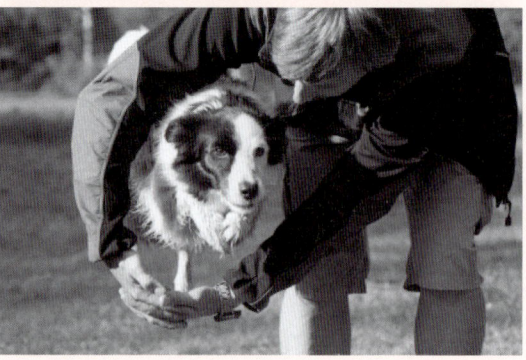

... oder eine andere Variante

©istockphoto.com/
happy border

Planung, Ausführung und Anpassung der Tätigkeit

Materialien

käuflich

- Hula-Hoop-Ring
- Stangen, Rundhölzer oder Seile
- Pylonen mit Einschub oder Löchern für Ringe oder Stangen
- Besenstiel

aus Eigenherstellung oder der Natur

- Umgefallene Baumstämme, Äste, Stühle

Ablauf

Vorbereitung: Hindernisse/Ringe präsentieren und besprechen, was man wie damit machen kann

Tätigkeit planen: Art und Anzahl der Hindernisse, Stabilisierung der Hindernisse, wer hält das Seil oder den Ring, Sprunghöhe, Abstand zwischen den Hindernissen, Reihenfolge der Teilnehmer

Tätigkeit ausführen: Hund in Wartestellung positionieren, eine Person stellt sich hinter das Hindernis und ruft den Hund zu sich, Hund loben und belohnen.
Übung von der anderen Seite mit veränderter Höhe oder Anzahl an Hindernissen wiederholen, andere Personen halten den Ring.

Abschluss: Reflexion und Verabschiedung

Variationsmöglichkeiten

- Die Art der Hindernisse, Höhe und Anzahl ist variierbar.
- Die Klienten können die Hindernisse selbst übersteigen/-springen, um dem Hund zu „zeigen", was er machen soll.
- Hürdenplan auf Papier oder in Miniatur mit kleinen Plastikfiguren darstellen, der Klient überträgt den Plan auf das echte Setting.
- Bei einem Spaziergang im Wald alles erkennen und nutzen, was zum Überspringen geeignet ist.
- Die Klienten können den Hund durch die Arme springen lassen.

Vorsichtsmaßnahmen

Bodenbeschaffenheit: Glatte Böden bergen ein großes Verletzungsrisiko für den Hund.

Höhe der Hindernisse: Sollte der Größe des Hundes angepasst sein, an zu hohen Hürden kann der Hund sich verletzen, das Nichtgelingen der Aufgabe ist für Mensch und Hund demotivierend.

Stabilität: Vorsicht bei instabilen Hindernissen

Abstand: Die Hindernisse müssen mindestens drei Hundlängen voneinander entfernt stehen. Bei hohem Tempo müssen die Abstände größer sein als bei geringerem Lauftempo.

Was der Hund können sollte

Grundgehorsam ohne Leine („Sitz", „Platz", „Bleib/Warte", „Hopp")
Leckerli vorsichtig entgegennehmen

Betätigungsebenen, Sozialformen, Setting, Klientel und mögliche Förderziele in Anlehnung an die ICF

Betätigungsebene

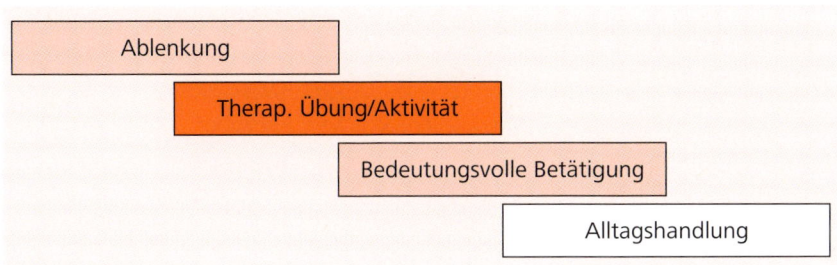

| Ablenkung |
| Therap. Übung/Aktivität |
| Bedeutungsvolle Betätigung |
| Alltagshandlung |

Sozialform	Setting	Klientel
☑ Einzel	☐ Bett	☑ Kinder
☑ Partner	☑ Innen	☑ Erwachsene
☑ Gruppe	☑ Außen	☑ Senioren
	☐ Stadt	

Mögliche Förderziele

Partizipation/Alltag

Freizeit/ Erholung/ Spiel/Soziale Partizipation	▪ Sozialer Austausch in Kleingruppe (bei Partnerarbeit) ▪ Sozialer Austausch in Gruppen
Lebens- praktischer Bereich	▪ Selbstbestimmte aktive Teilnahme ▪ Selbstständigkeit ▪ Handhabung von Verantwortung (Hürdenhöhe und -abstand) ▪ Fortbewegung mit/ohne Hilfsmittel/Ausrüstung ▪ Fortbewegung in verschiedenen Umgebungen und bei unterschiedlichen Bodenbeschaffenheiten ▪ Gegenstände tragen/bewegen/handhaben
Bereich Ler- nen, Bildung und Arbeit	▪ Zuhören ▪ Gesprochene Aufträge verstehen ▪ Einfache bis komplexe Aufgaben übernehmen ▪ Mehrfachaufgaben übernehmen

Körperstrukturen und -funktionen

Motorik und Sensorik	**Stärkung:** ■ Kraft, Ausdauer, Gleichgewicht, Herz-Kreislauf-System, Atmung **Allgemeine Beweglichkeit:** ■ Körperposition beibehalten und verändern ■ Gelenkstabilität und -beweglichkeit ■ Aufrichten, Bücken, Strecken, Aufstehen, Hinsetzen, Gehen, Laufen, Rennen **Oberkörpermobilisierung:** ■ Hand- und Armgebrauch, Bewegungsumfang, Kraft, Ausdauer **Handmotorik:** ■ Greifen, Festhalten, Loslassen, feinmotorische Koordination und Geschicklichkeit, Kraftdosierung **Wahrnehmungsfunktionen (wahrnehmen – differenzieren – erkennen):** ■ visuell, taktil, propriozeptiv, räumlich-visuell (Raumwahrnehmung, räumliche Beziehung, Distanzabschätzung, visuell-räumliche Exploration, visuelle Bewegungswahrnehmung)
Kognition und Praxie	■ Aufmerksam sein ■ Nachahmen ■ Gedächtnis: Arbeitsgedächtnis, Langzeitgedächtnis, Abrufen von Gedächtnisinhalten ■ Entscheiden und Planen ■ Konzentration ■ Eigene Ideen entwickeln ■ Komplexe kognitive Aufgabe übernehmen ■ Mehrfachaufgaben übernehmen
Psychosoziale Fähigkeiten	■ Elementare Interaktion ■ Soziale Interaktion ■ Konversation betreiben ■ Mensch-Tier-Interaktion ■ Umgang mit Erwartungen und Enttäuschungen ■ Selbstvertrauen im sozialen Miteinander ■ Hund (und andere) loben ■ Allgemeine Gruppenfähigkeit ■ Umgang mit Lob und Kritik

Kommuni-kation	■ Verbale und nonverbale Interaktion mit Teilnehmern und Hund
	■ Sprachliches Ausdrucksvermögen/gesprochene Mitteilungen verstehen
	■ Mitspieler und Hund beim Namen nennen
	■ Tätigkeiten und Gegenstände benennen
	■ Signale für den Hund merken und adäquat anwenden
	■ Lautstärke

Die folgenden Tätigkeiten werden in weniger Details beschrieben, da jeder Ergotherapeut aufgrund seiner Ausbildung ein sehr gutes Verständnis der betätigungsorientierten Fördermöglichkeiten besitzt. Um die praktische Anwendbarkeit dieser Ideensammlung zu erhöhen, werden jedoch weiterhin Betätigungsebene, Sozialformen, Setting und Klientel im Anschluss an die Beschreibung genannt.

3

Kriechspiele

Der Hund kriecht durch einen Tunnel oder unter Bänken und Stühlen durch

Diese Tätigkeit ist besonders sinnvoll bei Klienten, die gut im planerischen Denken sind oder therapeutisch darin angeleitet werden sollen. Ohne triftigen Grund geht kaum ein Hund durch einen Tunnel. Fragestellungen zur Sicherheit (der Tunnel darf nicht rollen), Abmessung (wie viel Platz braucht der Hund) und Motivation müssen im Vorfeld bearbeitet werden. Keine Tätigkeit für „Anfänger".

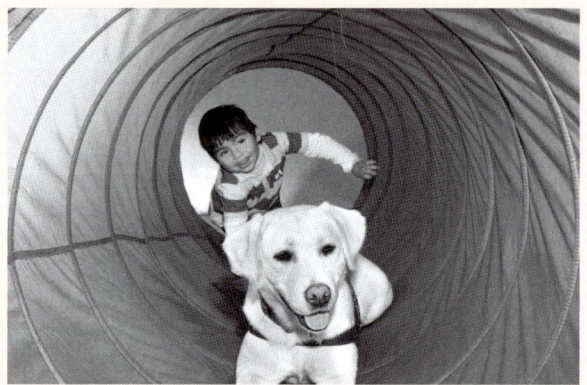

Kriechspiele

©istockphoto.com/
tifonimages

Planung, Ausführung und Anpassung der Tätigkeit

Materialien

käuflich

- Tunnel (z.B. aus dem Agility-Bedarf)
- Stühle oder Bänke

aus Eigenherstellung oder der Natur

- Umgefallene Bäume

Ablauf

Hindernisse zum Hindurchkriechen werden aufgestellt und gesichert (damit sie sich nicht verschieben oder wegrollen können). Eine Person steht mit dem Hund vor dem Tunnel und eine weitere steht am anderen Ende des Tunnels und lockt den Hund mit einem Leckerli. Im weiteren Verlauf geht der Hund auf ein Signal hin von sich aus durch den Tunnel.

Variationsmöglichkeiten

- Der Klient demonstriert dem Hund, wie man hindurch kriecht (für Kinder geeignet).
- Kriechspiele können sehr gut mit Hürdenspielen in einem Parcours kombiniert werden.
- Ein Parcours kann in Miniatur geplant sein (Tunnel beispielsweise wird durch eine Toilettenpapierrolle, die Hürden mit Schaschlikstäben und Legosteinen dargestellt). Die Abstände zwischen den Hindernissen werden vom Klienten auf das reale Setting „umgerechnet".

Vorsichtsmaßnahmen

- Tunnel, Bank oder Stuhl müssen fixiert sein.
- Der Hund muss ausreichend Platz haben, damit er sich nicht anstößt oder verletzt.

Was der Hund können sollte

- Grundgehorsam ohne Leine („Sitz", „Warte", „Tunneldurch", „Langsam")
- Leckerli vorsichtig entgegenehmen

Betätigungsebene

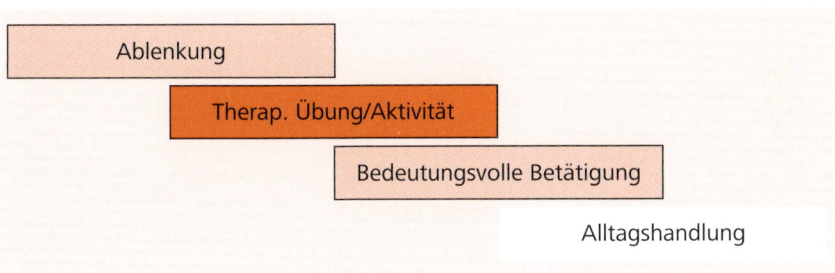

Sozialform	Setting	Klientel
☑ Einzel	☐ Bett	☑ Kinder
☑ Partner	☑ Innen	☑ Erwachsene
☑ Gruppe	☑ Außen	☑ Senioren
	☑ Stadt	

4

Leckerlibäckerei (Rezepte siehe Anhang C)

Der Klient bereitet Leckerlis für die Hundesitzungen selbst vor

Diese Tätigkeit eignet sich für Klienten, bei denen eine erhöhte Selbstständigkeit im lebenspraktischen Bereich angestrebt wird. Planung der Tätigkeit, Beschaffung der benötigten Materialien (Einkaufsliste erstellen, Einkaufen gehen) sowie Ausführung können vielfältig angepasst werden. Das weiterführende Ziel ist die selbstbestimmte Vorbereitung von Mahlzeiten.

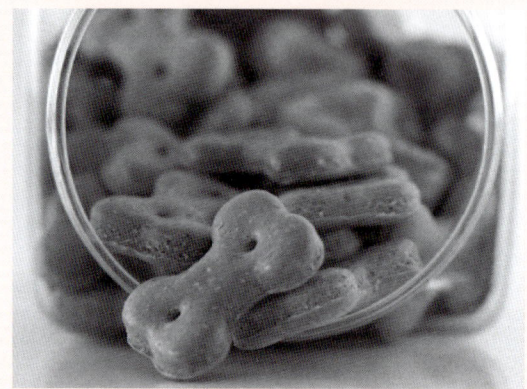

©istockphoto.com/
sasimoto

Selbst-
gebackenes

Planung, Ausführung und Anpassung der Tätigkeit

Materialien

käuflich

- Backbuch für Hunde
- Ingredienzien entsprechend des Rezeptes
- Kleine Tütchen/Dosen zum Verpacken
- Verschlüsse für die Tüten
- Aufkleber zum Beschriften

aus Eigenherstellung oder der Natur

- Wildkräuter

Ablauf

Die Tätigkeit kann sich, abhängig vom Grad der Selbstständigkeit, der gefördert werden soll, über mehrere Sitzungen hinziehen. Nach der Beschaffung der benötigten Materialien wird der Teig entsprechend vorbereitet und die Kekse gebacken. Nach dem Auskühlen und Trocknen können sie in entsprechende Döschen oder Tütchen verpackt werden.

Variationsmöglichkeiten

■ Art, Menge, Verzierung

Vorsichtsmaßnahmen

■ Verbrennungen und Verletzungen mit scharfen Gegenständen vorbeugen
■ Vorsichtsmaßnahmen bezüglich der verwendeten Küchengeräte beachten

Was der Hund können sollte

■ Passive Teilnahme (Teampause)

Betätigungsebene

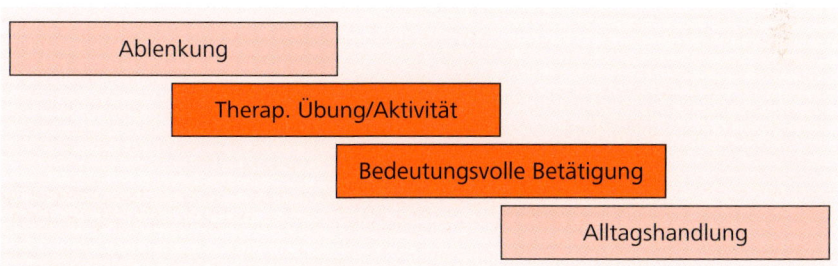

Sozialform	Setting	Klientel
☑ Einzel	☐ Bett	☑ Kinder
☑ Partner	☑ Innen	☑ Erwachsene
☑ Gruppe	☐ Außen	☑ Senioren
	☐ Stadt	

5

Schönheitssalon

Körperpflege für den Hund

Diese Tätigkeit eignet sich zum Einstieg in die Sitzung. Dem Klienten kann die Wichtigkeit von täglichen Routinen und der eigenen Hygiene und Körperpflege demonstriert werden. Für Personen, die sich beispielsweise mit dem liebevollen Streicheln schwer tun oder beim Streicheln dazu neigen, die Hand ruckartig wegzuziehen, ist ein betätigungsorientierter Körperkontakt nach der behutsamen Einweisung ein erster bedeutender Schritt, angemessenen Körperkontakt zuzulassen.

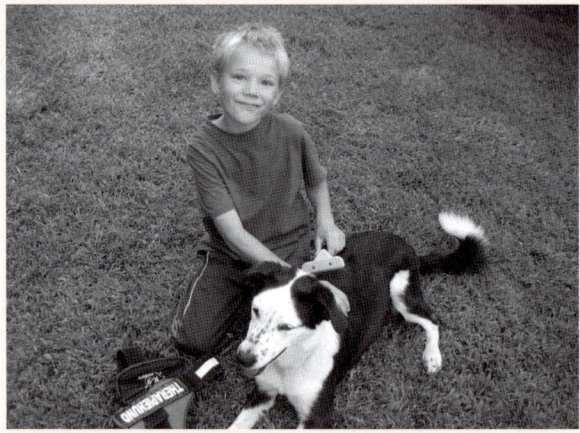

Schönheits-
pflege

Foto: A. Junkers

Planung, Ausführung und Anpassung der Tätigkeit

Materialien

käuflich

- Hundebürsten
- Striegel
- Kombiprodukte aus Bürste und Massagegerät
- Weiche Tücher/Wattepads zum Ohrenreinigen

aus Eigenherstellung oder der Natur

- Keine

Ablauf

Der Klient wird über die täglichen Körperpflegebedürfnisse des Hundes aufgeklärt. Unterschiedliche, dafür verwendbare Materialien werden bereitgestellt und der Einsatz am Hund demonstriert. Der Klient bekommt eine klar umrissene Aufgabe (beispielsweise den Hund von Nacken bis zur Rute zu bürsten), besonders zu Beginn sollte der Hund sich dafür in einer liegenden Position befinden.

Variationsmöglichkeiten

- Verschiedene Pflegeschritte werden nacheinander vorgenommen.
- Der Hund nimmt unterschiedliche Körperpositionen ein.
- Der Hund kann auch einmal gebadet werden.

Vorsichtsmaßnahmen

- Verletzungsrisiko beim Ohrenputzen
- „Kratzige" Metallbürsten vermeiden
- Bürsten am Bauch und im Genitalbereich vermeiden

Was der Hund können sollte

- Er sollte sich in unterschiedlichen Körperpositionen den nahen Körperkontakt ruhig und gelassen gefallen lassen.

Betätigungsebene

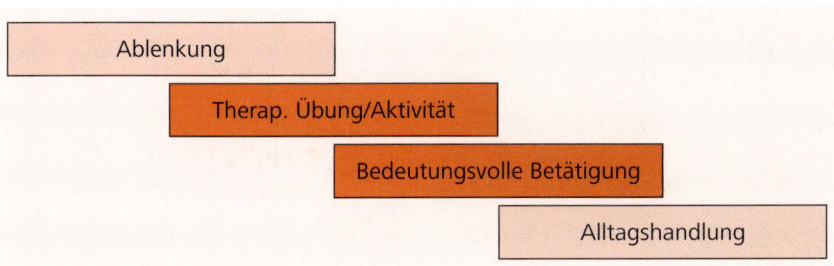

Sozialform	Setting	Klientel
☑ Einzel	☐ Bett	☑ Kinder
☑ Partner	☑ Innen	☑ Erwachsene
☐ Gruppe	☐ Außen	☑ Senioren
	☐ Stadt	

6 Kuschelsequenz

Streicheln, Kuscheln und Schmusen: Anfassen und Kennenlernen

Im Anschluss an den „Schönheitssalon" oder während der „Lesestunde" und anderen ruhigen Tätigkeiten bietet sich eine „Kuschelsequenz" an. Nur ein paar Minuten Streicheln senken den Blutdruck und reduzieren Gefühle der Angst und Unsicherheit. Allerdings müssen viele Personen erst einmal in ein angemessenes Kuschelverhalten eingewiesen werden: wo, wie lange, wie fest? Der Klient lernt bei dieser Tätigkeit, auf die Befindlichkeiten des Hundes zu achten, da der Körperkontakt auch vonseiten des Hundes freiwillig geschehen muss. Wichtige psychosoziale Kompetenzen und Kommunikationsfertigkeiten können so angebahnt und gefördert werden.

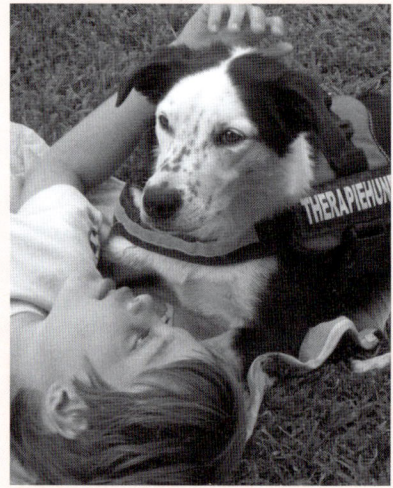

Stille Momente

Foto: A. Junkers

Planung, Ausführung und Anpassung der Tätigkeit

Materialien

käuflich

- Teppich oder weiches Polster

aus Eigenherstellung oder der Natur

- Keine

Ablauf

Der Klient positioniert sich bequem und entspannt auf dem Teppich oder Polster. Der Hund kommt auf Zuruf dazu und beide lassen sich auf ein gegenseitiges Kuscheln ein.

Variationsmöglichkeiten

- Das Streicheln kann im Vorfeld an einem Plüschhund – am besten etwa in der Größe des „echten" Hundes – geübt werden. Anfänglich reicht beiden Seiten (Klient und Hund) das Streicheln schon als Nähe aus, da sich eine Beziehung, die solche Nähe zulässt, erst einmal entwickeln muss.
- Das „wo?", „wie lange?", „wie fest?" kann als Einstieg in ein Gespräch über angemessenen Körperkontakt zu anderen Personen im Umfeld gewählt werden. Wie unterscheidet sich die gewünschte Nähe von Person zu Person (beispielsweise Mutter und Lehrerin).

Vorsichtsmaßnahmen

- Empfindliche Körperstellen müssen gemieden werden.
- Der Körperkontakt darf nicht erzwungen werden.
- Die „Kuschelsequenz" darf nicht auf der Rückzugsdecke des Hundes stattfinden.
- Der Hund darf nicht umarmt oder festgehalten werden.

Was der Hund können sollte

- Körperkontakt ruhig und gelassen zulassen können

Betätigungsebene

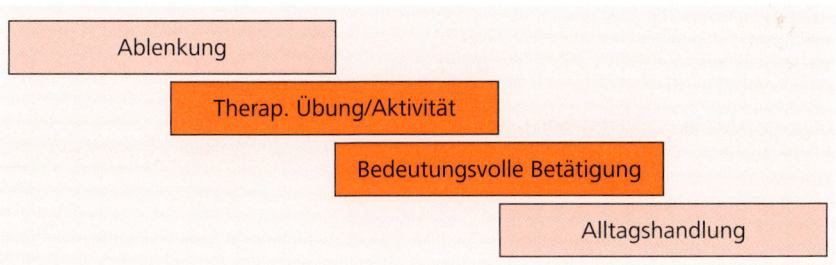

Sozialform

- ☑ Einzel
- ☐ Partner
- ☐ Gruppe

Setting

- ☑ Bett
- ☑ Innen
- ☐ Außen
- ☐ Stadt

Klientel

- ☑ Kinder
- ☑ Erwachsene
- ☑ Senioren

7

Bingo

Konzentrationsspiel zu einem Hundethema

Diese Tätigkeit ist sehr flexibel und kann gut zu Beginn der Sitzung als „Rückschau" auf die vorangegangene Sitzung erfolgen. Auch Lerninhalte können gut wiederholt werden, bei denen der Hund dann als Belohnung ins Spiel kommt. Allerdings sollte der Therapeut im Vorfeld einige Vorbereitungen getroffen haben – man kann Bingo nicht einfach so „aus dem Ärmel schütteln".

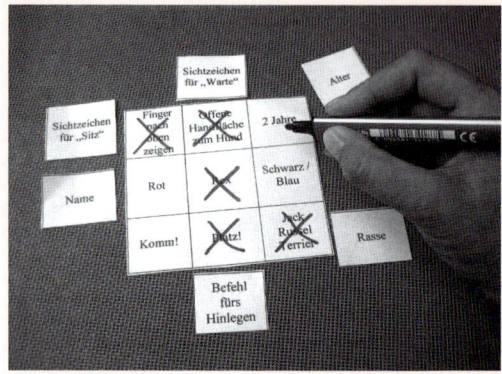

Foto: A. Junkers

Wer hat zuerst sein Spielbrettchen voll

Planung, Ausführung und Anpassung der Tätigkeit

Materialien

käuflich

■ Keine

aus Eigenherstellung oder der Natur

■ „Spielbrettchen" und entsprechende Kärtchen

Ablauf

Es sollten 2-4 Spieler und ein Spielleiter teilnehmen. Der Spielleiter hat Kärtchen mit Fragen darauf, jeder der Spieler ein Spielbrett mit verschiedenen Antworten. Der Spielleiter liest vor, was auf seinem Kärtchen steht. Die Spieler rufen die passende Antwort (von ihrem Spielbrett), wenn sie glauben, dass sie zu der Frage des Spielleiters passt. Frage und Antwort werden nochmals laut vorgelesen, bevor der Spieler das Kärtchen erhält und auf sein Spielbrett legt. Wer zuerst seinen Spielplan voll hat, ruft „Bingo".

Variationsmöglichkeiten

- Es kann auch mit nur einem Spieler gespielt werden (macht aber nicht so viel Spaß).

Vorsichtsmaßnahmen

- Scharfkantige Kärtchen vermeiden
- Zu schwere Fragen vermeiden

Was der Hund können sollte

- Passive Teilnahme (Teampause)

Betätigungsebene

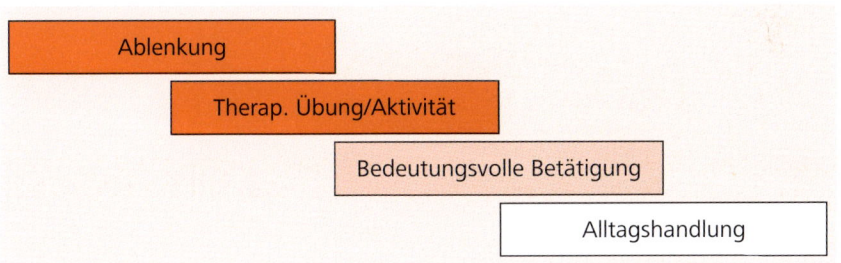

Sozialform	Setting	Klientel
☐ Einzel	☑ Bett	☑ Kinder
☑ Partner	☑ Innen	☑ Erwachsene
☑ Gruppe	☐ Außen	☑ Senioren
	☐ Stadt	

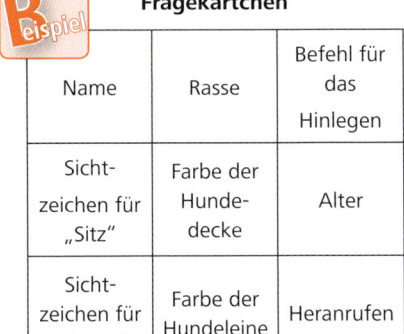

Fragekärtchen			Antworten (Spielbrett)		
Name	Rasse	Befehl für das Hinlegen	Finger nach oben zeigen	Offene Handfläche zum Hund	2 Jahre
Sicht-zeichen für „Sitz"	Farbe der Hunde-decke	Alter	Rot	Rex	Schwarz/ Blau
Sicht-zeichen für „Warte"	Farbe der Hundeleine	Heranrufen	„Komm!"	„Platz"	Jack Russel Terrier

117

8

Seifenblasen fangen

Der Hund versucht, Erdnussbutter-Seifenblasen zu fangen

Diese Tätigkeit eignet sich als Vorbereitung auf Sprechtraining, einer angemessenen Lautstärke und adäquaten Stimmmodulation für den Umgang mit dem Hund. Besonders Personen, die zu leise oder sehr abgehackt sprechen, kann diese Tätigkeit helfen. Außerdem hat sie einen hohen Spaßfaktor und kann auch als „Belohnung" für Hund und Mensch eingesetzt werden

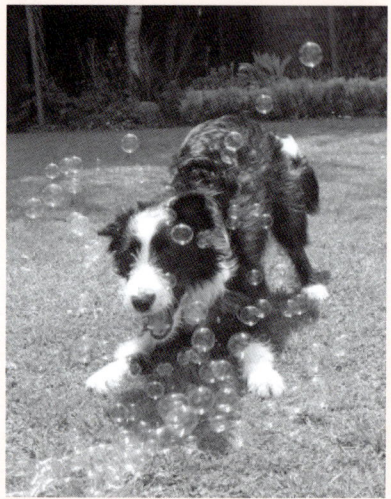

Das macht Spaß

istockphoto.com /
Chris Bamber

Planung, Ausführung und Anpassung der Tätigkeit

Materialien

käuflich

- Seifenblasen mit Erdnussge-
  schmack, z.B. „Crazy Dog Catch-
  A-Bubble" (keine klassischen
  Seifenblasenlösungen verwenden)

aus Eigenherstellung oder der Natur

- Keine

Ablauf

Die auf die gängige Art und Weise durch Pusten produzierten Seifenblasen werden vom Hund spielerisch gefangen.

Variationsmöglichkeiten

- Normale Seifenblasen zum Üben ohne Hund verwenden, da die Erdnuss-Seifenblasen sehr teuer sind.
- Eine Mindestanzahl an Seifenblasen sollten produziert sein, bevor der Hund sie fängt.

Vorsichtsmaßnahmen

- Echte Seifenblasen aus dem Spielwarenbedarf schaden dem Hund!
- Glatte Böden bergen ein Verletzungsrisiko für den Hund.
- Manche Hunde reagieren übermotiviert und unkontrollierbar

Was der Hund können sollte

- Seifenblasen auf ein Signal hin fangen („Catch")

Betätigungsebene

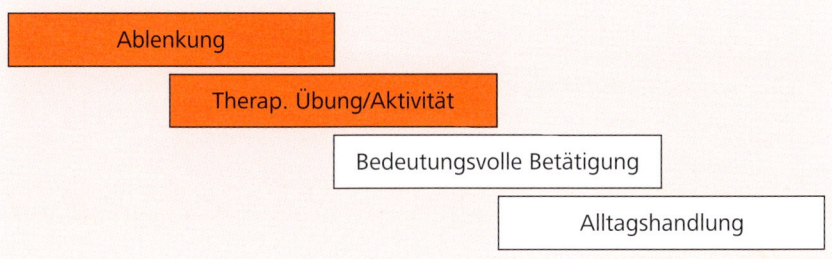

Sozialform	Setting	Klientel
☑ Einzel	☐ Bett	☑ Kinder
☑ Partner	☑ Innen	☑ Erwachsene
☐ Gruppe	☑ Außen	☑ Senioren
	☐ Stadt	

9

Tast-Kim

Alltagsgegenstände des Hundes sollen ertastet werden

Hierbei geht es um das Ertasten und Benennen dieser Gegenstände. Es können auch gezielt Gegenstände auf Karten dargestellt oder vom Therapeuten genannt werden, die erfühlt werden sollen (beispielsweise Dosenöffner oder Zeckenzange).

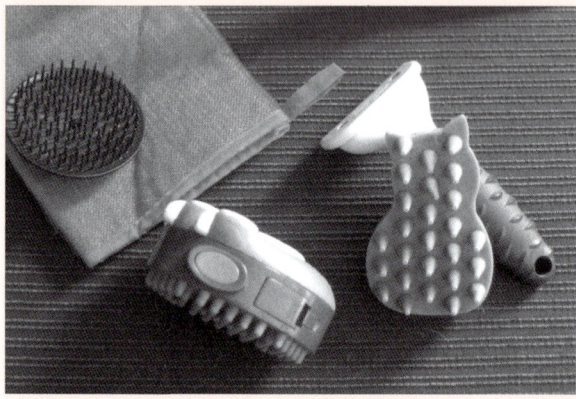

Alltagsgegenstände ertasten

Foto: A. Junkers

Planung, Ausführung und Anpassung der Tätigkeit

Materialien

käuflich

- Materialien und Gegenstände aus dem täglichen Leben des Hundes
- Beutel

aus Eigenherstellung oder der Natur

- Kärtchen mit gemalten oder geschriebenen Begriffen
- „Fühlkiste"
- Beutel

Ablauf

Der Klient bekommt einen Beutel mit Alltagsgegenständen vorgelegt oder er greift durch zwei vorbereitete Öffnungen in eine Kiste mit Gegenständen. Sobald er einen Gegenstand erkannt hat, benennt er ihn oder zeigt auf das richtige Kärtchen.

Variationsmöglichkeiten

- Die Kärtchen können mit „menschlichen Alltagsgegenständen" bedruckt sein und der Klient bekommt die Aufgabe, das entsprechende Hundeutensil zu finden (Teller-Napf; Kamm-Striegel).
- Alle Gegenstände können ertastet (maximal 6) und erst im Anschluss nacheinander benannt oder aufgeschrieben werden.
- Die Gegenstände werden in einzelnen Säckchen verpackt und sollen durch die Säckchen hindurch ertastet werden.

Vorsichtsmaßnahmen

- Nur Gegenstände mit angenehmer und trockener Oberfläche verwenden
- Scharfe Gegenstände vermeiden

Was der Hund können sollte

- Passive Teilnahme (Teampause)

Betätigungsebene

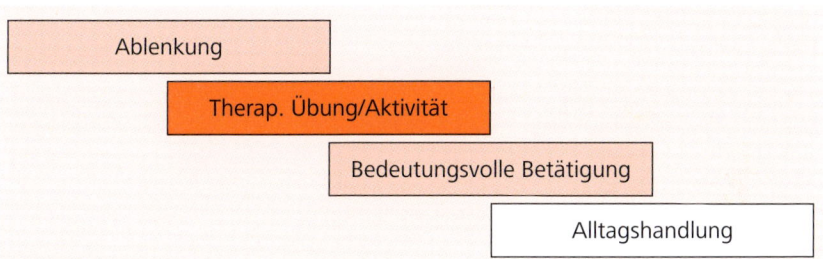

Sozialform	Setting	Klientel
☑ Einzel	☑ Bett	☑ Kinder
☐ Partner	☑ Innen	☑ Erwachsene
☐ Gruppe	☐ Außen	☑ Senioren
	☐ Stadt	

121

10

Geräusche-Kim

Unterschiedliche Leckerlisorten in (Film)Dosen erkennen und zuordnen

Gleiche Geräusche (durch Schütteln der Dose erzeugt) sollen einander zugeordnet werden. Erschwerend können die Dosenpaare in einem nächsten Schritt entsprechenden Kärtchen mit Darstellungen der Leckerlisorte zugeordnet werden.

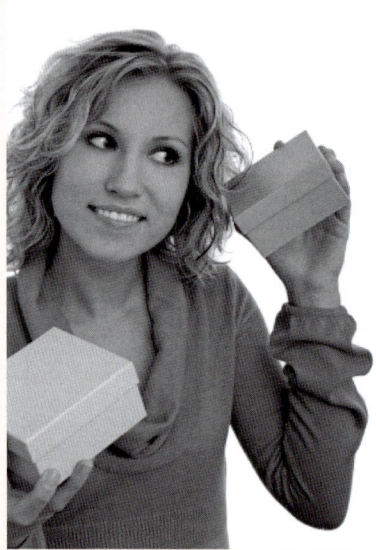

Was gehört
zusammen?

©istockphoto.com /
Robert Kneschke

Planung, Ausführung und Anpassung der Tätigkeit

Materialien

käuflich	aus Eigenherstellung oder der Natur
■ Blickdichte Döschen	■ Steinchen
■ Unterschiedliche trockene Leckerlis	■ Sand
■ Reis oder Erbsen	

Ablauf

Mindestens fünf verschiedene Leckerli-Sorten, Steinchen und/oder Reis werden in jeweils zwei Filmdöschen, Plastkeier oder Schachteln sortiert und dicht verschlossen. Der Klient versucht nun, durch Schütteln der Döschen die zueinander gehörenden Paare zu finden.

Variationsmöglichkeiten

- Eine Anzahl Döschen vorbereiten, deren Inhalt nur einmal vorhanden ist; Bildkarten zuordnen
- Die Pärchen sollen Bildkarten zugeordnet werden
- Jeweils zwei und vier Leckerlis in die Döschen sortieren – können sie weiterhin ohne Problem zugeordnet werden?

Vorsichtsmaßnahmen

- Die Döschen sollten gut verschlossen aber nicht verklebt sein (da man sonst nicht zur Kontrolle hineinsehen kann).

Was der Hund können sollte

- Passive Teilnahme (Teampause)
- Abwarten, Leckerlis als Belohnung vorsichtig entgegennehmen

Betätigungsebene

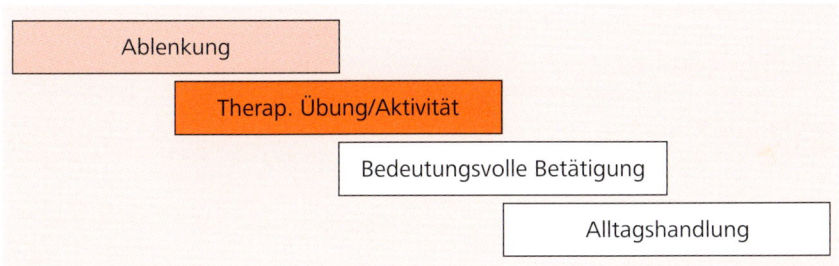

| Ablenkung |
| Therap. Übung/Aktivität |
| Bedeutungsvolle Betätigung |
| Alltagshandlung |

Sozialform	Setting	Klientel
☑ Einzel	☑ Bett	☑ Kinder
☐ Partner	☑ Innen	☑ Erwachsene
☐ Gruppe	☐ Außen	☑ Senioren
	☐ Stadt	

11

Merk-Kim

Sich Alltagsgegenstände vom Hund merken und danach aufzählen

Bei dieser Tätigkeit kann eine Vielzahl von Gegenständen aus dem Alltag des Hundes (und auch die vergleichbaren Gegenstände aus dem Alltag des Menschen) vorgelegt werden. Nachdem diese mit einem Tuch bedeckt werden, benennt der Klient die gesehenen Gegenstände, schreibt sie auf, malt sie oder zeigt sie auf vorbereiteten Karten.

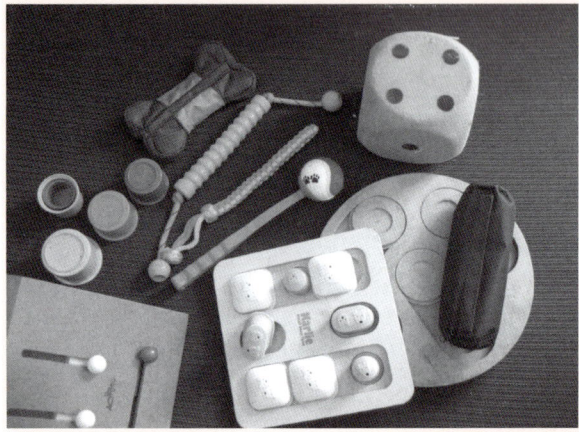

Foto: A. Junkers

Gegenstände erinnern

Planung, Ausführung und Anpassung der Tätigkeit

Materialien

käuflich

■ Diverses „Hundematerial"

aus Eigenherstellung oder der Natur

■ Keine

Ablauf

Eine größere Menge an Gegenständen darf eine gewisse Zeit lang betrachtet werden und muss danach ohne Sichtkontrolle aufgezählt werden.

Variationsmöglichkeiten

- Die Anzahl der Gegenstände kann entsprechend der Merkfähigkeit des Klienten gesteigert werden.
- Was fehlt denn da? Nach dem Betrachten der Gegenstände wird ein Gegenstand entfernt.

Vorsichtsmaßnahmen

- Scharfkantige Bürsten und Materialien vermeiden
- Erfolgserlebnisse garantieren

Was der Hund können sollte

- Passive Teilnahme (Teampause)

Betätigungsebene

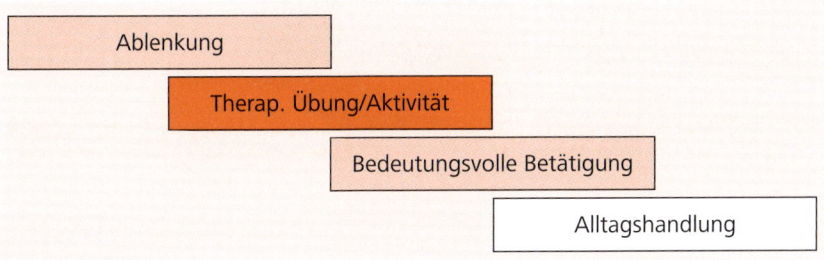

Sozialform	Setting	Klientel
☑ Einzel	☑ Bett	☑ Kinder
☑ Partner	☑ Innen	☑ Erwachsene
☐ Gruppe	☐ Außen	☑ Senioren
	☐ Stadt	

12 Kinotag

Einen Hundefilm drehen und vorführen

Besonders Jugendliche haben viel Spaß an dieser Tätigkeit und können gleichzeitig eine Menge Fertigkeiten erlernen. Das Produkt (der Film) kann dann Gleichaltrigen oder den Eltern vorgeführt werden und erfüllt den „Regisseur" in der Regel mit viel Stolz. Internetplattformen wie „YouTube" u.Ä. ermöglichen die Veröffentlichung des Filmes. Bedeutungsvoll wird diese Tätigkeit dann, wenn der Klient hiermit neue Freizeitmöglichkeiten (Fotos und Filme bearbeiten) oder berufliche Möglichkeiten eruieren kann. Diese Tätigkeit kann auch zur Anbahnung oder Festigung interpersoneller Kontakte dienen.

Einen
eigenen Film
erstellen

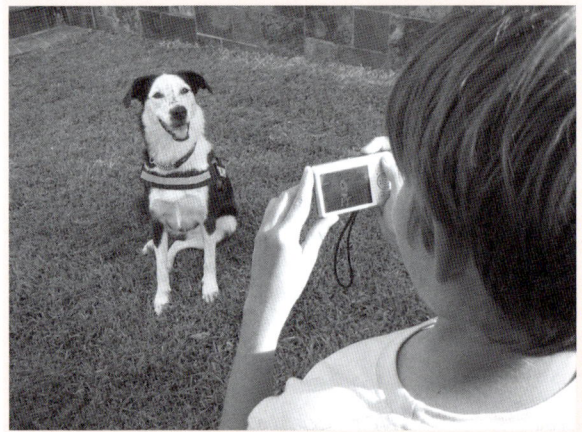

Foto: A. Junkers

Planung, Ausführung und Anpassung der Tätigkeit

Materialien

käuflich	aus Eigenherstellung oder der Natur
■ Kamera oder Camcoder	■ Keine
■ Speichermedium	
■ PC und Bildbearbeitungsprogramm	

Ablauf

Gemeinsam wird das Drehbuch geplant. Der Klient kann dabei seine eigenen Ideen einfließen lassen, die Umsetzbarkeit ist das einzige Kriterium! Manchmal beginnt der Klient mit etwas ganz Einfachem (Hund beim Gassi-Gehen filmen) und steigert sich im weiteren Verlauf zu teilanimierten Filmen (bespielsweise mit Knetfiguren).

Variationsmöglichkeiten

- Fotos auf dem PC in eine „Diashow" mit Musik und Bildübergängen zusammenstellen, auf CD oder DVD brennen und verschenken
- Weitere Schauspieler dazu gewinnen
- Den Film beispielsweise auf YouTube oder Ähnlichem ins Netz stellen
- Fotos oder Film mit Freunden in sozialen Netzwerken im Netz austauschen
- Fotobuch erstellen

Vorsichtsmaßnahmen

- Datenschutz und Copyright beachten
- Überforderung des Hundes vermeiden

Was der Hund können sollte

- Schauspielerische Leistungen besitzen
- Die Aufgabe, die ihm abverlangt wird, beherrschen
- Auch bei mehrmaliger Wiederholung der Tätigkeit weiterhin motiviert sein

Betätigungsebene

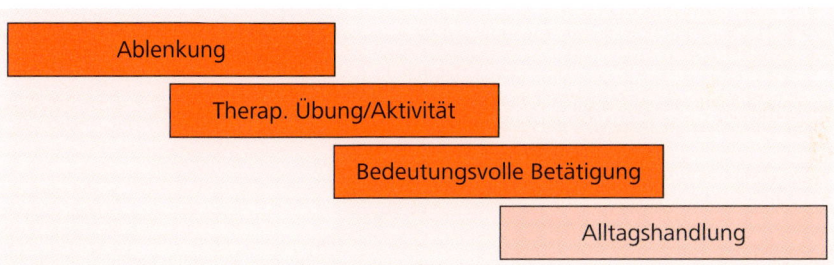

Ablenkung		
Therap. Übung/Aktivität		
Bedeutungsvolle Betätigung		
Alltagshandlung		

Sozialform	Setting	Klientel
☑ Einzel	☐ Bett	☑ Kinder
☑ Partner	☑ Innen	☑ Erwachsene
☑ Gruppe	☑ Außen	☑ Senioren
	☑ Stadt	

13

Reise nach Hundshausen

Nummerierte Kärtchen am Boden oder auf Stühlen verteilen

Diese Tätigkeit eignet sich für Gruppen, die ein wenig „in Schwung" kommen sollen. Besonders ältere Kinder haben hierbei in der Regel viel Spaß. Die Aufgaben sollten nicht zu schwer sein, um den Klienten die nötigen Erfolgserlebnisse zu ermöglichen. Der Hund kann dabei das Würfeln übernehmen.

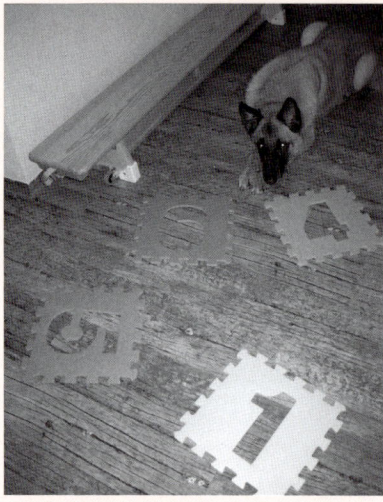

Fragen den Zahlen zuordnen

Foto: A. Junkers

Planung, Ausführung und Anpassung der Tätigkeit

Materialien

käuflich

- Kärtchen
- Schaumstoffwürfel für den Hund (siehe Variation)

aus Eigenherstellung oder der Natur

- Zahlenkärtchen
- Kärtchen mit Fragen

Ablauf

Nummerierte Kärtchen werden auf dem Boden oder auf Stühlen verteilt und fixiert. Die Teilnehmer bewegen sich nun frei oder zu Musik durch den Raum. Auf ein Zeichen hin (beispielsweise ein Gongschlag oder sobald die Musik aussetzt) stellt/ setzt sich jeder Teilnehmer auf einen Platz mit einer Nummer. Nun wird eine der Nummern ausgerufen. Die Person mit dieser Nummer hat nun die Gelegenheit, eine Frage zu beantworten. Falls dies gelingt, übernimmt sie die Funktion des Spielleiters, schlägt den Gong und ruft die nächste Nummer aus. Falls der nächste Teilnehmer die Frage beantworten kann, übernimmt er die Funktion des Spielleiters und die erste Person beteiligt sich wieder am Spiel. Die beantworteten Fragen werden mit den entsprechenden Nummern zur Seite gelegt. Sobald nur noch so viele Nummern-kärtchen wie Teilnehmer im Spiel sind, setzt sich der Spielleiter nach seinem Beitrag jeweils an den Rand.

Variationsmöglichkeiten

- Der Inhalt der Fragen kann zu Tierthemen aber auch beliebigen anderen Themen gewählt werden.
- Es gibt nur Kärtchen 1-6, also maximal sechs Teilnehmer. Nach dem Gongschlag „würfelt" der Hund eine Zahl und die Person, die auf dieser Zahl steht, bekommt eine Frage gestellt. Auf diese Art und Weise werden 10-20 Fragen durchgespielt.

Vorsichtsmaßnahmen

- Die Fragen sollten Erfolgserlebnisse zulassen.

Was der Hund können sollte

- Mit der Nase einen Schaumstoffwürfel würfeln können (Befehl: „Würfel")
- Herumrennende Kinder tolerieren

Betätigungsebene

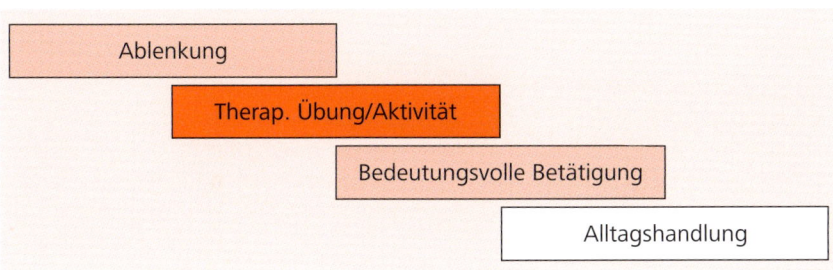

Ablenkung		
Therap. Übung/Aktivität		
Bedeutungsvolle Betätigung		
Alltagshandlung		

Sozialform	Setting	Klientel
☐ Einzel	☐ Bett	☑ Kinder
☑ Partner	☑ Innen	☐ Erwachsene
☑ Gruppe	☑ Außen	☑ Senioren
	☐ Stadt	

14

Partytime

Lustiges Spiel in Anlehnung an das bekannte Gesellschaftsspiel „Partytime"

Begriffe aus dem Alltag von Mensch und Hund sollen vom eigenen „Team" geraten werden. Dazu bilden mindestens zwei Personen ein Team und man benötigt mindestens ein weiteres gleichstarkes Team.

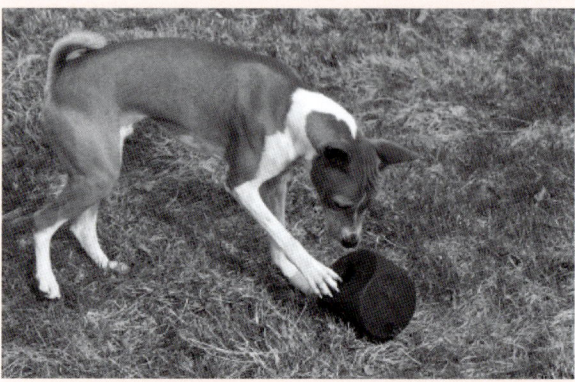

Hunde können bei Gesellschaftsspielen das Würfeln übernehmen

©istockphoto.com / Sally Wallis

Planung, Ausführung und Anpassung der Tätigkeit

Materialien

käuflich

- Schaumstoffwürfel für den Hund
- Kärtchen

aus Eigenherstellung oder der Natur

- Kärtchen mit relevanten Fragen vorbereiten

Ablauf

Ein Teilnehmer zieht eine Karte und soll nun in einer vorgegebenen Zeit (variierbar) seinem Teamkollegen den Begriff 1 – umschreiben, 2 – zeichnen, 3 – modellieren, 4 – pantomimisch darstellen, 5 – aus Lego bauen oder 6 – eine der fünf Möglichkeiten frei wählen. Welche Darstellung gewählt wird, entscheidet der Würfel, der auf ein Signal hin vom Hund gewürfelt wird.

Variationsmöglichkeiten

- Thematischer Schwerpunkt der zu ratenden Begriffe (z.B. nur Substantive, nur Verben, Berufe, Begriffe mit „S" etc.)
- Andere oder weniger Möglichkeiten der Darstellung wählen

Vorsichtsmaßnahmen

- Den Schwierigkeitsgrad den Fähigkeiten der Teilnehmer anpassen, um Motivation zu erhalten.

Was der Hund können sollte

- Mit der Nase einen Schaumstoffwürfel würfeln (Befehl: „Würfel")

Betätigungsebene

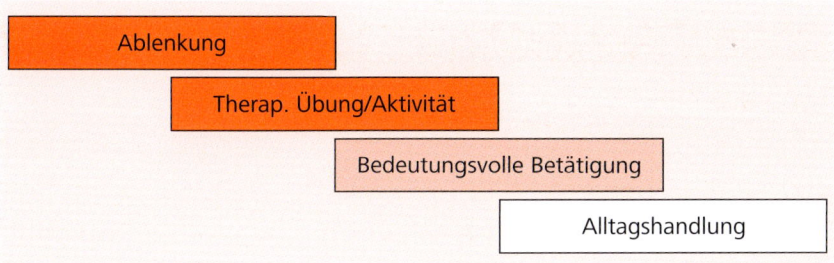

Sozialform	Setting	Klientel
☐ Einzel	☐ Bett	☑ Kinder
☐ Partner	☑ Innen	☑ Erwachsene
☑ Gruppe	☐ Außen	☑ Senioren
	☐ Stadt	

15 Trickkiste

Dem Hund Kunststücke eigenständig beibringen

Viele Klienten erleben sich durch das Beibringen von Tricks oder Kunststücken in ihrer Selbstwirksamkeit gestärkt. Das Gefühl der Selbstwirksamkeit und auch der Stolz, etwas Sichtbares am Hund vollbracht zu haben, wirkt sich in der Regel sehr motivierend aus. Der Klient lernt schrittweise an eine Herausforderung heranzugehen und kann sehr bald schon die Erfolge vom durchdachten Handeln sehen. Diese Tätigkeit hört sich einfacher an, als sie ist. Der Therapeut ist sehr gefordert, dem Menschen sowie dem Hund Erfolgserlebnisse zu ermöglichen und falsche Konditionierung beim Hund zu vermeiden.

Schritt für Schritt zum Erfolg

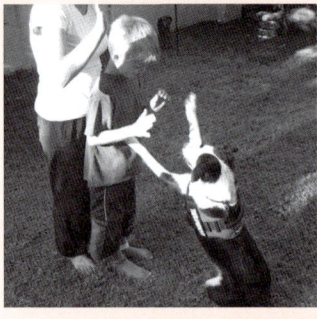

Fotos: A. Junkers

Planung, Ausführung und Anpassung der Tätigkeit

Materialien

käuflich

- Bücher zum Hundetraining
- „Clicker" bei Bedarf

aus Eigenherstellung oder der Natur

- Abhängig vom Kunststück

Ablauf

Der Klient denkt sich etwas aus, was er dem Hund gerne beibringen würde (z.B. Lichtschalter betätigen). Im nächsten Schritt erklärt der Therapeut, WIE man dem Hund etwas beibringt, beispielsweise durch den Gebrauch eines „Clickers". Wichtig hierbei ist, dass der Klient genau versteht, wie winzig die Schritte zum Zielverhalten gewählt werden müssen, und dass man das Endresultat oftmals erst nach mehreren Sitzungen sehen kann. Der Klient lernt zeitnahes Bestätigen des Hundes und angemessenes Loben. Zu schnelles Vorpreschen, zu wenig Lob und zu wenige Pausen sind die wichtigsten Stolperfallen, die das Vorhaben zum Scheitern bringen können.

Der Klient kann in Gesprächen lernen, dass es im sozialen Miteinander ganz ähnlich funktioniert. Außerdem lernt der Klient die Befindlichkeit und Lernlust des Hundes besser einzuschätzen, ein erster Schritt in der Verbesserung nonverbaler Kommunikationsfertigkeiten (als Empfänger).

Variationsmöglichkeiten

- Alles ist lehr- und lernbar, man sollte allerdings anfänglich leichte Tricks wählen (z.B. „Rolle")!
- Die Erfahrung hat gezeigt, dass der Therapeut erst recht spät, falls überhaupt, den „Clicker" dem Klienten übergeben sollte. Zeitnahes und korrektes Clicken ist das A und O des Trainings!

Vorsichtsmaßnahmen

- „Clicker" nicht zu früh dem Klienten überlassen
- Überbeanspruchung des Hundes vermeiden
- Negative Lernerfahrungen für Hund und Mensch rechzeitig erkennen
- Maximal 5 Minuten trainieren (Pausen sind sehr wichtig)

Was der Hund können sollte

- Auf den „Clicker" konditioniert sein

Betätigungsebene

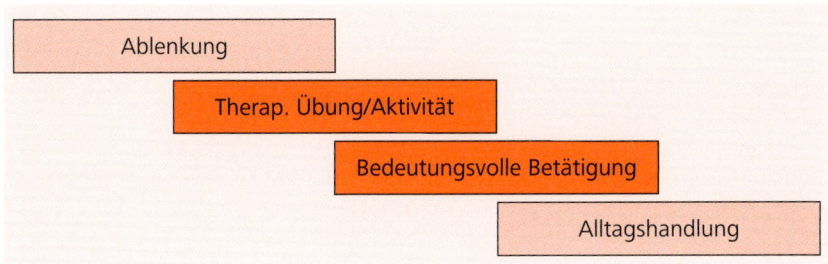

| Ablenkung |
| Therap. Übung/Aktivität |
| Bedeutungsvolle Betätigung |
| Alltagshandlung |

Sozialform	Setting	Klientel
☑ Einzel	☐ Bett	☑ Kinder
☑ Partner	☑ Innen	☑ Erwachsene
☐ Gruppe	☑ Außen	☑ Senioren
	☐ Stadt	

16

Leckerli-Spur

Der Klient versteckt sich und legt dabei eine Leckerli-Spur

Diese Tätigkeit hat einen sehr spielerischen Anstrich, ist dabei aber ganz und gar nicht anspruchslos, da sie einige planerische Leistungen erfordert. Der Klient muss im Vorfeld überlegen, wo er sich verstecken möchte, wie viele Leckerlis er benötigt und in welchen Abständen er diese sinnvollerweise legt (um zwar die Motivation des Hundes zu erhalten, dabei aber eine Überfütterung zu vermeiden). Im Verlauf lernt er, die Anzahl zu reduzieren und die Position der Leckerlis pfiffiger zu wählen.

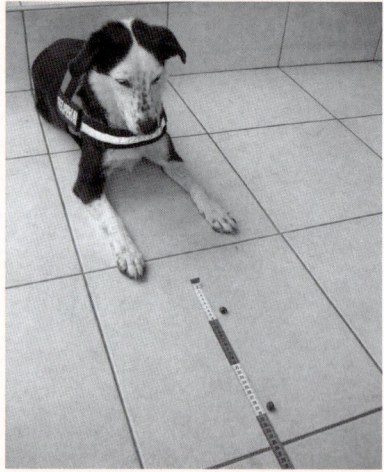

Eine heiße Spur!

Fotos: A. Junkers

Planung, Ausführung und Anpassung der Tätigkeit

Materialien

käuflich

- Leckerlis (mit dem Messer oder der Schere in kleine Stückchen teilen)
- Bleiband (siehe Variationen)

aus Eigenherstellung oder der Natur

- Leckerlis selbst backen

Ablauf

Der Klient denkt sich ein Versteck aus und legt eine „Spur" dorthin. Ein Leckerli bewahrt er auf, um den Hund am Ziel (bei sich) zu bestätigen (die Bestätigung des Hundes kann auch durch Spielzeug erfolgen). Die Abstände zwischen den Leckerlis können abgemessen oder abgeschritten werden; an Wegstellen, an denen der Hund die Richtung wechseln soll, sollten sie enger liegen.

Variationsmöglichkeiten

- Der Klient bekommt nur eine gewisse Anzahl Leckerlis (z.B. bei fünf darf er nur vier auslegen, sonst kann er den Hund nicht mehr belohnen).
- Die Tätigkeit kann mit mehr oder mit weniger Hilfe ausgeführt werden.
- Der Klient malt den Grundriss vom Raum oder Garten und zeichnet seine Leckerlis im Vorfeld dort ein. Oder er legt den Grundriss mit einem Bleiband (beim Raumausstatter erhältlich) und die Leckerlis mit Klötzchen.

Vorsichtsmaßnahmen

- Überfütterung vorbeugen

Was der Hund können sollte

- Auch in der Aufregung und nach dem Rennen das Leckerli vorsichtig entgegennehmen können
- Einer Spur folgen können, nicht ziellos nach vorne preschen

Betätigungsebene

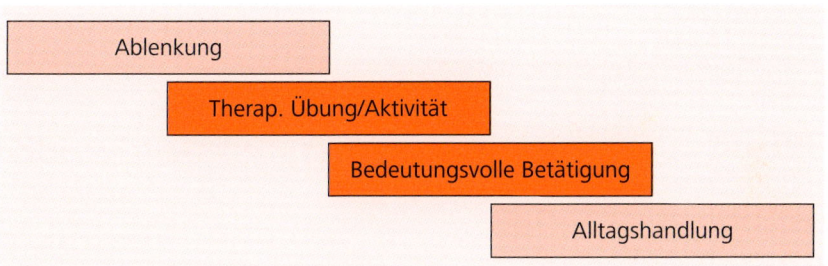

Sozialform	Setting	Klientel
☑ Einzel	☐ Bett	☑ Kinder
☑ Partner	☑ Innen	☑ Erwachsene
☐ Gruppe	☑ Außen	☑ Senioren
	☐ Stadt	

17 Was sollen wir machen?

Die Reihenfolge der Tätigkeiten, die für eine Sitzung geplant sind, aus den Satteltaschen ziehen

Falls in einer Sitzung drei oder mehr Tätigkeiten (auch eher ungeliebte) geplant sind, können diese auf Kärtchen geschrieben in den Satteltaschen am Geschirr des Hundes verstaut werden. Der Teilnehmer zieht die erste Karte und „entscheidet" so, was als Erstes ansteht. Eine Aufwärmaufgabe für eine Gruppensitzung kann auch auf diese Weise gezogen werden.

Die Reihenfolge der Tätigkeiten „ziehen" lassen

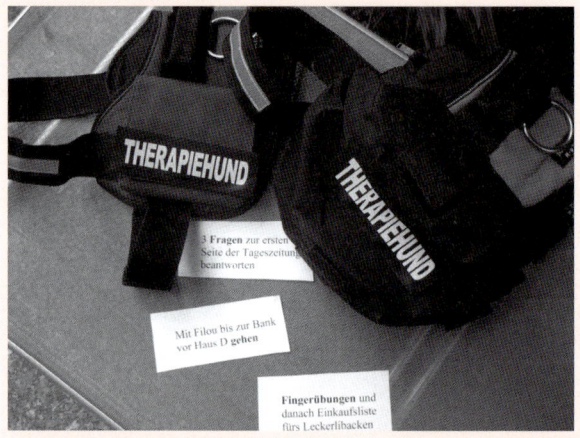

Fotos: A. Junkers

Planung, Ausführung und Anpassung der Tätigkeit

Materialien

käuflich

- Geschirr mit Satteltaschen (z.B. von Julius-K9)
- Kärtchen

aus Eigenherstellung oder der Natur

- Tätigkeiten auf die Kärtchen schreiben

Ablauf

Der Hund trägt ein Geschirr mit Satteltaschen. An beiden Seiten des Geschirrs werden Kärtchen verstaut. Der Klient ruft den Hund zu heran, zieht eine Karte heraus und liest vor, was darauf steht.

Variationsmöglichkeiten

- Auf den Kärtchen können auch Hausaufgaben/Übungen stehen sowie Themen, die bis zur nächsten Sitzung erarbeitet werden sollen. In dem Fall wird diese Tätigkeit ans Ende der Sitzung verschoben.

Vorsichtsmaßnahmen

- Scharfkantige Kärtchen vermeiden

Was der Hund können sollte

- Satteltaschen tragen
- Auf Zuruf herankommen und stehend die Karten aus den Satteltaschen entnehmen lassen
- Während der passiven Teilnahme sich auf ein Handzeichen auf eine Matte zurückziehen

Betätigungsebene

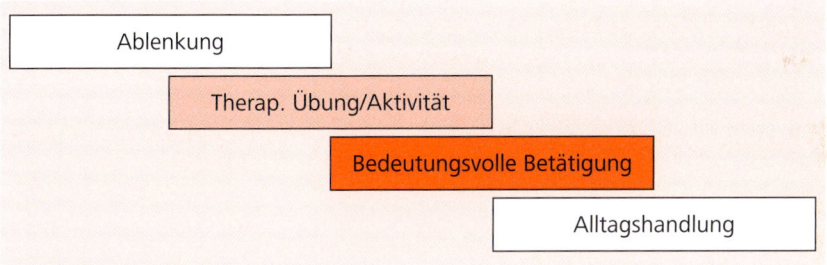

Ablenkung	
Therap. Übung/Aktivität	
Bedeutungsvolle Betätigung	
	Alltagshandlung

Sozialform	Setting	Klientel
☑ Einzel	☐ Bett	☑ Kinder
☑ Partner	☑ Innen	☑ Erwachsene
☑ Gruppe	☐ Außen	☑ Senioren
	☐ Stadt	

18 Berufe raten

Die Kinder sollen verschiedene Berufe pantomimisch darstellen oder sich mit minimalen Mitteln verkleiden

Die Teilnehmer besprechen gemeinsam, welche Berufe es gibt, bei denen der Ausübende Kontakt zu Hunden hat (Förster, Schäfer, Polizist, Tierarzt, Tiertrainer). Die Kinder sollen nun der Reihe nach jeweils einen dieser Berufe (auf Karten dargestellt oder vom Therapeuten ins Ohr geflüstert) pantomimisch darstellen oder sich als solche verkleiden. Für die Verkleidung werden nur sehr wenig Materialien zur Verfügung gestellt, um die Kinder dazu anzuhalten, ihre Fantasie beim Verkleiden und beim Erraten walten zu lassen (Tücher, Holzblöckchen, Papier, Kleber, Schere).

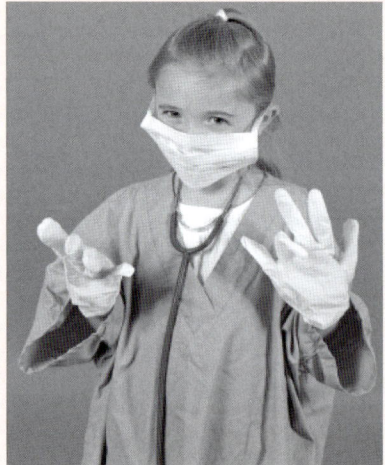

Wer bin ich?

©istockphoto.com /
Charlybutcher

Planung, Ausführung und Anpassung der Tätigkeit

Materialien

käuflich

- Material zum Verkleiden
- Kärtchen

aus Eigenherstellung oder der Natur

- Kärtchen mit Tierberufen versehen

Ablauf

Zu Beginn können die Hundeberufe ausgiebig besprochen werden. Was, außer dem Hund, benötigt man noch? Üben Frauen und Männer den Beruf aus? Kennt jemand eine Person, die diesen Beruf ausübt? Dann wird die Tätigkeit wie oben beschrieben durchgeführt und am Ende kann jedes Kind noch „seinen" Beruf malen.

Variationsmöglichkeiten

■ Der Beruf wird auf ein Kärtchen geschrieben und mittels Stirnband am Kopf (oder mit Klebestreifen am Rücken) befestigt. Nun wissen alle, außer dem ausführenden Kind, welcher Beruf dargestellt wird. Durch gezielte Fragen versuchen die Teilnehmer reihum in Erfahrung zu bringen, wer sie sind (z.B. trage ich einen weißen Kittel? Habe ich ein Gewehr?) .

Vorsichtsmaßnahmen

■ Die Kinder sollten kognitiv und sprachlich etwa gleich stark sein.

Was der Hund können sollte

■ Passive Teilnahme (Teampause)

Betätigungsebene

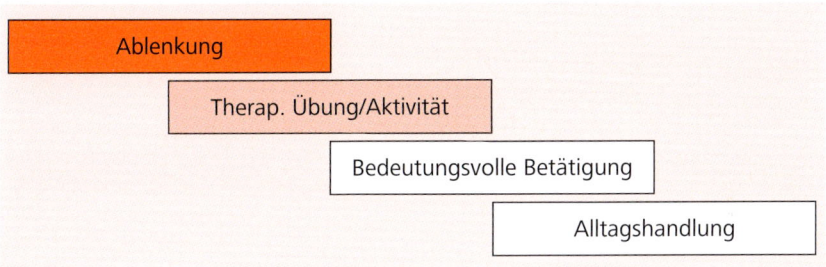

Sozialform	Setting	Klientel
☐ Einzel	☐ Bett	☑ Kinder
☑ Partner	☑ Innen	☐ Erwachsene
☑ Gruppe	☐ Außen	☐ Senioren
	☐ Stadt	

19

Zeit für Besuche

Der Klient besucht mit „seinem" Hund andere Bewohner (etwa bettlägerige)

Vereinsamung spielt eine nicht zu unterschätzende Rolle in Wohnheimen und Institutionen. Diese Tätigkeit zielt darauf ab, dass die Bewohner miteinander in Kontakt kommen, sich kennenlernen und gleichzeitig ein Thema haben, über das sie sprechen können (Hund).

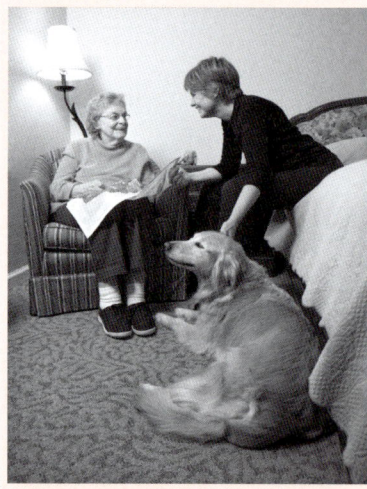

Schöne
gemeinsame
Momente
erleben

©istockphoto.com / iofoto

Planung, Ausführung und Anpassung der Tätigkeit

Materialien

käuflich

- Keine

aus Eigenherstellung oder der Natur

- Keine

Ablauf

Der Klient stellt sich eine Liste von Personen zusammen, die er gerne einmal besuchen würde oder von denen er weiß, dass sie sehr selten Besuch bekommen. Dann plant er den Besuch, indem er sich angemessen anzieht, sich möglicherweise anmeldet und mit dem Hund zu der Person geht. Dort nimmt er sich etwas Zeit, stellt den Hund vor und zeigt vielleicht das eine oder andere Kunststück.

Variationsmöglichkeiten

- Der Klient backt im Vorfeld Kekse für den Besuch.

Vorsichtsmaßnahmen

- Sich vergewissern, dass die besuchte Person keine Angst oder eine Tierhaarallergie hat

Was der Hund können sollte

- Sich ruhig an der Leine in ein fremdes Zimmer führen lassen

Betätigungsebene

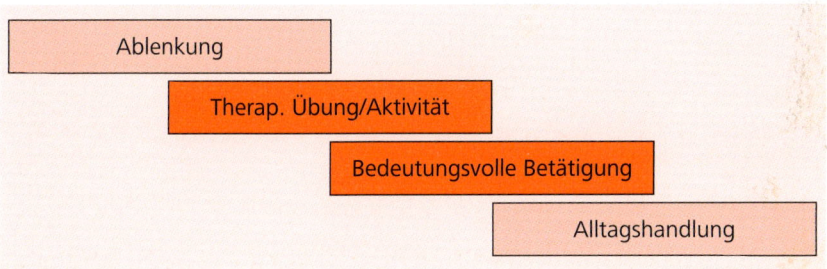

Sozialform	Setting	Klientel
☑ Einzel	☐ Bett	☑ Kinder
☐ Partner	☑ Innen	☑ Erwachsene
☐ Gruppe	☐ Außen	☑ Senioren
	☐ Stadt	

20

Gute Freunde

Das, was ich am Hund mag, selbst zu leben versuchen

Oftmals profitieren sozial unsichere Menschen sehr vom Kontakt zu dem Tier. Um zu vermeiden, dass der Hund als „besserer" Mensch instrumentalisiert wird, können bei dieser Tätigkeit die guten Eigenschaften des Hundes als Anreiz zur Entwicklung der eigenen Persönlichkeit genutzt werden.

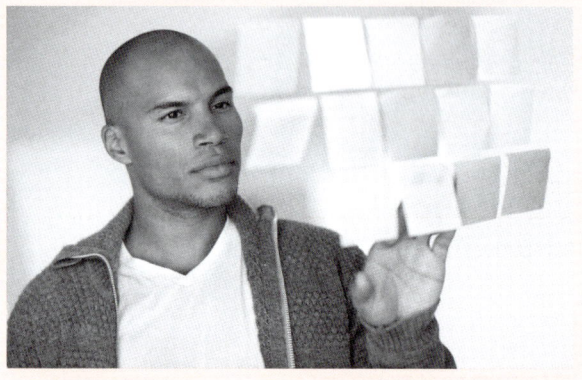

©istockphoto.com / kupicoo

Eigene Fähigkeiten zu bewerten, fällt manchen Klienten schwer

Planung, Ausführung und Anpassung der Tätigkeit

Materialien

käuflich

- Kärtchen in verschiedenen Farben

aus Eigenherstellung oder der Natur

- Keine

Ablauf

Gemeinsam werden Eigenschaften, die den Therapiehund sympathisch machen, gesammelt und auf Kärtchen geschrieben und beispielsweise an der Wand im Zimmer aufgehängt. Danach versucht der Klient, auf einer Skala von 1-10 seine eigenen Fähigkeiten bezüglich dieser Eigenschaften einzuschätzen. Diese Bewertung wird auf einer andersfarbigen Karte daneben gehängt. Der Klient sucht sich ein bis drei Eigenschaften aus, an denen er „arbeiten" möchte. Auch wenn er sich selbst in der nächsten Sitzung eher negativ einschätzt (z.B. ich habe es wieder nicht geschafft, freundlicher zu sein), gilt es, gemeinsam die Situationen zu finden, in denen der Klient beispielsweise freundlicher oder verlässlicher war als sonst. Auch wenn es nur eine einzige Situation in der Woche war, wird diese bewertet – denn sie zeigt ja, dass der Klient über die Fähigkeit verfügt, sich angemessen zu verhalten. Nun kann man gemeinsam herausfinden, warum es in dieser Situation geklappt hat. Auf diese Weise lernt der Klient auf Erfolge statt auf Misserfolge zu achten.

Variationsmöglichkeiten

- Die Bewertung von 1-10 kann farbig so gestaltet werden, dass der Klient an der Farbe der Karte/Schrift schon erkennen kann, ob er sich schon etwas „verbessert" hat.

Vorsichtsmaßnahmen

- Der Therapeut sollte diese Übung nur machen, wenn er sie sich wirklich zutraut oder eine entsprechende Ausbildung im lösungsorientierten Arbeiten absolviert hat.

Was der Hund können sollte

- Passive Teilnahme (Teampause)

Betätigungsebene

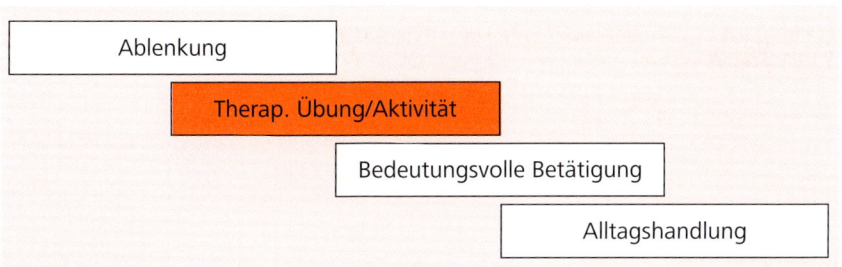

Sozialform	Setting	Klientel
☑ Einzel	☑ Bett	☑ Kinder
☐ Partner	☑ Innen	☑ Erwachsene
☐ Gruppe	☐ Außen	☑ Senioren
	☐ Stadt	

21

Audienz

Mit anderen über den Hund ins Gespräch kommen

Diese Tätigkeit ist gut für Personen geeignet, die wenig oder keine sozialen Kontakte innerhalb einer Institution haben. Meistens können sich die Klienten ziemlich schnell am Therapeuten abschauen, wie man Small-Talk macht, und somit Ängste vor der sozialen Interaktion abbauen. Der Klient ist in der Regel sehr stolz, wenn andere Personen ihn zu „seinem" Hund befragen. Gerne führt er dann auch das eine oder andere Kunststück vor. Es kommt jedoch auch vor, dass Klienten „ihren" Hund eifersüchtig gegen das Interesse anderer Bewohner verteidigen. In solchen Fällen ist es sinnvoll, die „Audienz" im Rollenspiel vorzubereiten und zuerst im kleinen, sehr überschaubaren Rahmen (mit beispielsweise einem Betreuer als „Besucher") zu beginnen. Diese Tätigkeit stellt eine gute Möglichkeit dar, die sozialen Kreise des Klienten zu erweitern.

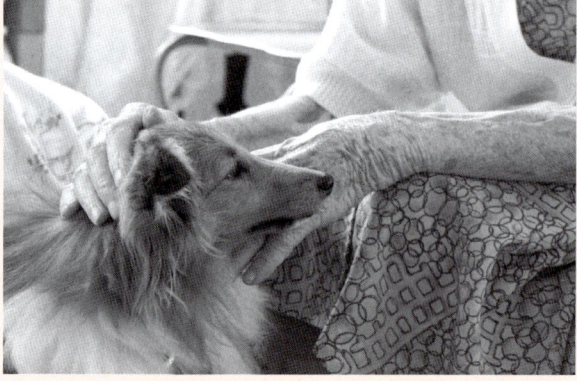

... mit anderen ins Gespräch kommen

©istockphoto.com / suemack

Planung, Ausführung und Anpassung der Tätigkeit

Materialien

käuflich

- Keine

aus Eigenherstellung oder der Natur

- Fotos vom Hund

Ablauf

Der Klient setzt sich zusammen mit dem Hund in einen Raum, der auch für andere Bewohner frei zugänglich ist. Meistens ergeben sich schon bald Gespräche, da die soziale Hemmschwelle durch die Anwesenheit des Hundes stark gesenkt wird.

Variationsmöglichkeiten

- Um dem Klienten die Konversation anfänglich zu erleichtern, werden Fotos mit dem Hund auf den Tisch gelegt.
- Im weiteren Verlauf kann die „Audienz" in den Park verlegt werden .

Vorsichtsmaßnahmen

- Übermäßig besitzergreifendes Verhalten sollte vermieden werden.
- Überraschende Begegnungen mit anderen Hunden müssen eingeplant werden (ein aufspringender angeleinter Hund kann den Klienten umwerfen).

Was der Hund können sollte

- Angeleint im öffentlichen Raum liegen
- Sich von Fremden anfasssen lassen

Betätigungsebene

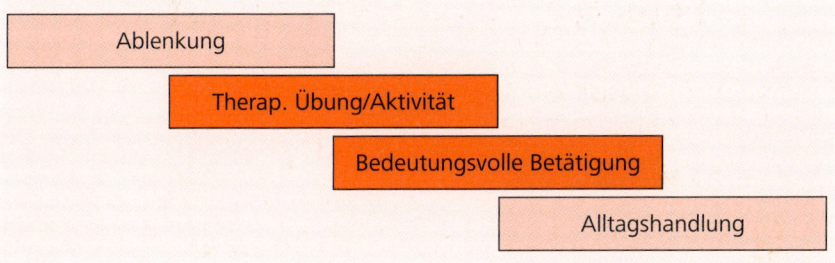

| Ablenkung |
| Therap. Übung/Aktivität |
| Bedeutungsvolle Betätigung |
| Alltagshandlung |

Sozialform

- ☑ Einzel
- ☑ Partner
- ☐ Gruppe

Setting

- ☑ Bett
- ☑ Innen
- ☑ Außen
- ☑ Stadt

Klientel

- ☑ Kinder
- ☑ Erwachsene
- ☑ Senioren

22

Danke

Eine Karte oder ein Geschenk für den Hund herstellen (zum Abschluss der Therapie)

Diese Tätigkeit hilft dem Klienten die Hundetherapie abzuschließen. Es ist natürlich auch zwischendrin möglich, einmal „Danke" zu sagen. In der Regel ist es für den Klienten sehr bedeutungsvoll, gezielt „für jemanden" etwas anzufertigen. Die Motivation und Anstrengungsbereitschaft ist dadurch meistens gewährleistet. Funktionsbezogene Ziele und das Erlernen von Fertigkeiten können gleichzeitig integriert werden.

Kleine Geste,
große
Wirkung

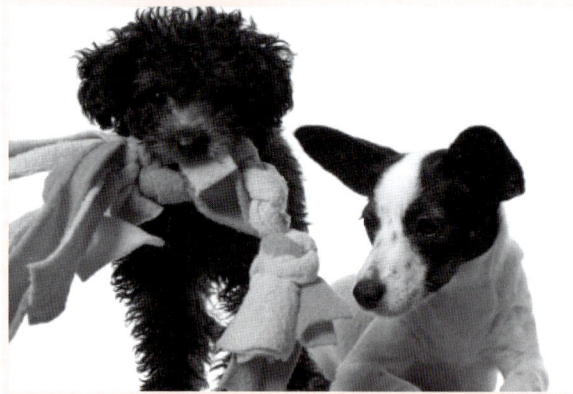

©istockphoto.com /
yellosarah

Planung, Ausführung und Anpassung der Tätigkeit

Materialien

käuflich

- (Bastel-)Materialien entsprechend der gewählten Tätigkeit

aus Eigenherstellung oder der Natur

- Keine

Ablauf

Der Klient plant, für den Hund etwas zu basteln oder zu backen. Planungen und Ausführung liegen (soweit möglich) in den Händen des Klienten.

Variationsmöglichkeiten

- Keine

Vorsichtsmaßnahmen

- Entsprechend der gewählten Tätigkeit

Was der Hund können sollte

- Passive Teilnahme (Teampause)

Betätigungsebene

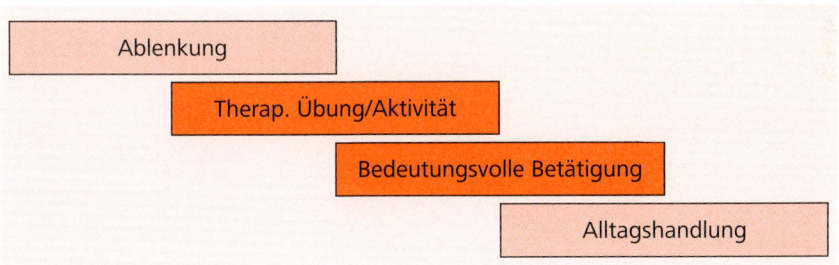

Sozialform	Setting	Klientel
☑ Einzel	☐ Bett	☑ Kinder
☑ Partner	☑ Innen	☑ Erwachsene
☐ Gruppe	☐ Außen	☑ Senioren
	☐ Stadt	

23 Tierbesitzer

Der Klient übt regelmäßig tierbezogene Pflichten aus

Diese Tätigkeit ist deutlich langfristiger angelegt als die meisten anderen Tätigkeiten. Das hat den Vorteil, dass der Klient zur Übernahme von realitätsnaher Verantwortung und Routinen angeleitet werden kann, birgt jedoch die Gefahr, dass er den Hund nicht mehr als Therapiehund, sondern als seinen „eigenen" Hund sieht. Als Vorbereitung auf das eigene Tier zu Hause oder einen Therapiebegleithund kann diese Tätigkeit äußerst bedeutungsvoll sein.

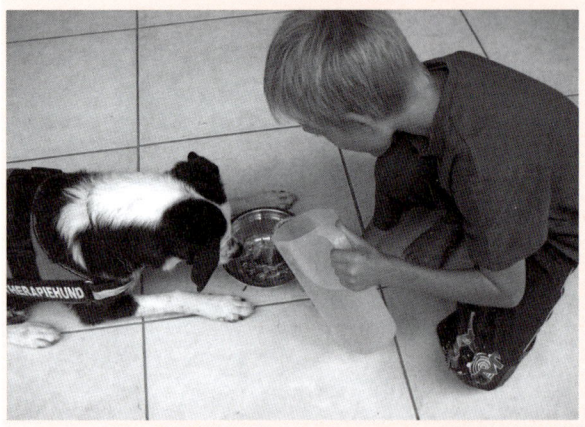

Pflichten übernehmen

Foto: A. Junkers

Planung, Ausführung und Anpassung der Tätigkeit

Materialien

käuflich

- Hundebücher
- Bürste
- Futternapf

aus Eigenherstellung oder der Natur

- Keine

Ablauf

Dem Klienten werden die Aufgaben und Pflichten eines Tierbesitzers vermittelt. Pflichten, wie beispielsweise regelmäßiges Füttern oder Bürsten, werden vom Klienten übernommen. Tierarztbesuche für Routineuntersuchungen werden gemeinsam geplant und durchgeführt.

Variationsmöglichkeiten

■ Bezug zum eigenen Alltag herstellen: In welchen Bereichen des eigenen täglichen Lebens gibt es Pflichten?
■ Was geschieht, wenn jemand seine Pflichten vernachlässigt?
■ Wie wirkt sich das auf die Familie, die Kollegen am Arbeitsplatz etc. aus?
■ Welche Konsequenzen sind denkbar?

Vorsichtsmaßnahmen

■ Eine übermäßig enge Bindung zum Tier vermeiden

Was der Hund können sollte

■ Sich bürsten lassen
■ Sich beim Tierarztbesuch angstfrei verhalten

Betätigungsebene

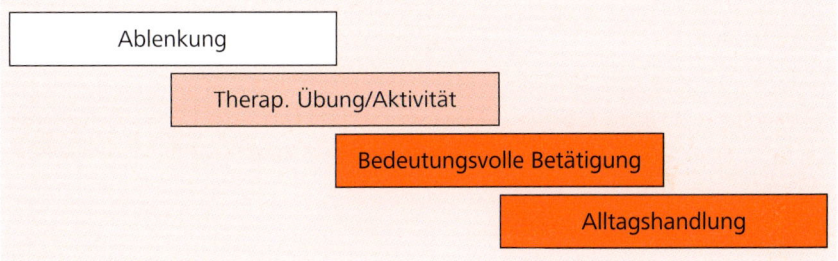

Sozialform	Setting	Klientel
☑ Einzel	☐ Bett	☑ Kinder
☑ Partner	☑ Innen	☑ Erwachsene
☐ Gruppe	☑ Außen	☑ Senioren
	☑ Stadt	

24 Fotoalbum

Ein Hundealbum ansehen und besprechen

Die Tätigkeit ist gut geeignet für die Kennenlernphase zwischen dem Klienten und dem Hund. Der Klient hat im Anschluss das Gefühl, den Hund schon richtig gut zu kennen und besser einschätzen zu können. Personen, die Angst vor dem Hund haben oder sehr unsicher sind, kann diese Tätigkeit helfen, den Kontakt zum Hund leichter herzustellen.

Fotos aus dem Alltag des Hundes dienen zum Einstieg in die Therapie und bieten Sprechanlässe

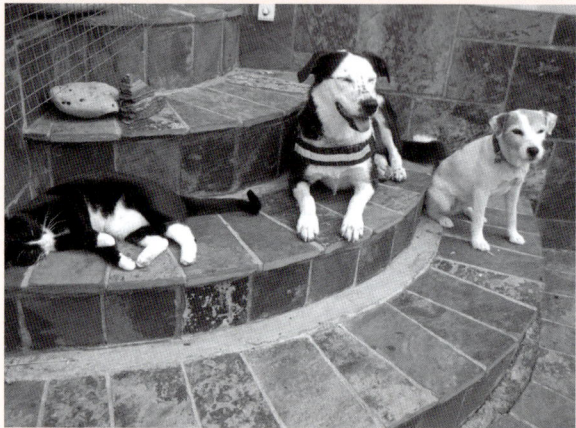

Foto: A. Junkers

Planung, Ausführung und Anpassung der Tätigkeit

Materialien

käuflich

- Fotoalbum
- Fotos entwickeln lassen

aus Eigenherstellung oder der Natur

- Fotos ausdrucken

Ablauf

Ein Fotoalbum vom Hund wird mitgebracht und gemeinsam mit Hund und Klient angesehen. Die verschiedenen Phasen des Hundelebens werden besprochen, was hat er erlebt, wie lebt er außerhalb der Therapie, gibt es andere Tiere in der Familie? Der Hund und der Klient können während der Besprechung beieinandersitzen/liegen.

Variationsmöglichkeiten

- Der Klient erzählt im Anschluss von seinen eigenen Tieren/Tiererfahrungen.
- Der Klient vergleicht die Phasen aus dem Leben des Hundes mit seinen eigenen und erzählt, an was er sich erinnern kann.

Vorsichtsmaßnahmen

- Scharfkantige Buchseiten oder Fotos vermeiden

Was der Hund können sollte

- Engen Körperkontakt tolerieren

Betätigungsebene

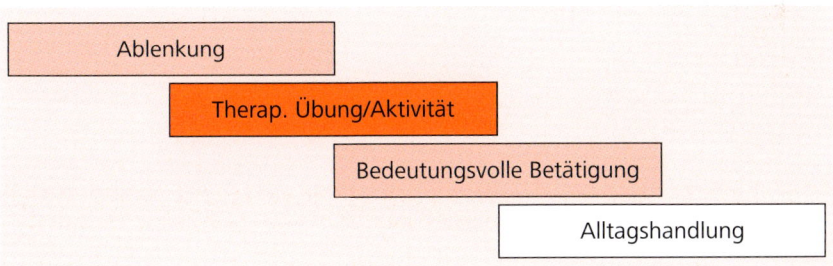

Sozialform	Setting	Klientel
☑ Einzel	☑ Bett	☑ Kinder
☑ Partner	☑ Innen	☑ Erwachsene
☐ Gruppe	☐ Außen	☑ Senioren
	☐ Stadt	

25 Die gute alte Zeit

Gemeinsam Erinnerungen wiederentdecken

Diese Tätigkeit regt im Besonderen ältere, relativ „fitte" Menschen zum Reden an. Möglicherweise schweifen die Teilnehmer ab und „schwelgen selig" in eigenen Erinnerungen. Wenn dieses erwünscht ist, kann es ein sehr bereicherndes Erlebnis für alle Beteiligten sein.

Erinnerungen an Tiere regen zum Austausch an

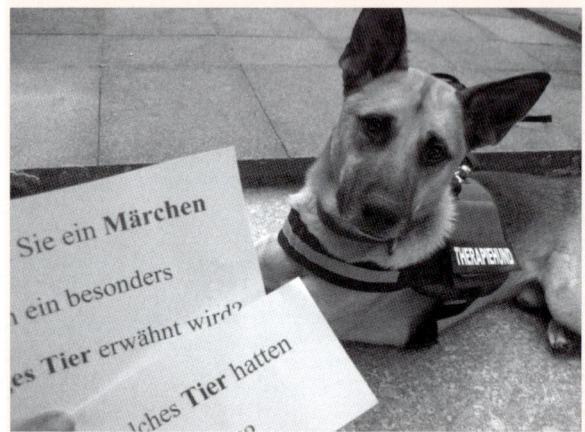

Foto: A. Junkers

Planung, Ausführung und Anpassung der Tätigkeit

Materialien

käuflich

■ Karteikarten

aus Eigenherstellung oder der Natur

■ Fragen auf Karteikarten schreiben

Ablauf

Karten mit Fragen werden verdeckt auf den Tisch gelegt oder in den „Satteltaschen" des Hundes verstaut. Abwechselnd ziehen Klient/en und Therapeut jeweils eine Karte und beantworten oder besprechen die Fragen (z.B. Welches Tier hatten Sie als Kind? Haben Ihre Tiere im Haus oder draußen gelebt? Wie hieß Ihr Lieblingstier?)

Variationsmöglichkeiten

- Abschlussrunde: Die Fragen werden als Quiz am Ende der Stunde wiederholt: Welches Tier hatte Frau Maier als Kind? Wer erinnert sich an den Namen von Herrn Schreiners Lieblingstier?
- Jeder Teilnehmer malt ein Bild seines Lieblingstieres.

Vorsichtsmaßnahmen

- Scharfkantige Karten vermeiden
- Zu ausschweifende Antworten vermeiden, damit sich die anderen Teilnehmer nicht langweilen

Was der Hund können sollte

- Passive Teilnahme (Teampause)
- Auf Zuruf herkommen und sich Kärtchen aus der Statteltasche nehmen lassen

Betätigungsebene

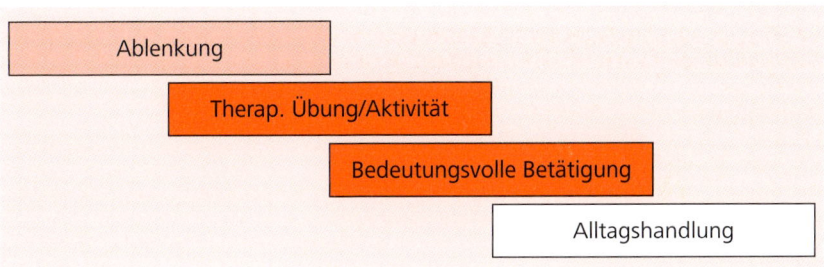

Ablenkung

Therap. Übung/Aktivität

Bedeutungsvolle Betätigung

Alltagshandlung

Sozialform	Setting	Klientel
☑ Einzel	☑ Bett	☐ Kinder
☑ Partner	☑ Innen	☑ Erwachsene
☑ Gruppe	☑ Außen	☑ Senioren
	☐ Stadt	

26

Sicher ist sicher!

Was braucht der Hund und was braucht der Mensch für die eigene Sicherheit?

Diese Tätigkeit eignet sich sehr gut dazu festzustellen, wie realitätsnah der Klient seine eigene Situation einschätzt und inwieweit er kognitiv dazu in der Lage ist, Sicherheitsrisiken zu erkennen und zu vermeiden.

Sicher ist sicher!

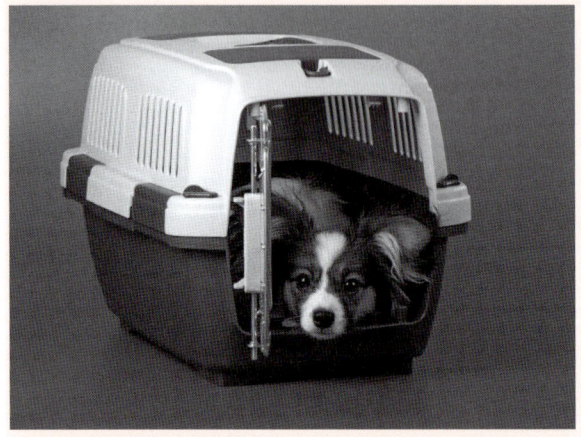

©istockphoto.com / Laures

Planung, Ausführung und Anpassung der Tätigkeit

Materialien

käuflich

- Leine, Ausweis, Steuermarke, Maulkorb etc.

aus Eigenherstellung oder der Natur

- keine

Ablauf

Dinge, die der Hund zur Sicherheit benötigt, werden gezeigt und erklärt (Steuermarke, Namensplakette, Hundeleine, Impfausweis, Transportkiste, Maulkorb etc). Wozu braucht der Hund diese Dinge? Wer wird geschützt?

Variationsmöglichkeiten

- Was benötigt der Mensch/dieser Klient für seine Sicherheit? (z.B. Notfallmedikamente, andere müssen über mögliche Anfälle/Unterzucker etc. aufgeklärt sein.)
- Wie lautet die Notrufnummer der Polizei/des Rettungsdienstes? Kenne ich meine Adresse? Wer soll benachrichtigt werden, wenn mir etwas passiert?

Vorsichtsmaßnahmen

- Keine

Was der Hund können sollte

- Passive Teilnahme (Teampause)

Betätigungsebene

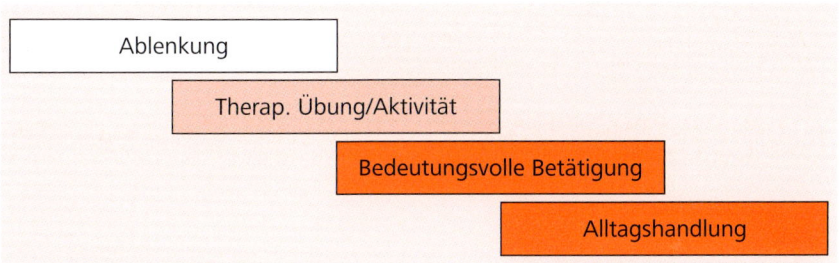

Sozialform	Setting	Klientel
☑ Einzel	☑ Bett	☑ Kinder
☑ Partner	☑ Innen	☑ Erwachsene
☑ Gruppe	☑ Außen	☑ Senioren
	☐ Stadt	

27 Stress mich nicht!

Körpersprache und Emotionen des Hundes kennen und verstehen lernen

Personen mit längerem oder chronischem Krankheitsverlauf tun sich manchmal schwer, adäquat auf nonverbale Signale aus ihrer Umgebung zu reagieren. Im Besonderen können sie sich teilweise nicht in die Befindlichkeit einer anderen Person hineinversetzen und benötigen etwas Übung im Verstehen des Gegenübers.

Die Variationen sind besonders gut geeignet für Personen, die für sich selbst das Empfinden eines persönlichen Umbruchs/Aufbruchs haben (z.B. Jugendliche, Straftäter, Personen mit Essstörungen).

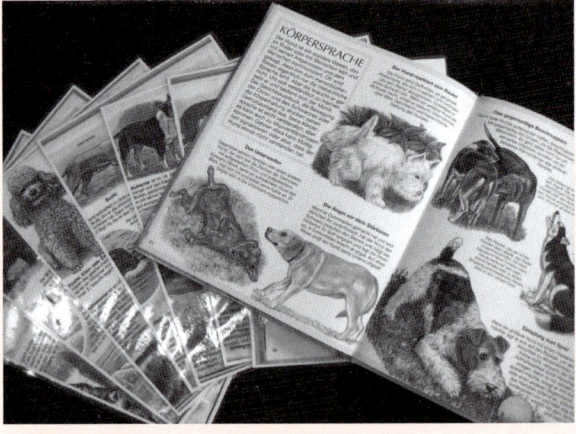

Die Körpersprache des Hundes ist ein wichtiges Thema in der Tiergestützten Therapie

Foto: A. Junkers

Planung, Ausführung und Anpassung der Tätigkeit

Materialien

käuflich

- Hundebücher

aus Eigenherstellung oder der Natur

- Ausdrucke aus dem Internet

Ablauf

Der Klient wird in die Hundesprache eingeführt: Woran kann man erkennen, dass der Hund „gestresst" ist? Wie sehen Beschwichtigungssignale beim Hund aus (Fotos, Bilder), welche dieser Signale hat der Therapiehund schon während der Therapie gezeigt? Partnerarbeit: Man kann einen Klienten während der Therapie ein Video aufzeichnen lassen und die Reaktionen des Hundes auf Stress- und Beschwichtigungssignale hin gemeinsam untersuchen.

Variationsmöglichkeiten

- Die Beschwichtigungssignale des Hundes nachahmen, im Rollenspiel darstellen lassen (z.B. eine Person ist der Hund, die andere Person will ihn immer wieder anfassen, er will es nicht ...)
- Welche Zeichen lassen beim Menschen erkennen, dass er gestresst ist? Was ist für mich stressig? Welche Situationen kann ich schwer aushalten? Was kann ich machen, um besser damit klarzukommen?
- Ausweitung auf den Umgang mit Gefühlen der Aggression/Provokation

Vorsichtsmaßnahmen

- Die mittlere oder letztgenannte Variation nur anwenden, wenn der Therapeut sich in der Lage sieht, die Vertiefung dieser Themen mitzutragen.

Was der Hund können sollte

- Passive Teilnahme (Teampause)

Betätigungsebene

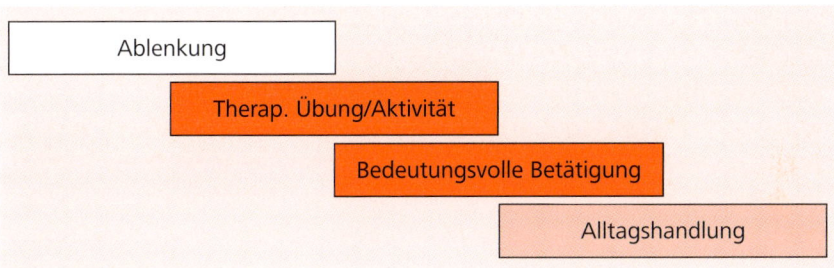

Sozialform

- ☑ Einzel
- ☑ Partner
- ☐ Gruppe

Setting

- ☑ Bett
- ☑ Innen
- ☑ Außen
- ☐ Stadt

Klientel

- ☑ Kinder
- ☑ Erwachsene
- ☑ Senioren

28

Weißt du noch?

Fragen zu den Themen der letzten Sitzung oder zu aktuellen Themen als Einstieg in die Hundetherapie

Mit dieser Tätigkeit wird ein Bogen zu der vorherigen Sitzung geschlagen. Auf spielerische Art und Weise können so Wissen verankert werden und Gedächtnisinhalte aufgefrischt werden. Wenn man aus einer solchen Fragerunde ein Anfangsritual macht, kommen alle Beteiligten etwas zur Ruhe, Feedback zu der vorherigen Sitzung kann mit niedriger Hemmschwelle gegeben werden und auch der Therapeut muss sich für die Fragen kurz mit den Inhalten/Erkenntnissen/Erlebnissen der letzten Hundeeinheit befassen. Erfahrungsgemäß steigert ein solches Herangehen die Qualität der Hundetherapie.

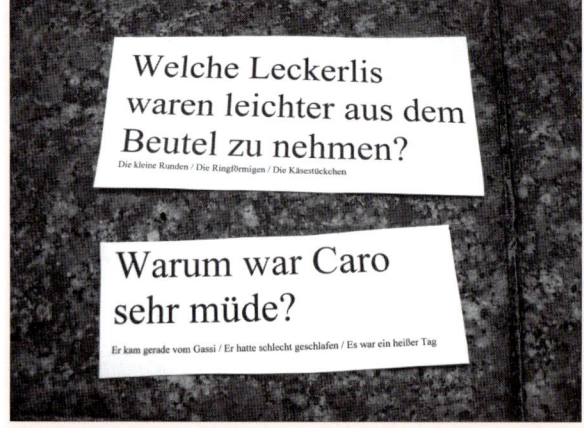

Themen der letzten Sitzung aufgreifen

Foto: A. Junkers

Planung, Ausführung und Anpassung der Tätigkeit

Materialien

käuflich

- Karteikarten
- Satteltaschen

aus Eigenherstellung oder der Natur

- Fragen auf die Karteikarten schreiben

Ablauf

Kärtchen mit Fragen zu den Inhalten der letzten Sitzung werden verdeckt auf den Tisch gelegt/in den Satteltaschen des Hundes verstaut. Nacheinander werden die Karten gezogen und die Fragen beantwortet (z.B. Welches Signal gebrauchen wir für „Hinlegen"? Welche Dinge benötigen wir zum Gassi-Gehen?).

Variationsmöglichkeiten

Vor dem Beginn der eigentlichen Hundetherapie werden drei Fragen zum Datum, Wochentag, Namen der Pflegeperson, zur aktuellen Politik, Wetter, Wirtschaft, Prominenz etc. aus den Satteltaschen gezogen und beantwortet.

Vorsichtsmaßnahmen

- Scharfkantige Kärtchen vermeiden

Was der Hund können sollte

- Satteltaschen tragen
- Auf Zuruf herankommen und stehend die Karten aus den Satteltaschen entnehmen lassen
- Während der passiven Teilnahme sich auf ein Handzeichen auf eine Matte zurückziehen

Betätigungsebene

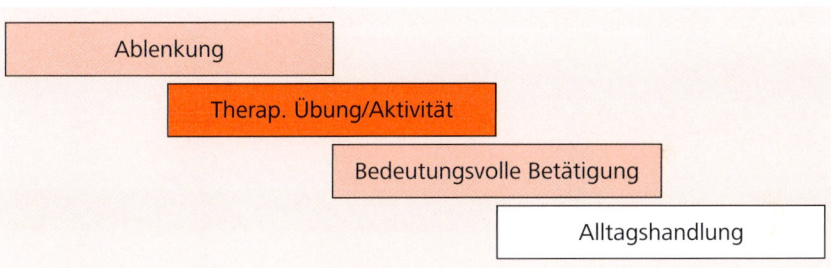

Sozialform	Setting	Klientel
☑ Einzel	☑ Bett	☑ Kinder
☑ Partner	☑ Innen	☑ Erwachsene
☑ Gruppe	☑ Außen	☑ Senioren
	☐ Stadt	

29

Lass dich inspirieren

Der Klient gestaltet etwas Kreatives zum Thema „Hund"

Diese Tätigkeit eignet sich gut, wenn der Hund einmal wegen einer Verletzung oder Operation für eine Zeitlang nicht aktiv einsatzfähig ist. Der Klient ist in der Regel hoch motiviert, sich für die Sache „Hund" kreativ zu betätigen. Wie bei den meisten anderen Tätigkeiten auch, hängen die Fördermöglichkeiten stark von der Art der Tätigkeit ab.

Kreatives Gestalten zum Thema Hund

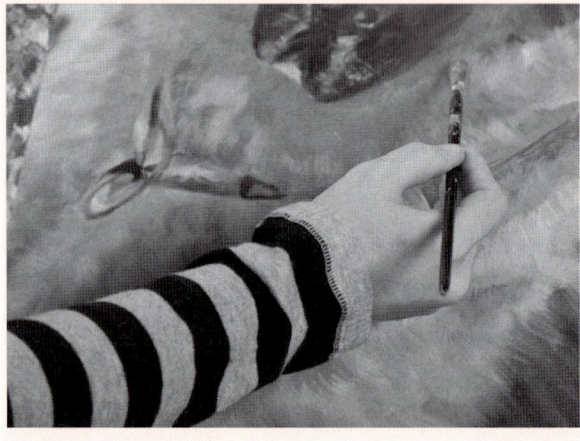
©istockphoto.com / Laures

Planung, Ausführung und Anpassung der Tätigkeit

Materialien

käuflich

- Entsprechend der Tätigkeit

aus Eigenherstellung oder der Natur

- Entsprechend der Tätigkeit

Ablauf

Der Klient kann mit einem Material seiner Wahl kreativ werden: z.B. einen Hund schnitzen, eine Hundefigur aus Pappmaché (Bastelgeschäft) anmalen, einen Bilderrahmen für ein gemeinsames Foto selbst herstellen oder einen käuflich erworbenen Bilderrahmen verzieren. Er kann auch den Hund vom Foto abmalen oder eine Bleistiftzeichnung anfertigen.

Variationsmöglichkeiten

- Bilder vom Hund (und dem Klienten selbst) mit einem Fotoprogramm am PC verändern und ausdrucken
- Weihnachtskarten mit Hund gestalten
- Bilder malen
- Eigene Puzzles oder Memory-Karten aus Hundefotos erstellen und im Fotogeschäft drucken lassen

Vorsichtsmaßnahmen

- Keine

Was der Hund können sollte

- Nicht anwesend oder Therapiepause

Betätigungsebene

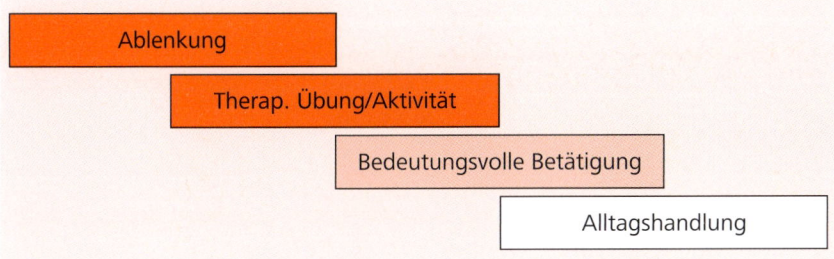

Sozialform	Setting	Klientel
☑ Einzel	☑ Bett	☑ Kinder
☑ Partner	☑ Innen	☑ Erwachsene
☑ Gruppe	☐ Außen	☑ Senioren
	☐ Stadt	

30 Collage

Aus einem Katalog für Heimtierbedarf Bilder ausschneiden und zu einer Geschichte verarbeiten

Die Tätigkeit kann sich über mehrere Sitzungen hinziehen. Die feinmotorischen Anforderungen können von einfach bis komplex gesteigert werden, ebenso die Komplexität der Aufgabe. Das Thema kann frei oder passend zu einer „tierischen" Fragestellung gewählt werden.

Themenschwerpunkt und Schwierigkeitsgrad können dem Klienten gut angepasst werden

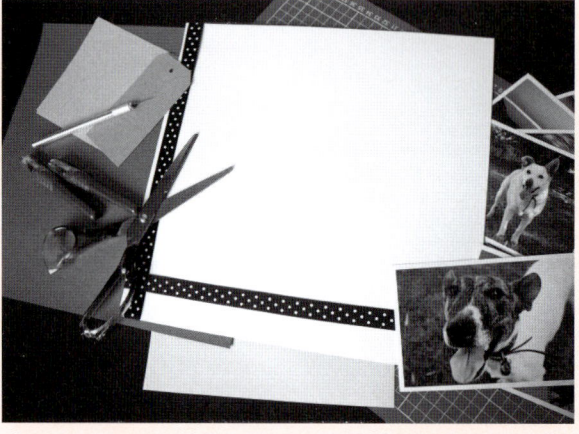

©istockphoto.com / yellowsarah

Planung, Ausführung und Anpassung der Tätigkeit

Materialien

käuflich

- Kataloge (bestellen)
- Karton
- Schere
- Kleber

aus Eigenherstellung oder der Natur

- Keine

Ablauf

Der Klient schneidet passende Bilder aus und klebt diese auf Karten oder erstellt eine Collage zu einem Thema (z.B. ein Sommertag im Leben meines Hundes).

Variationsmöglichkeiten

- Der Klient erzählt danach die Geschichte mithilfe der Bilder (siehe „Bilderge-schichten").
- Eine kleine Anzahl von Bildern (für den Beginn oder das Ende einer Geschichte) vorbereiten/auf die Collage aufkleben und den Klienten die Geschichte weiter kleben und erzählen lassen.

Vorsichtsmaßnahmen

- Scharfkantiges Papier vermeiden

Was der Hund können sollte

- Passive Teilnahme (Teampause)

Betätigungsebene

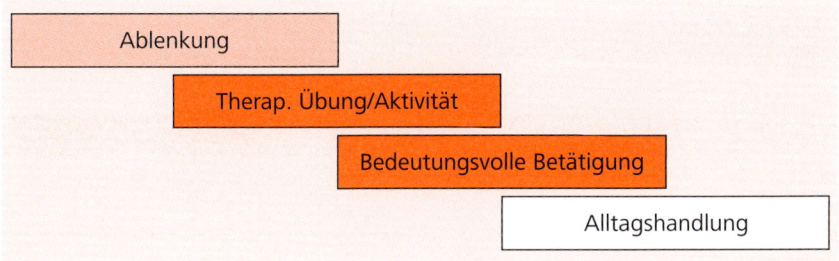

Sozialform
- ☑ Einzel
- ☑ Partner
- ☑ Gruppe

Setting
- ☑ Bett
- ☑ Innen
- ☐ Außen
- ☐ Stadt

Klientel
- ☑ Kinder
- ☑ Erwachsene
- ☑ Senioren

31 Gassi-Gehen

Mit dem Hund spazieren gehen

Da diese Tätigkeit sehr unterschiedlich geplant werden kann, sind die Förderziele entsprechend vielfältig (siehe Ablauf).

Während der Therapie sollte der Hund an zwei Leinen geführt werden, eine davon bleibt immer in der Hand des Therapeuten

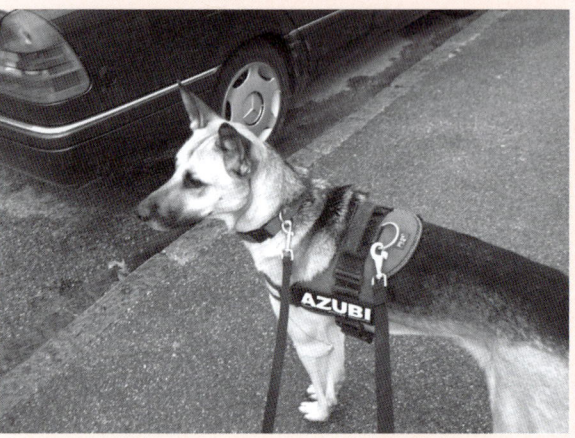

Foto: A. Junkers

Planung, Ausführung und Anpassung der Tätigkeit

Materialien

käuflich

- Halsband
- Leine
- Geschirr

aus Eigenherstellung oder der Natur

- Keine

Ablauf

Bei dieser Tätigkeit gibt es eine ganze Reihe Möglichkeiten zur Erarbeitung unterschiedlicher Förderziele:

1. Sich angemessen anziehen für das Gassi-Gehen
2. Den Weg auf einem Stadtplan wählen und nachgehen
3. Mit öffentlichen Verkehrsmitteln zum Park fahren
4. Halsband und Leinen selbst anlegen
5. Angemessenes Verhalten, wenn ein anderer Hund kommt
6. Zwei verschiedene Routen für den Hin- und Rückweg planen
7. Verschiedene Bodenbeschaffenheiten planen und in den Spaziergang „einbauen"

8. Die Länge der Gassiroute von Mal zu Mal etwas ausdehnen
9. Sich für die nächste Woche im Park mit anderen Hundebesitzern, die man dort getroffen hat, verabreden

Variationsmöglichkeiten

Siehe unter Ablauf

Vorsichtsmaßnahmen

- Den Hund aus Sicherheitsgründen an zwei Leinen anleinen
- Begegnungen mit anderen Hunden möglichst minimieren

Was der Hund können sollte

- Ruhig an der Leine laufen
- Verträglich mit anderen Hunden sein

Betätigungsebene

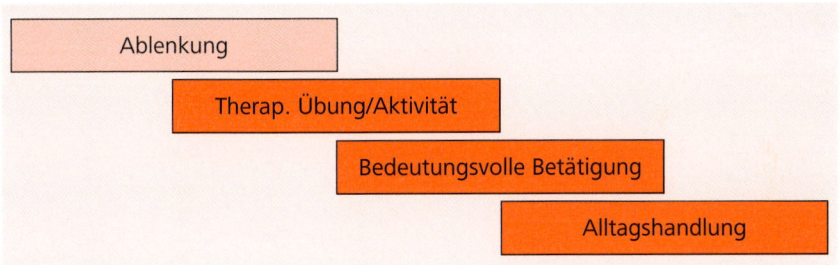

Sozialform	Setting	Klientel
☑ Einzel	☐ Bett	☑ Kinder
☑ Partner	☐ Innen	☑ Erwachsene
☑ Gruppe	☑ Außen	☑ Senioren
	☑ Stadt	

165

32

Picknick im Park

Ein Picknick planen und durchführen

Diese Tätigkeit macht dem/den Klienten in der Regel großen Spaß. Die Anforderungen können von einfach bis sehr komplex gestaltet werden. Dabei kann sich die Vorbereitung des Picknicks über mehrere Behandlungseinheiten ziehen. Zu bedenken gilt, dass man für das Picknick selbst mindestens 30 Minuten ansetzen sollte.

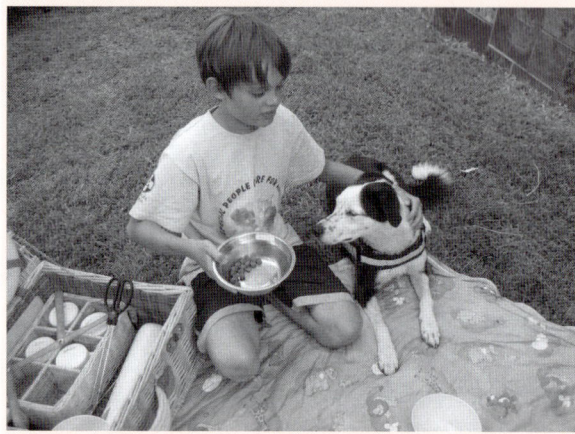

Picknick
macht allen
Freude

Foto: A. Junkers

Planung, Ausführung und Anpassung der Tätigkeit

Materialien

käuflich

- Getränke und Esswaren für ein Picknick
- Würstchen, Hundekuchen, Streichkäse, Leberwurst, einzeln verpackte Käsescheiben

aus Eigenherstellung oder der Natur

- Selbst hergestellte Hundekuchen

Ablauf

Der Ablauf des Picknicks kann mündlich oder schriftlich geplant werden. Was benötigen wir für wen? Picknickdecke, Teller, Becher und Besteck, Hundeteller für Futter, Napf für Wasser etc., Essen und Trinken für Mensch und Tier.
Für den Hund werden geschnittene Würstchen oder Hundekekse (selbst gebacken?) eingepackt. Beim Picknick werden dann beispielsweise die Kekse für den Hund mit Streichkäse bestrichen.

Variationsmöglichkeiten

- Verschiedene Gegestände auf Karten darstellen, Klient sucht sich das passende Foto für ein Picknick heraus.
- Picknickkorb packen lassen
- Einkauf selbstständig durchführen (Einkaufsliste erstellen, Umgang mit Geld/ Wechselgeld)
- Hundekekse selbst backen

Vorsichtsmaßnahmen

- Verletzungsgefahr beim Umgang mit Geschirr und Besteck beachten
- Allgemeine Vorsichtsmaßnahmen beim Einkaufengehen einhalten (z.B. beim Überqueren der Straße)
- Picknickkorb darf nicht zu schwer sein

Was der Hund können sollte

- Nur Futter von „seinem" Teller annehmen
- Abwarten
- Auf dem Boden sitzende Menschen (die auch noch essen) nicht bedrängen
- Einen leichten Korb (mit Tischtuch und Servietten) tragen

Betätigungsebene

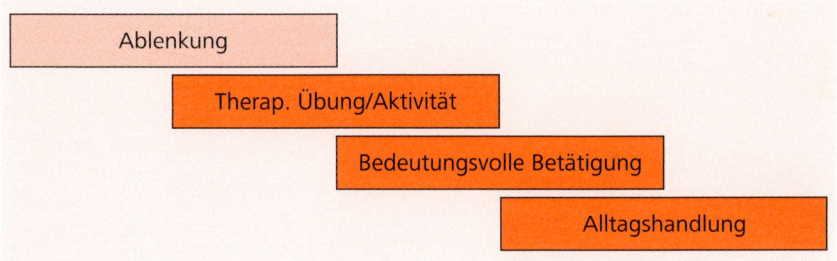

Sozialform	Setting	Klientel
☑ Einzel	☐ Bett	☑ Kinder
☑ Partner	☐ Innen	☑ Erwachsene
☑ Gruppe	☑ Außen	☑ Senioren
	☑ Stadt	

167

33

Was brauche ich?

Gebrauchsgegenstände für den Hund heraussuchen

Der Klient sucht aus einer Vielzahl von Alltagsgegenständen das Entsprechende heraus: „Was brauche ich" kann in Vorbereitung auf Fellpflege, Fütterung oder Gassi-Gehen durchgeführt werden.

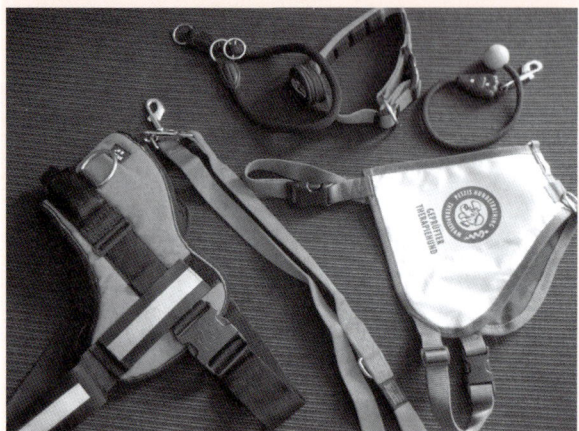

Bekannte Gebrauchs-
gegenstände
werden
verwendet

Foto: A. Junkers

Planung, Ausführung und Anpassung der Tätigkeit

Materialien

käuflich

- Gebrauchsgegenstände für Pflege, Fütterung, Spiel und Gassi-Gehen

aus Eigenherstellung oder der Natur

- Keine

Ablauf

Der Therapeut kann beispielsweise den Klienten um einen Gegenstand (z.B. Hunde-bürste) bitten oder er bittet den Klienten, den richtigen Gegenstand für eine Tätig-keit (z.B. Fellpflege) herauszusuchen.

Variationsmöglichkeiten

- Bei eingeschränkter Kommunikation: Der Klient zeigt durch Blickbewegung den Gegenstand an, macht Gebrauch vom „Talker" oder von abgesprochenen Ja/Nein-Signalen.
- Auf Karten dargestellte Gegenstände (Foto/Zeichnung/Piktogramm[37]) sollen herausgesucht werden.

Vorsichtsmaßnahmen

- Verletzungsgefahr bei einigen scharfkantigen Hundebürsten (z.B. Furminator) beachten

Was der Hund können sollte

- Aktive Teilnahme erst bei weiterführenden Tätigkeiten (z.B. Schönheitssalon, Anwendungsbeispiel 5) erforderlich

Betätigungsebene

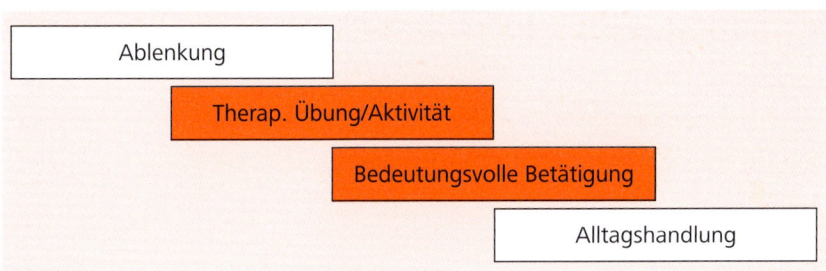

Sozialform	Setting	Klientel
☑ Einzel	☑ Bett	☑ Kinder
☑ Partner	☑ Innen	☑ Erwachsene
☐ Gruppe	☑ Außen	☑ Senioren
	☐ Stadt	

34

Mit Futter rechnen

Rechenaufgaben durch das Teilen von Futterstückchen lösen

Der Klient teilt Leckerlis in kleine Stücke (z.B. Hundesticks). Diese Aufgabe macht Kindern und Erwachsenen gleichermaßen Spaß, weil dabei das Gefühl entsteht, dem Hund etwas Gutes zu tun. So macht Rechnen Spaß!

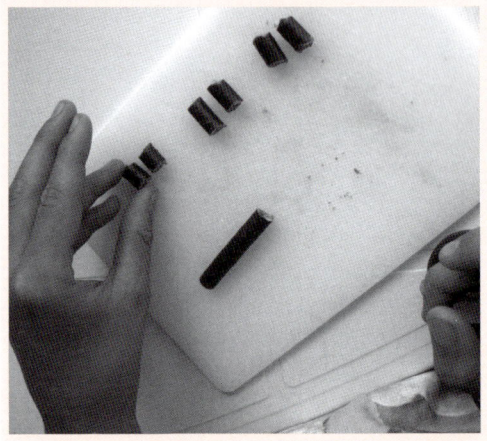

Leckerlis eignen sich für einfache Rechenaufgaben

Foto: A. Junkers

Planung, Ausführung und Anpassung der Tätigkeit

Materialien

käuflich

- Hundesticks (im Handel erhältlich)
- Besteck und Brettchen

aus Eigenherstellung oder der Natur

- Selbstgebackene Leckerlis
- Rechenaufgaben (schriftlich)

Ablauf

Rechenaufgaben in Form von Sachaufgaben stellen: Lesen – Mündlich wiedergeben – Strukturieren (z.B. Zeichnung) – Lösungsstrategie entwickeln – Rechenoperation auswählen und durchführen – Lösung überprüfen. Danach werden die Leckerlis entsprechend aufgeteilt

Für den heutigen Tag benötigen wir die Leckerlis für vier Hundesit- zungen. In zwei Sitzungen sind jeweils zwei Klienten anwesend, in den anderen zwei Sitzungen jeweils nur einer. Jeder Klient braucht 10 Stückchen. Wie viele Stückchen benötigen wir?

Variationsmöglichkeiten

- Hundekekse vorher selbst backen
- Zum Schneiden statt eines Messers eine Schere verwenden
- Die Sticks mit einer Gabel zerteilen (dabei wird mehr Kraft benötigt als beim Zerschneiden mit einem Messer)

Vorsichtsmaßnahmen

- Überfütterung vermeiden, Futterstückchen klein halten!

Was der Hund können sollte

- Futter vorsichtig annehmen

Betätigungsebene

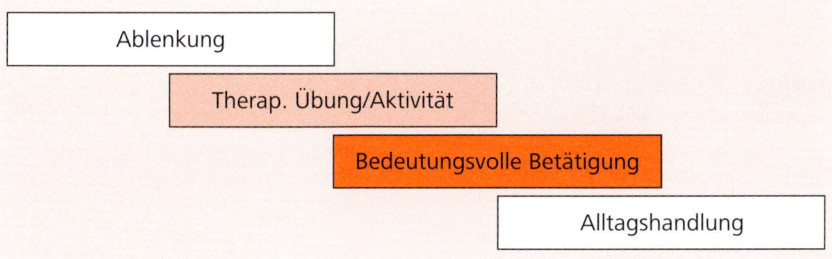

Sozialform	Setting	Klientel
☑ Einzel	☑ Bett	☑ Kinder
☑ Partner	☑ Innen	☑ Erwachsene
☐ Gruppe	☐ Außen	☑ Senioren
	☐ Stadt	

35 Kreatives Schreiben

Der Klient schreibt ein Gedicht oder eine Geschichte über den Hund oder für den Hund

Diese Tätigkeit kann ein Einstieg in die Freizeittätigkeit „Schreiben" sein. Manche Klienten entdecken ihre eigene Kraft zur Aufarbeitung ihrer Vergangenheit/Krankheit durch das Schreiben.

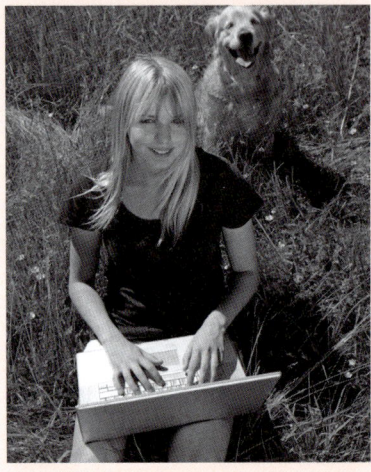

©istockphoto.com / luna4

Schreiben wirkt auf viele Klienten befreiend

Planung, Ausführung und Anpassung der Tätigkeit

Materialien

käuflich

- Schreibmaterialien
- Schreibmaschine
- PC mit Schreibprogramm

aus Eigenherstellung oder der Natur

- Keine

Ablauf

Der Klient schreibt allein oder mit Hilfe des Therapeuten ein Gedicht oder eine Geschichte über den Hund oder für den Hund. Fotos oder eigene Zeichnungen können eingefügt werden.

Variationsmöglichkeiten

- Der Klient plant von Anfang an, sein Werk zu „veröffentlichen" (Rundbrief/Schülerzeitung).
- Zur Melodie eines bekannten Liedes wird ein neuer Text geschrieben und an einem geselligen Abend vorgetragen.

Vorsichtsmaßnahmen

- Keine

Was der Hund können sollte

- Passive Teilnahme (Teampause)

Betätigungsebene

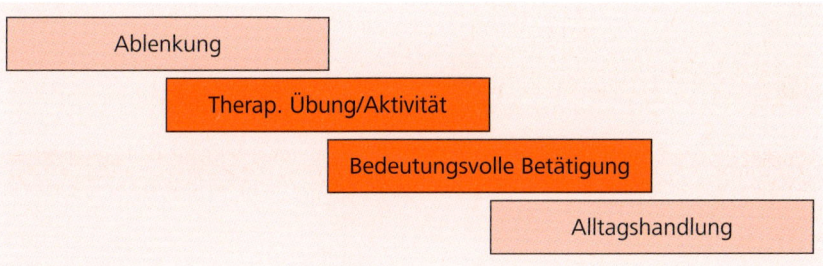

Sozialform	Setting	Klientel
☑ Einzel	☑ Bett	☑ Kinder
☐ Partner	☑ Innen	☑ Erwachsene
☐ Gruppe	☐ Außen	☑ Senioren
	☐ Stadt	

36 Wörter bilden

Für jeden Buchstaben (z.B. aus dem Namen des Hundes) soll eine Anzahl neuer Wörter gefunden werden

Diese Tätigkeit ermöglicht eine Vielzahl an Variationen. Sie kann zur Steigerung der Reaktionsgeschwindigkeit oder bei der Behandlung von Abrufblockaden eingesetzt werden.

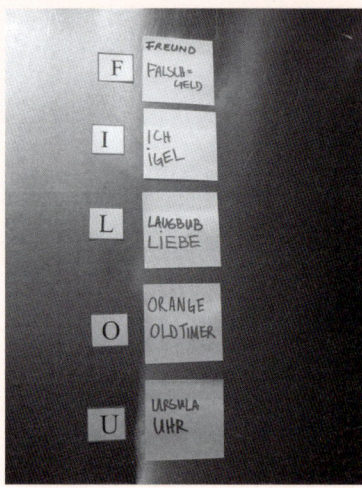

Foto: A. Junkers

Eine einfache Idee mit vielen Variationsmöglichkeiten

Planung, Ausführung und Anpassung der Tätigkeit

Materialien

käuflich

- Karteikärtchen

aus Eigenherstellung oder der Natur

- Buchstabenkärtchen (evtl. laminiert) anfertigen

Ablauf

In den Satteltaschen des Hundegeschirrs werden Buchstaben verstaut. Der Klient ruft den Hund zu sich, entnimmt eine Karte und denkt sich mit dem gezogenen Buchstaben als Anfangsbuchstaben andere Wörter aus (er zieht beispielsweise das „F" und nennt dann Wörter wie „Fisch", „Falschgeld", „Freund").

Variationsmöglichkeiten

- Es werden nur die gängigsten Buchstaben des Alphabets genommen.
- Es sollen nur Verben gebildet werden.
- Der gezogene Buchstabe soll mindestens zweimal im Wort vorkommen.
- Die Wörter müssen auf dem gezogenen Buchstaben enden.
- Es kann Stadt-Land-Fluss mit den gezogenen Buchstaben gespielt werden.

Vorsichtsmaßnahmen

- Scharfkantige Karten vermeiden

Was der Hund können sollte

- Satteltaschen tragen
- Auf Zuruf herankommen und stehend die Karten aus den Satteltaschen entnehmen lassen
- Während der passiven Teilnahme sich auf ein Handzeichen auf eine Matte zurückziehen

Betätigungsebene

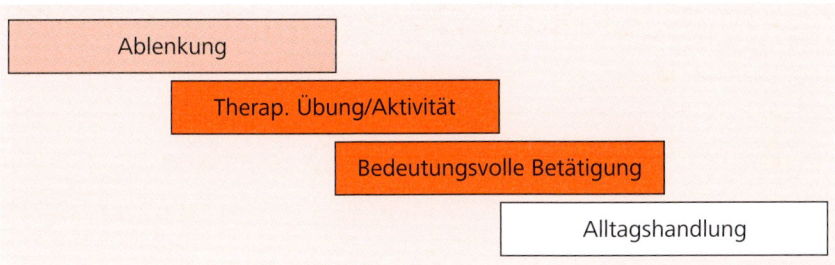

Sozialform	Setting	Klientel
☑ Einzel	☑ Bett	☑ Kinder
☑ Partner	☑ Innen	☑ Erwachsene
☑ Gruppe	☑ Außen	☑ Senioren
	☐ Stadt	

37 Sinn oder Unsinn

„Tierische" Begriffe sollen in (mehr oder weniger) sinnvollen Sätzen kombiniert werden

„Satteltaschenübungen" (siehe auch Tätigkeit 36 „Wörter bilden") sind sehr vielseitig und können ohne Weiteres als aktivierendes Anfangs- oder Abschlussritual eingeführt werden.

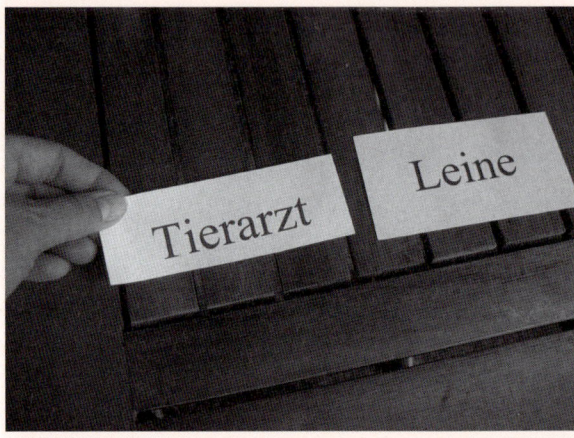

Wie kann ich mit diesen Wörtern einen Satz bilden?

Foto: A. Junkers

Planung, Ausführung und Anpassung der Tätigkeit

Materialien

käuflich

- Karteikarten

aus Eigenherstellung oder der Natur

- Tierische Begriffe auf (laminierten) Karten vorbereiten

Ablauf

Der Klient entnimmt den Satteltaschen des Hundes zwei Begriffe (z.B. „Leine" und „Tierarzt"). Nun versucht er, beide Begriffe in einem vernünftigen Satz unterzubringen.

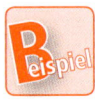

„Zum Besuch beim Tierarzt sollte der Hund immer eine Leine tragen."

Variationsmöglichkeiten

- Es sollen witzige/unsinnige Sätze gebildet werden.
- Es wird nur ein Wort gezogen und dieser Begriff soll umschrieben und von anderen Teilnehmern erraten werden.
- Der Begriff soll gemalt werden oder in Pantomime dargestellt und erraten werden.
- Beim Spaziergang werden Fragen oder Aufgaben in die Satteltasche getan.

Vorsichtsmaßnahmen

- Scharfkantige Karten vermeiden
- Angemessene Schriftgröße wählen

Was der Hund können sollte

- Satteltaschen tragen
- Auf Zuruf herankommen und stehend die Karten aus den Satteltaschen entnehmen lassen
- Während der passiven Teilnahme sich auf ein Handzeichen auf eine Matte zurückziehen

Betätigungsebene

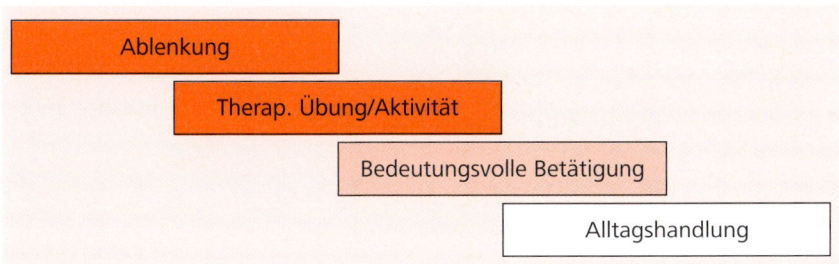

Sozialform	Setting	Klientel
☑ Einzel	☑ Bett	☑ Kinder
☑ Partner	☑ Innen	☑ Erwachsene
☑ Gruppe	☑ Außen	☑ Senioren
	☐ Stadt	

38

Lesestunde

Der Klient liest dem Hund etwas vor

Diese Tätigkeit eignet sich gut als Ausklang einer Sitzung: So kann beispielsweise am Ende einer Sitzung immer eine kurze Lese-und-Kuschelsequenz stattfinden (dazu empfehlenswert ist das Buch von Grobholz, 2011). Kinder mit Schwierigkeiten beim Lesen sind in Anwesenheit eines Hundes entspannter. Sie lesen lieber dem Hund als der Mutter oder der Therapeutin vor. Aus diesem Grund werden „Lesehunde" vermehrt in der Therapie von Schulschwierigkeiten eingesetzt.

Einem Hund vorzulesen fällt leicht und macht Spaß

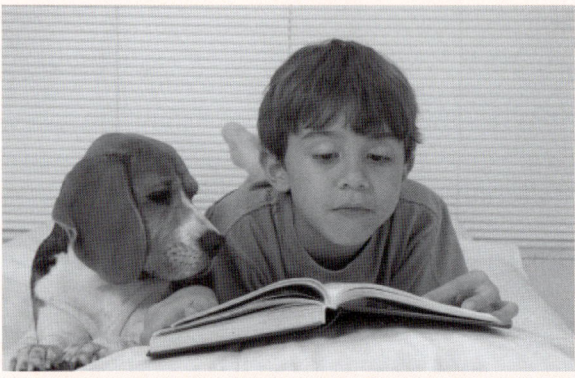

©istockphoto.com / Sadeugra

Planung, Ausführung und Anpassung der Tätigkeit

Materialien

käuflich

- Passende Bücher (z.B. auf www.lesehaus.de oder www.lesezug.at
- Tageszeitung

aus Eigenherstellung oder der Natur

- Keine

Ablauf

Der Klient setzt/legt sich gemeinsam mit dem Hund auf den Boden/auf die Couch und liest ihm eine tierische Geschichte vor.

Variationsmöglichkeiten

■ Der Klient soll Personen mit Hunden zu ihrem Tier „interviewen" (Name, Rasse, Alter, Lieblingsfutter, Lieblingsspielzeug, eine lustige Begebenheit, bei der der Hund eine Rolle gespielt hat). Die Informationen ordnen und aufschreiben oder vortragen.

■ Er kann ein eigenes Quiz entwickeln (Welche Rasse wurde für die Arbeit mit Schafen gezüchtet und hat ein schwarz-weißes Fell?).

Vorsichtsmaßnahmen

■ Bei Gesprächen mit anderen auf angemessene Fragen achten

Was der Hund können sollte

■ Nicht anwesend

Betätigungsebene

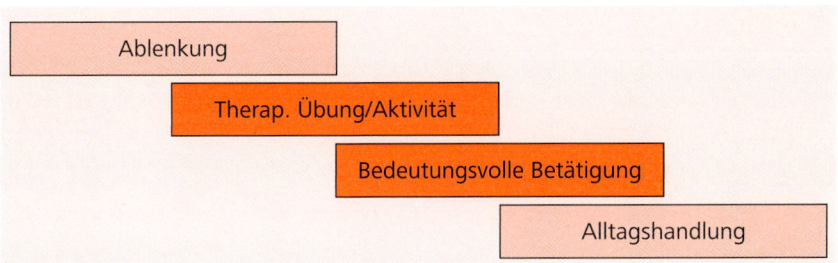

Sozialform	Setting	Klientel
☑ Einzel	☑ Bett	☑ Kinder
☑ Partner	☑ Innen	☑ Erwachsene
☐ Gruppe	☐ Außen	☑ Senioren
	☐ Stadt	

41

Wo ist deine Schulter?

Der Klient benennt eigene Körperteile und zeigt auf oder berührt die entsprechenden Körperteile beim Hund

Personen mit verminderter Körperwahrnehmung oder gravierenden kognitiven Einbußen können mit dieser Tätigkeit das Konzept des Körpers und den dazugehörigen Körperteilen verinnerlichen. Auch Kinder finden diese Tätigkeit in der Regel lustig und lehrreich.

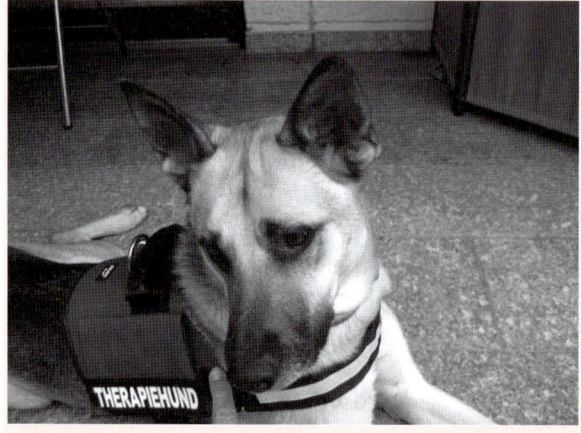

Foto: A. Junkers

Zeigen reicht, wenn man sich nicht traut, den Hund zu berühren

Planung, Ausführung und Anpassung der Tätigkeit

Materialien

käuflich

■ Klebepunkte

aus Eigenherstellung oder der Natur

■ Bilder von Mensch und Tier mit/ohne Beschriftung von Körperteilen
■ Puzzle aus Körperteilen

Ablauf

Der Klient benennt die Körperteile, auf die der Therapeut bei sich selbst oder beim Klienten einen Klebepunkt geheftet hat. Danach versucht er, das entsprechende Körperteil beim Hund zu erkennen und richtig zu benennen.

Variationsmöglichkeiten

- Auf einer vorgefertigten Zeichnung vom Hund (und von einer Person) malt der Klient den entsprechenden Körperteil an.
- Links-Rechts-Unterscheidung (wo ist bei der Person auf dem Bild links?)

Vorsichtsmaßnahmen

- Keine Klebepunkte auf den Hund kleben

Was der Hund können sollte

- Berührung tolerieren
- Manche Hunde bewerten das Zeigen mit dem Finger als Sichtsignal und wissen nicht, was sie tun sollen.

Betätigungsebene

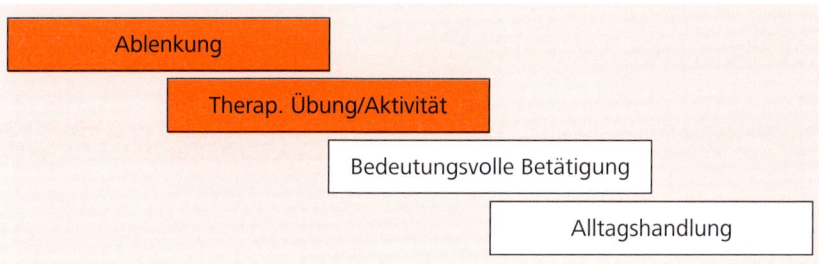

Sozialform	Setting	Klientel
☑ Einzel	☑ Bett	☑ Kinder
☑ Partner	☑ Innen	☑ Erwachsene
☐ Gruppe	☐ Außen	☑ Senioren
	☐ Stadt	

42

Wer ist das?

Der Klient „erfühlt" mit Augenbinde, welchen Hund er vor sich hat, und beschreibt, was er ertastet

Diese Tätigkeit ist nur bei mehreren Therapietieren (mindestens drei) sinnvoll und macht in der Regel allen Beteiligten viel Spaß. Diese Übung fordert viel Konzentration von den Teilnehmern, besonders bei eingeschränkter taktiler Wahrnehmung.

Auch wenn man die Tiere gut kennt, kann man sie mit verbundenen Augen oftmals nicht so einfach unterscheiden

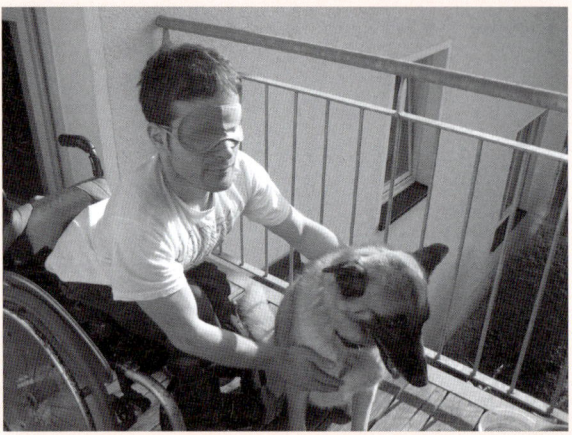

Foto: A. Junkers

Planung, Ausführung und Anpassung der Tätigkeit

Materialien

käuflich

- Augenbinde (wird oftmals auf Langstreckenflügen ausgehändigt)
- Tuch

aus Eigenherstellung oder der Natur

- Keine

Ablauf

Dem Klienten werden die Augen verbunden und der Hund wird zu ihm gebracht. Bei mehreren Therapiehunden soll der Klient durch Ertasten herausfinden, um welchen Hund es sich handelt.

Variationsmöglichkeiten

■ Ist nur ein Hund vorhanden, kann der Klient versuchen zu erkennen, welchen Körperteil des Hundes er gerade berührt oder Begriffe wie warm/kalt/hart/weich/lockig/glatt passend anwenden.

Vorsichtsmaßnahmen

■ Berührung empfindlicher Körperstellen beispielsweise an Rute, Ohren oder Genitalbereich vermeiden

Was der Hund können sollte

■ Sich abtasten lassen (muss im Vorfeld geübt werden, da die Situation für den Hund sehr unnatürlich ist)

Betätigungsebene

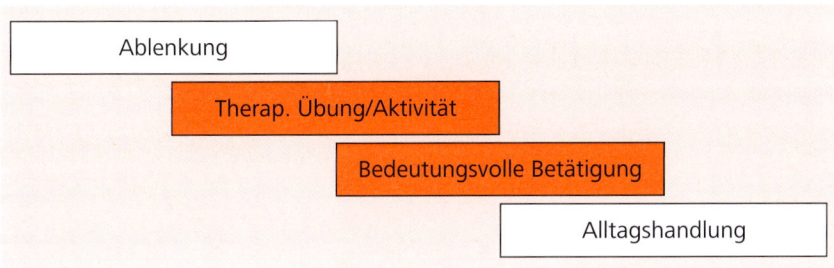

| Ablenkung |
| Therap. Übung/Aktivität |
| Bedeutungsvolle Betätigung |
| Alltagshandlung |

Sozialform	Setting	Klientel
☑ Einzel	☑ Bett	☑ Kinder
☑ Partner	☑ Innen	☑ Erwachsene
☑ Gruppe	☐ Außen	☑ Senioren
	☐ Stadt	

43

Miss mich mal

Der Klient „vermisst" den Hund

Bei dieser Tätigkeit kommt der Klient in sehr nahen Kontakt mit dem Hund. Es ist wichtig, dass der/die Teilnehmer gut in den Umgang mit dem Hund eingewiesen worden sind!

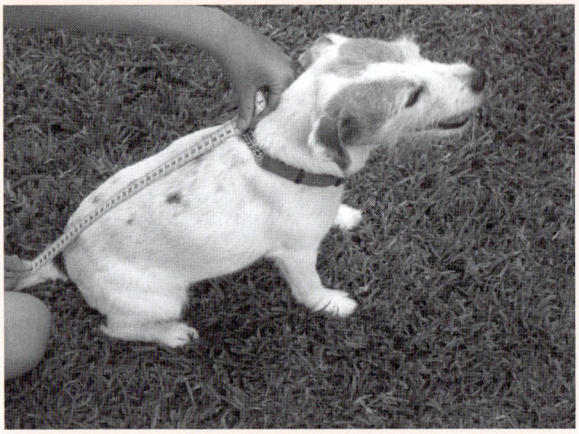

Wie groß bist du?

Foto: A. Junkers

Planung, Ausführung und Anpassung der Tätigkeit

Materialien

käuflich

- Maßband

aus Eigenherstellung oder der Natur

- Hundezeichnung, in die die gewonnenen Maße eingezeichnet werden können, anfertigen
- Tabelle für Maße anfertigen

Ablauf

Der Klient bekommt den Auftrag, den liegenden oder stehenden Hund mit dem Maßband zu vermessen (Nasenspitze zur Rutenspitze, Ohrenlänge, Abstand zwischen den Ohren, Schnauzenlänge, Beinlänge, Brustumfang etc.).

Variationsmöglichkeiten

- Aus den dabei gewonnenen Zahlen können Rechenaufgaben gebildet werden (Wie lang ist der Hund von Schnauze bis Rutenspitze? Wenn man die Länge der Rute abzieht, bekommt man welches Ergebnis? Die Vorderbeine des Hundes sind 46 cm lang, was ist das in mm? Welche Summe entsteht, wenn man alle Maße des Hundes zusammenzählt?).
- Rechenaufgaben können für eine weitere Sitzung in den Satteltaschen des Hundes verstaut und einzeln entnommen werden (Hund herrufen, Aufgabe entnehmen, Hund in „Platz" oder auf seine Decke schicken).

Vorsichtsmaßnahmen

- Keine empfindlichen Körperstellen vermessen

Was der Hund können sollte

- Sich liegend und stehend vermessen lassen
- Im Vorfeld üben (viele Hunde finden diese Tätigkeit äußerst befremdlich)

Betätigungsebene

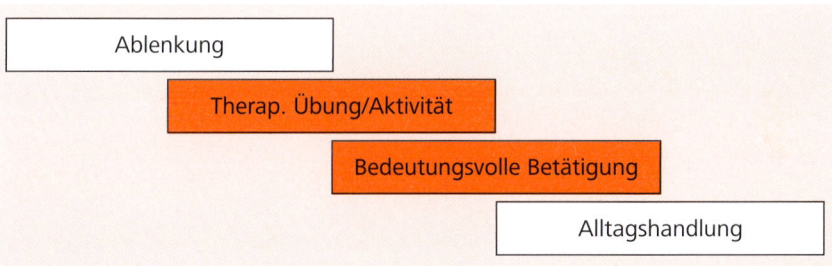

Sozialform	Setting	Klientel
☑ Einzel	☐ Bett	☑ Kinder
☑ Partner	☑ Innen	☑ Erwachsene
☐ Gruppe	☑ Außen	☑ Senioren
	☐ Stadt	

44

Dr. Dolittle

Der Klient in der Rolle des Tierarztes

Diese Tätigkeit eignet sich gut für Klienten, die über ihren eigenen Gesundheitszustand mehr wissen wollen. Die Frage, wie erhalte ich die Gesundheit meines Hundes oder meine eigene Gesundheit, kann im Rahmen dieser Tätigkeit besprochen werden.

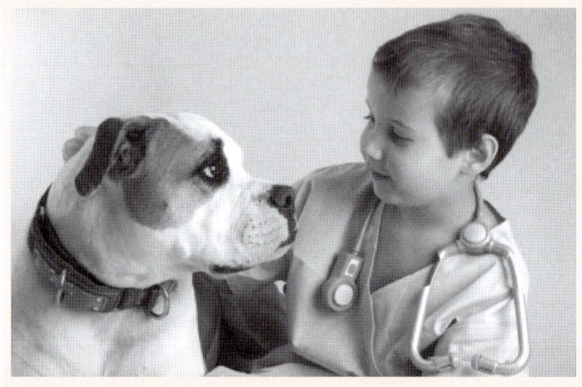

©istockphoto.com / Sadeugra

**Kleine Leute
ganz groß**

Planung, Ausführung und Anpassung der Tätigkeit

Materialien

käuflich

- Stethoskop (funktionsfähig und erschwinglich im Spielwarengeschäft)
- Waage

aus Eigenherstellung oder der Natur

- Liste für Einträge der Werte erstellen (siehe Variationsmöglichkeiten)

Ablauf

Der Klient bekommt den Auftrag festzustellen, welche Pulsrate der Hund hat, wie hoch die Körpertemperatur in der Achsel ist und wie schwer der Hund ist. Er soll den Hund außerdem mit dem Stethoskop abhorchen.

Variationsmöglichkeiten

- Vergleiche mit der menschlichen Körpertemperatur und Pulsrate anstellen, wo ist beim Menschen das Herz, klingt die Atmung vom Hund anders als beim Menschen?
- Werte wie Puls und Körpertemperatur in eine Liste eintragen und mit den Werten nach einer anstrengenden Tätigkeit oder an heißen Tagen vergleichen.

Vorsichtsmaßnahmen

- Keine

Was der Hund können sollte

- Sich in liegender Position „untersuchen" lassen

Betätigungsebene

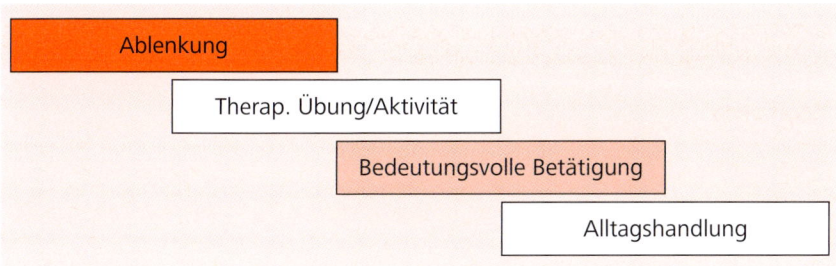

Sozialform	Setting	Klientel
☑ Einzel	☐ Bett	☑ Kinder
☑ Partner	☑ Innen	☑ Erwachsene
☐ Gruppe	☑ Außen	☑ Senioren
	☐ Stadt	

8.2 Übersicht über die Komponente „Aktivitäten und Partizipation (Teilhabe)" der ICF und ICF-CY und der für die Tiergestützte Therapie relevanten untergeordneten Domänen

Wie bereits erwähnt würde eine detaillierte Aufschlüsselung der Komponente, Domänen und Ebenen den Rahmen dieses Buches sprengen. Zur Übersicht sind im Folgenden die neun Domänen der Komponente „Aktivitäten und Partizipation (Teilhabe)" aufgelistet. Beispielhaft sowie zur Erläuterung der Domänen sind weitere Ebenen in Stichworten beschrieben (WHO, 2005, 2011). Aspekte, die unten hervorgehoben sind (fett gedruckt), sind bei entsprechender Behandlungsplanung durch den Einsatz der Tiergestützten Therapie beeinflussbar[38].
Im Anschluss werden alle in Kapitel 8.1 beschriebenen Tätigkeiten in einer Tabelle den entsprechenden Domänen zugeordnet (Kapitel 8.3).

d1 Lernen und Wissensanwendung	
Bewusste sinnliche Wahrnehmung (d110-d129)	**Zuschauen**, **Zuhören**, Orales Explorieren, **Tasten**, **Spüren**, **Riechen**, Schmecken
Elementares Lernen (d130-d159)	**Nachmachen**, **Nachahmen**, **Lernen durch Handlung mit Gegenständen**, **Lernen durch Spiel** (Symbol- und So-tun-als-ob-Spiel), **Information erwerben** (Fragen stellen), Sprache erwerben (Wörter oder bedeutungsvolle Symbole, Sätze, Syntax), **Üben** (Wiederholen und Einüben), Konzepte aneignen (u.a. Größen, Mengen, Längen, Klassifizierungen), Lesen lernen, Schreiben lernen, Rechnen lernen, **Fertigkeiten aneignen** (einfach bis komplex, Handzeichen, Arbeitsgeräte benutzen, Spiele und Sport lernen)
Wissensanwendung (d160-d179)	**Aufmerksamkeit fokussieren** (Merkmale von Personen, Berührung, Stimme, Veränderungen in der Umwelt), **Aufmerksamkeit lenken** (auf Handlung oder Aufgabe) **Denken** (Ideen, Konzepte, Vorstellungen, Denk(sport)aktivitäten, Wortspiele, So-tun-als-ob, Vor- und Nachteile abwägen, Vermutungen anstellen, überlegen), lesen, schreiben, rechnen **Probleme lösen** (einfach bis komplex, analysieren, Lösungsmöglichkeiten entwickeln, Auswirkung abschätzen, Lösung umsetzen, Streit schlichten), **Entscheidungen treffen**

---

38 Fett hervorgehobene Aspekte wurden entsprechend der Relevanz von der Autorin vorgenommen. Sie hat nicht relevante Bereiche ausgelassen. Die Begriffe stimmen weitestgehend mit den Dokumentationen von der WHO 2005 und 2011 überein, Die Autorin hat kleine Änderungen zum besseren Verstädnis in diesem Kontext vorgenommen.

d2 Allgemeine Aufgaben und Anforderungen	
Einzel- und Mehrfachaufgaben übernehmen (d210)	**Einfache bis komplexe Aufgabe** (übernehmen, beginnen und beenden), **Aufgabe unabhängig übernehmen oder in einer Gruppe bewältigen** (Team)
Tägliche Routine durchführen (d230)	**Routinen planen, handhaben und abschließen, Anleitung anderer folgen, Änderungen handhaben, mit Zeit umgehen, Handlungen zeitlichen Erfordernissen anpassen, Zeit- und Energiebedarf einplanen**
Mit Stress und psychischen Anforderungen umgehen (d240)	**Mit Verantwortung umgehen** (Pflichten handhaben, Anforderungen der Pflichten beurteilen) **Mit Stress umgehen** (Handlungen am entscheidenden Wendepunkt zur Bewältigung von Schwierigkeiten durchführen, Warten, bis man an der Reihe ist, systematisches Suchen nach verlorenen Gegenständen, Zeit im Griff), Krisensituationen hantieren (Zeitpunkt, um Hilfe zu bitten, richtig einschätzen)
Eigenes Verhalten und Ausdruck von Gefühlen steuern (d250)	**Neuartiges akzeptieren, angemessen auf Erwartungen und Anforderungen reagieren, Gefühle in Situation oder in der Interaktion mit Personen steuern, verlässlich handeln, Ausmaß von Aktivität der Anforderung anpassen**
d3 Kommunikation	
Kommunizieren als Empfänger von (d310-d329)	**Gesprochenen Mitteilungen, non-verbalen Mitteilungen** (Körpersprache, Zeichen, Symbole, Piktogrammen), **schriftliche Mitteilungen verstehen**
Kommunizieren als Sender (d330-d349)	**Lautieren, Sprechen,** Singen, **non-verbale Mitteilungen produzieren** (Körpersprache einsetzen, Verwendung von Zeichen und Symbolen, Zeichnungen und Fotos machen, Mitteilungen schreiben)
Konversation, Gebrauch von Kommunikationsgeräten und -techniken (d350 – d369)	**Konversation, Gedanken und Ideenaustausch** (Unterhaltung mit einer/mehreren Personen führen, Unterhaltung beginnen, aufrechterhalten, beenden) Diskussion (Erörterung mit Pro- und Kontra-Argumenten, mit einer oder vielen Personen) **Kommunikationsgeräte und -techniken benutzen** (Telekommunikationsgeräte benutzen z.B. Telefon, Handy,) technisches Schreibgerät benutzen, z.B. Schreibmaschine, PC, Talker)
d4 Mobilität	
Körperposition ändern und aufrechterhalten (d410-d429)	**Körperposition wechseln** (hinlegen, hocken, knien, sitzen, stehen, sich beugen, Schwerpunkt verlagern, umdrehen), **in einer Körperposition verbleiben** (auch Kopfhaltung beibehalten), sich verlagern (Transfer)
Gegenstände tragen, bewegen, handhaben (d430-d449)	**Gegenstände anheben, tragen und absetzen, Gegenstände mit den unteren Extremitäten bewegen** (schieben, stoßen, kicken, Pedale treten), **Feinmotorischer Handgebrauch** (Gegenstand aufnehmen [z.B. Bleistift], ergreifen [z.B. Türknauf], handhaben [kleine Gegenstände dirigieren, führen], loslassen), **Hand- und Armgebrauch** (ziehen, schieben, nach etwas greifen, Hände drehen, werfen, fangen)

Gehen und sich fortbewegen (d450-d469)	**Gehen** (kurze Entfernungen, lange Entfernungen, auf unterschiedlichen Oberflächen gehen, Hindernisse umgehen), **sich auf andere Weise fortbewegen** (krabbeln, robben, klettern, steigen, rennen, springen, rutschen, rollen, sitzrutschen) **sich in verschiedenen Umgebungen fortbewegen** (in der eigenen Wohnung, in Gebäuden außerhalb der eigenen Wohnung, außerhalb Gebäuden), **sich unter Verwendung von Ausrüstung/Geräten fortbewegen**
Sich mit Transportmitteln fortbewegen (d470-d489)	Transportmittel nutzen (Fahrgast), ein Fahrzeug fahren, ein Tier reiten

d5 Selbstversorgung

Eigenversorgung (d510-d560)	Sich waschen und abtrocknen, **Körperteile pflegen**, Toilette benutzen, **sich kleiden** (Kleidung und Schuhe auswählen, anziehen, ausziehen), **Essen und Trinken** (Bedürfnis erkennen und anzeigen, Umgang mit Teller, Besteck, Flaschen, Dosen, der Situation angemessen essen/trinken)
Auf seine Gesundheit und Sicherheit achten (d570-d571)	**Auf Notwendigkeit des physischen Komforts achten** (z.B. Körperposition, Temperatur, Beleuchtung), **auf Ernährung und Fitness achten, Gesundheit erhalten**, angemessener Umgang mit Medikamenten, Rat und Unterstützung einholen, Risiken von Drogen- und Alkoholmissbrauch vermeiden, **Risiken** (die zu Verletzungen oder Leid führen könnten) **und riskante Situationen** (z.B. im Straßenverkehr) **vermeiden**

d6 Häusliches Leben

Beschaffung von Lebensnotwendigkeiten (d610-d629)	Wohnraum beschaffen und möblieren, Waren und **Dienstleistungen des täglichen Bedarfs beschaffen** (z. B. Einkaufen) und Versorgungsdienstleistungen beschaffen
Haushaltsaufgaben (d630-d649)	**Mahlzeiten vorbereiten** (einfach bis komplex, helfen) Hausarbeiten erledigen (Kleidung/Wäsche waschen und trocknen, **Küchenbereich und -utensilien reinigen**, **Wohnbereich reinigen, Haushaltsgeräte benutzen**, Lebensmittel lagern und frisch halten, **Müll entsorgen**, bei Hausarbeiten helfen)
Haushaltsgegenstände pflegen und anderen helfen (d650-d669)	Haushaltsgegenstände pflegen (Kleidung herstellen und reparieren, Wohnung, Möbel, häusliche Geräte, Fahrzeuge und Hilfsmittel instand halten, Pflanzen pflegen, **sich um Tiere kümmern**), Anderen helfen (bei der Selbstversorgung, Fortbewegung, Kommunikation, interpersonellen Beziehungen, Ernährung, Erhaltung der Gesundheit)

d7 Interpersonelle Interaktionen und Beziehungen	
Allgemeine Interpersonelle Interaktion (d710-d729)	**Elementare interpersonelle Aktivitäten** (sozial angemessen reagieren, Rücksichtsnahme und Wertschätzung zeigen und darauf reagieren, Respekt und Wärme, Anerkennung, Toleranz, Kritik und soziale Zeichen in Beziehungen geben und darauf reagieren, **Soziale Interaktionen initiieren und aufrechterhalten, körperlichen Kontakt angemessen aufnehmen und darauf reagieren, Unterscheidung bekannter Personen von Fremden) Komplexe interpersonelle Interaktionen** (Beziehungen eingehen und beenden, Verhalten in Beziehungen regulieren, gemäß sozialer Regeln interagieren, sozialen Abstand wahren)
Besondere interpersonelle Beziehungen (d730-d779)	Mit Fremden umgehen Formelle Beziehungen (mit Autoritätspersonen umgehen, mit Untergebenen umgehen, mit Gleichrangigen umgehen) **Informelle soziale Beziehungen** (zu Freunden, Nachbarn, Bekannten, Mitbewohnern, Seinesgleichen/Peers) Familienbeziehungen (Eltern-Kind, zu Geschwistern, zum erweiterten Familienkreis) Intime Beziehungen

d8 Bedeutende Lebensbereiche	
Erziehung/Bildung (d810-d839)	Eintreten, verbleiben, vorankommen und abschließen informeller Bildung, Vorschulerziehung, Schulbildung, Berufsausbildung und höhere Bildung
Arbeit und Beschäftigung (d840-859)	Vorbereitung auf Erwerbstätigkeit, Arbeit/bezahlte Tätigkeit suchen, behalten, beenden, **sich an Aspekten von unbezahlter Tätigkeit und Ehrenamt beteiligen**
Wirtschaftliches Leben (d860-d879)	Transaktionen, Eigenständigkeit
Spiel (d880)	**Sich mit Spielen, spielerischen Aktivitäten und Materialien beschäftigen, allein oder mit anderen** (Solitärspiel, Beobachtungsspiel, Parallelspiel, Kooperationsspiel)

d9 Gemeinschaftliches-, soziales und staatsbürgerliches Leben	
Gemeinschaftsleben (d910)	**Informelle Vereinigung**, formelle Vereinigung, Feierlichkeiten, **informelles Gemeinschaftsleben**
Erholung und Freizeit (d920)	**Spiel und Sport**, Kunst, Kultur, Kunsthandwerk, Hobbys, **Geselligkeit**
Religion und Spiritualität (d930)	Organisierte Religion, Beteiligung an spirituellen Aktivitäten
Menschenrechte, politisches Leben, Staatsbürgerschaft (d940-950)	

8.3   Zuordnung der 44 beschriebenen Tätigkeiten zur ICF-Komponente „Aktivitäten und Partizipation (Teilhabe)"

Tätigkeiten / ICF „Aktivitäten und Partizipation (Teilhabe)"	d1 Lernen und Wissensanwendung (Wahrnehmung, Lernen und Anwendung)	d2 Allg. Aufgaben u. Anforderungen (Aufgaben, Routinen, Stress, Verhalten und Gefühle)	d3 Kommunikation (Empfänger, Sender, Konversation, Geräte)	d4 Mobilität (Körperposition, Gegenstände handhaben, Fortbewegung)	d5 Selbstversorgung (Waschen, Essen/Trinken, Gesundheit, Sicherheit)	d6 Häusl. Leben (Beschaffung, Aufgaben, Gegenstände pflegen, sich um Tiere kümmern)	d7 Interaktionen und Beziehungen	d8 Lebensbereiche (Bildung, Arbeit, Spiel)	d9 Gemeinschafts-, soziales und staatsbürgerliches Leben (Gemeinschaft, Erholung, Spiritualität)	
1. Bringspiele	■	■	■	■			■			1
2. Hürden und Reifen	■	■		■						2
3. Kriechspiele		■		■						3
4. Leckerlibäckerei		■	■	■	■	■				4
5. Schönheitssalon		■	■		■		■			5
6. Kuschelsequenz		■	■				■		■	6
7. Bingo	■	■	■							7
8. Seifenblasen fangen	■	■		■						8
9. Tast-Kim	■	■	■							9
10. Geräusche-Kim	■	■	■							10
11. Merk-Kim	■	■	■							11
12. Kinotag	■	■		■			■	■		12
13. Reise nach Hundshausen	■	■	■				■	■		13
14. Partytime	■	■	■				■	■		14
15. Trickkiste	■	■		■						15
16. Leckerli-Spur	■	■	■	■						16
17. Was sollen wir machen?	■	■	■				■			17
18. Berufe raten	■	■	■	■			■			18
19. Zeit für Besuche		■	■				■			19
20. Gute Freunde							■		■	20
21. Audienz		■	■				■			21

Nr.	Tätigkeiten / ICF „Aktivitäten und Partizipation (Teilhabe)"	d1 Lernen und Wissensanwendung (Wahrnehmung, Lernen und Anwendung)	d2 Allg. Aufgaben u. Anforderungen (Aufgaben, Routinen, Stress, Verhalten und Gefühle)	d3 Kommunikation (Empfänger, Sender, Konversation, Geräte)	d4 Mobilität (Körperposition, Gegenstände handhaben, Fortbewegung)	d5 Selbstversorgung (Waschen, Essen/Trinken, Gesundheit, Sicherheit)	d6 Häusl. Leben (Beschaffung, Aufgaben, Gegenstände pflegen, sich um Tiere kümmern)	d7 Interaktionen und Beziehungen	d8 Lebensbereiche (Bildung, Arbeit, Spiel)	d9 Gemeinschafts-, soziales und staatsbürgerliches Leben (Gemeinschaft, Erholung, Spiritualität)
22.	Danke		■					■		
23.	Tierbesitzer		■			■	■			
24.	Fotoalbum	■		■						
25.	Die gute alte Zeit		■	■				■		■
26.	Sicher ist sicher		■	■		■		■		
27.	Stress mich nicht		■	■				■		
28.	Weißt du noch?		■	■				■		
29.	Lass dich inspirieren		■	■	■					
30.	Collage		■	■						
31.	Gassi-Gehen		■	■	■			■		■
32.	Picknick im Park		■	■	■					■
33.	Was brauche ich?		■	■		■				
34.	Mit Futter rechnen	■	■	■						
35.	Kreatives Schreiben		■	■				■		■
36.	Wörter bilden		■	■						
37.	Sinn oder Unsinn		■	■					■	
38.	Lesestunde		■	■					■	
39.	Bildergeschichten		■	■						
40.	Wikipedia		■	■					■	
41.	Wo ist deine Schulter?		■	■						
42.	Wer ist das?		■	■						
43.	Miss mich mal		■		■					
44.	Dr. Dolittle	■	■	■	■	■	■		■	

197

Teil IV

Theoretische Grundlagen der Mensch-Tier-Beziehung und gesicherte Erkenntnisse

9 Theoretische Grundlagen mit therapeutischer Relevanz

Die immer wieder als beinahe gottgegebene und oftmals romantisch verklärte Mensch-Tier-Beziehung hält bei genauerer Betrachtung leider in vielen Fällen dem Test auf Alltagstauglichkeit nicht stand. Eine Vielzahl von Faktoren beeinflusst das Empfinden, welches der Einzelne einem Tier oder Tieren generell entgegenbringt. So erkennt jeder von uns eigene Verhaltensweisen in der Abscheu gegenüber gewissen Tieren, beispielsweise Kakerlaken oder Spinnen. Man denke hierbei an die kalte Berechnung und Gnadenlosigkeit, mit der wir, die wir uns gerne als empathiefähige Wesen verstehen, unsere Speisekammer gegen tierische Eindringlinge verteidigen. Es spricht kaum jemand darüber, dass er in seinem eigenen Keller regelmäßig Mäuse mit Futter anlockt, um sie dann zu töten. Die Verkaufszahlen herkömmlicher Mausefallen, im Vergleich zu den in jedem Baumarkt erhältlichen Lebendfallen, sprechen für sich. Sollte man auf die abwegige Idee kommen, des Nachbars Katze wegen einer vom Grill gestohlenen Wurst umzubringen, ist einem dagegen eine tierschutzrechtliche Klage und lebenslange Feindschaft sicher!

Da wir es im therapeutischen Alltag mit Menschen ganz unterschiedlicher Herkunft und Sozialisierung zu tun haben, lohnt es, einen Blick darauf zu werfen, inwieweit sozioökonomische und kulturelle Einflussfaktoren die Beziehung von Menschen zu Tieren prägen. Otterstedt (2003c) hebt hierzu den gesellschaftlich geprägten ökonomischen und kulturellen Stellenwert eines Tieres sowie die menschliche Vorstellung vom Wesen des Tieres als richtungweisend hervor. Um bei dem oben genannten Beispiel zu bleiben, kann man davon ausgehen, dass Mäuse wegen ihrer hohen Verfügbarkeit und ihrer von den meisten Menschen empfundenen Nutzlosigkeit keinen nennenswerten ökonomischen Wert darstellen. Diesen hat die Hauskatze zugegebenerweise zwar auch nicht (mehr), dafür haben Heimtiere für den durchschnittlichen verstädterten Mitteleuropäer einen gewissen kulturellen Stellenwert als Familienmitglied.

Zum Wesen des Tieres kann gesagt werden, dass die oftmals als gravierend empfundenen Unterschiede zwischen Mensch und Tier durch neuste Erkenntnisse der Verhaltensforschung und Genetik zumindest für höhere Spezies weitestgehend relativiert wurden. Dazu gehören unter anderem Erkenntnisse zu Werkzeugherstellung und Werkzeuggebrauch, zu den Möglichkeiten, Krankheiten und Wunden zu behandeln sowie Parasiten zu bekämpfen als auch Einsichten bezüglich der Fähigkeit zur innerartlichen und – wenn auch begrenzten - zwischenartlichen Kommunikation. Ebenso geht man heute davon aus, dass Tiere über Bindungsfähigkeit und dem damit einhergehenden Gefühl von Verlust und Trauer sowie einem feinen Gespür für die Befindlichkeiten des Gegenübers verfügen.

Obwohl dieses Wissen in unserer heutigen Informationsgesellschaft frei verfügbar ist, ist anzunehmen, dass sich nur wenige Menschen in ihrem Alltag regelmäßig mit den neusten Erkenntnissen der Forschung auseinandersetzen. Vielmehr spielt die Sozialisierung innerhalb der Familie und dem eigenen kulturell-religiösen Umfeld

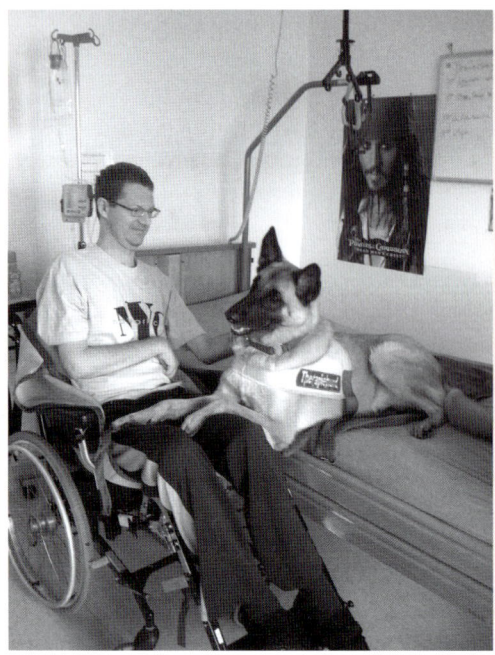

Die Begegnung mit einem Tier ist für tierliebe Menschen immer eine Bereicherung

Foto: A. Junkers

eine primäre Rolle in der Wahrnehmung von Tieren. Nicht nur die vermenschlichte Sympathie für manche Tierarten, sondern ebenso die mitleidlose Ablehnung von Tieren generell verliert dadurch an Rationalität und ist für Dritte oftmals in Form und Ausdruck nicht nachvollziehbar.

Wichtig ist für den Therapeuten die Erkenntnis, dass sich die therapeutische Wirksamkeit der Mensch-Tier-Interaktion erwiesenermaßen nur in einer freundlich zugewandten zwischenartlichen Beziehungsgestaltung entfalten kann. Die Begegnung mit einem Tier sollte sich dabei in eine „echte" Beziehung zu einem Tier verwandeln.

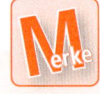

Für den Einsatz von Tieren im therapeutischen Setting gilt dasselbe wie bei der Wahl anderer Behandlungsmöglichkeiten: Der Klient hat ein Mitspracherecht und nur er allein kann die therapeutische Relevanz der Mensch-Tier-Interaktion für sich als sinn- und bedeutungsvoll erkennen – oder eben nicht.

Zur Erklärung der therapeutischern Effekte von Tieren werden heutzutage vermehrt Konzepte und Theorien herangezogen, die innerhalb eines Beziehungsgefüges und somit in einem sozialen Kontext eingebettet sind. Olbrich (2003, S. 69) betont, dass „kausale Wenn-dann-Aussagen, wie sie die naturwissenschaftlich-medizinischen Theorien zur Erklärung therapeutischer Effekte favorisieren", nicht ausreichen, da Tiere nicht „biochemisch oder instrumentell auf kranke Organe oder Organismen wirken." Vielmehr kann sich die therapeutische Wirksamkeit erst durch Interaktionen und dem entsprechenden Feedback zwischen der Person und seiner Umwelt entfalten.

9.1   Die Biophilie-Hypothese

Biophilie[39] bezieht sich auf eine von dem Soziobiologen E. O. Wilson beschriebene biologisch bedingte Verbundenheit zwischen dem Menschen und seiner belebten Umwelt sowie dem Bedürfnis nach einer Umgebung, in der die Entwicklung von Leben ermöglicht wird (Olbrich, 2003). Diese Verbundenheit steht möglicherweise mit einer ganzen Reihe unterschiedlicher Faktoren in Zusammenhang, die sich im Laufe der menschlichen Entwicklungsgeschichte ausgebildet haben. Trotzdem geht es dabei wahrscheinlich in erster Linie ums Überleben der Spezies und erst nach dessen Sicherung um ästhetische und humanistische Aspekte. Diese Zugewandtheit mag also beispielsweise auf die Ausnutzung andere Lebewesen um des eigenen Überlebens willen (Nahrung, Schutz) oder die angstbesetzte Beobachtung von Naturphänomenen zurückgehen. Aber auch die Sehnsucht nach der Schönheit der Natur und einem Gefühl der tieferen Einheit und Harmonie spielen dabei eine Rolle. Die Biophilie wird wegen ihrer körperlichen, seelischen und geistigen Neigung zum Leben und zur Natur als essenzieller Baustein einer gesunden menschlichen Entwicklung und Reifung beschrieben (Kellert, 1997). Kellert (1993, in Olbrich, 2003) unterscheidet verschiedene Formen der Verbundenheit, die jeweils mit einer besonderen Bewertung von Natur und Leben einhergehen. So hebt zum Beispiel die utilitaristische Perspektive die Nützlichkeit der Natur und des darin vorkommenden Lebens für den Menschen hervor, während bei der humanistischen Perspektive eine tief empfundene fürsorgliche Verbundenheit mit der Natur im Vordergrund steht. Es sind jedoch auch „Mischformen" der beschriebenen Perspektiven möglich.

Olbrich (2009) verweist darauf, dass Biophilie als Oberbegriff ein „umbrella concept" darstellt und dass erst die unterschiedlichen Perspektiven diesen Oberbegriff brauchbar machen. Damit könnte dann die positive Affinität zu vielen Lebewesen, aber die Abneigung gegen andere Lebewesen, beispielsweise Schlangen erklärt werden.

Schwarzkopf (2011, S.3) äußert dagegen die Vermutung, dass das „Bedürfnis der Menschen nach Natur [...] stark unterschiedlich ausgeprägt" scheint, und dass es sich hierbei um eine „normalverteilte Fähigkeit" ohne Allgemeingültigkeit handeln könnte.

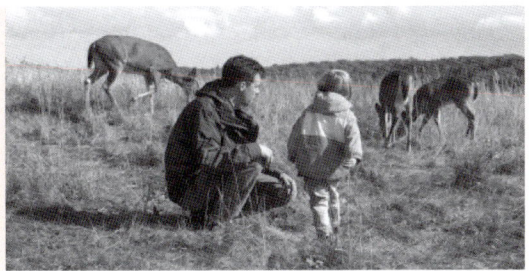
©istockphoto.com/kuzma

Tiere wecken und binden unsere Aufmerksamkeit

In einer neueren Verhaltensstudie wurde die visuelle Aufmerksamkeit für Tiere untersucht. Dabei wurde festgestellt, dass Unterschiede bei Tieren schneller erkannt wurden als beispielsweise bei Pflanzen, Gebäuden oder Fahrzeugen. Es scheint so,

---

39 Ehrfurcht vor dem Leben (Albert Schweitzer)

als ob der Mensch unabhängig von seiner Lebenserfahrung in seiner Aufmerksamkeitssteuerung anders auf Tiere als auf andere Objekte reagiert. „Begründet wurde dies durch die entwicklungsgeschichtliche Zugehörigkeit von Tieren zu einer überlebenswichtigen Kategorie ..." (Böttger, 2009, S. 81)

Für die Therapie können wir aus den Erkenntnissen der Biophilie die häufig als unwillkürlich empfundene Zuwendung des Klienten zu einem Tier erklären. Auch geistig beeinträchtigte Klienten oder mehrfach behinderte Kinder wenden oftmals den Blick spontan zum Tier, sobald dieses den Raum betritt, und schaffen es sogar, ihre Aufmerksamkeit für eine gewisse Zeit ungeteilt dem Tier zukommen zu lassen. Dabei sollte der Grund für die spontane Zuwendung allerdings nicht vorschnell als Sympathie für das Tier verstanden werden. Ebenso können Angst und Unsicherheit zu einer erhöhten Wachheit und einer Fokussierung der Aufmerksamkeit führen, denn das Wissen um die angeborene Tendenz zur Zuwendung zum Leben und der natürlichen Umwelt gibt noch keinen Aufschluss über die Ursache, Art und die Qualität dieses Verhaltens.

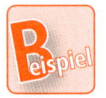

Michael, 5 Jahre, war mehrfachbehindert. Er artikulierte sich durch kehlige, klagende oder wütende Lautäußerungen. Im Rollstuhl konnte er sich langsam, über kurze Abstände selbst fortbewegen, allerdings machte er davon selten Gebrauch. Außerhalb des Rollstuhls bewegte er sich „poporutschend" fort. Dies allerdings auch nur sehr selten. Er konnte seine Aufmerksamkeit für etwa 20 Sekunden auf Reize aus der Umgebung fokussieren, wendete sich diesen jedoch kaum durch Hinbewegen oder Manipulieren zu. Er spielte nicht aktiv und nahm nicht am sozialen Miteinander im Kindergarten teil. Er weinte häufig, besonders dann, wenn er zur Therapie gebracht wurde. Während der Ergo- und Physiotherapie weinte er durchgängig und nahm nicht selbstbestimmt am Therapiegeschehen teil.

Zu Beginn der ersten Therapiestunde mit Hund wurde Michael weinend in den Therapieraum geschoben. Die Therapeutin begrüßte ihn wie gewohnt und stellte ihm den Hund und die Hundetherapeutin vor. Er schien den an der gegenüberliegenden Wand liegenden Hund allerdings nicht zu bemerken. Michael wurde aus dem Rollstuhl gehoben und auf die Matte gesetzt, er weinte weiterhin. Die Therapeutin erzählte etwas vom Hund und der Hundeführer gab dem Hund ein Zeichen zum Aufstehen und Näherkommen. Michael hörte schlagartig auf zu weinen, seine Aufmerksamkeit war ganz beim Hund, der sofort von der „Hundetherapeutin" wieder ins „Platz" gelegt wurde. Allerdings war der Hund nun etwas näher an das Kind herangekommen. Michael schaute sich um und versuchte durch „Poporutschen" den maximalen Abstand zwischen sich und dem Hund wieder herzustellen. Er wirkte zielgerichtet und wach. Der Hund war ihm deutlich nicht geheuer, ob er Angst hatte, konnten die Therapeuten nicht erkennen. Er sagte keinen Ton, wendete den Blick jedoch auch nicht vom Hund ab. Jedes Näherkommen vom Hund quittierte er mit einer Wegbewegung seinerseits. Allerdings

bewegte er sich nicht in die Richtung seines Rollstuhls. Im Laufe der Thera-
pie konnte Michael 20 Minuten seine Aufmerksamkeit auf die Situation rich-
ten und in seinem Rahmen adäquat reagieren. Er weinte kein einziges Mal.
In den folgenden Therapiesitzungen kam Michael jedes Mal hellwach in
den Therapieraum. Er weinte nicht mehr und begann sofort, auf dem Popo
an der Wand entlang zu rutschen, um wie gehabt den maximalen Abstand
zu wahren. Der Hund wurde dabei von der Hundetherapeutin an der ge-
genüberliegenden Wand entlang geleitet. Im „Platz" wurde der Hund ge-
streichelt und die Hundetherapeutin erzählte in einer Art Rollenspiel, was
der Hund so mag (hinter den Ohren gekrault werden, am Bauch gestrei-
chelt werden) und was er wohl so denkt (wie schön, meine Freund Michael
kommt mich wieder besuchen). Bei der dritten Sitzung kam Michael auf
seiner „Reise" an der Wand entlang an zwei roten Bauklötzchen vorbei. Er
verweilte, nahm sie in die Hand und in den Mund.
In der vierten Sitzung schlug er die Klötzchen aneinander und lachte. In der
fünften Sitzung suchten die Augen den Raum nach dem Hund ab, er sicher-
te seinen Abstand zum Hund und dann suchten die Augen die Bauklötz-
chen! Wieder klopfte er sie gegeneinander und steckte sie in den Mund.
Seine Aufmerksamkeit wechselte zwischen Hund und Klötzchen, er konnte
30 Minuten bei „der Sache bleiben". Der Hund durfte nun auch näher kom-
men, der Abstand betrug etwa zwei Meter.
In einer späteren Sitzung suchte Michael den Raum sogleich nach den
Klötzchen ab, bewegte sich auf kürzestem Wege dorthin und richtete sich
im Kniestand auf, um die Klötzchen von einem niedrigen Tisch an sich zu
nehmen. Er ignorierte den Hund weitestgehend, während er mit den Klötz-
chen Geräusche auf dem Boden machte, sie in den Mund nahm oder sie
gegeneinander schlug. Er weinte kein einziges Mal mehr während der The-
rapiestunden.
Der Kindergarten meldete zurück, dass Michael auch dort mit Bausteinen
zu spielen begonnen habe und weniger weine.
Bei der letzten Hundesitzung ließ Michael zu, dass die Therapeutin den
Hund an ihrer Seite liegen ließ, während er auf ihrem Schoß saß. Er ließ sei-
ne Hand auf ihrer ruhen, während sie den Hund streichelt. Michael schaute
den Hund dabei an. Es wurde ein Foto für die Eltern gemacht.

Wir können nur spekulieren, welche Prozesse hier zum Tragen gekommen sind. Fakt
ist, dass Michael durch die Anwesenheit des Tieres gelernt hat, seine Aufmerksamkeit zu fokussieren und zu halten. Er hat im weiteren Verlauf für sich Möglichkeiten
zum spielerischen Explorieren gefunden. Selbstinitiiertes Spiel findet jedoch nicht in
emotional angespannter Situation statt, dieses kann also ein Hinweis dafür sein, dass
Michael keine echte Angst (mehr?) vor dem Hund hatte. Die Interaktion mit dem
Hund war minimal, einmal abgesehen von der eher gestellten Fotosituation am Ende
des Therapieblocks von zehn Einheiten. Trotzdem kann unweigerlich von einem echten Therapieerfolg gesprochen werden – und zwar mithilfe eines Therapiehundes.
In den nun folgenden Sitzungen ohne Hund und Hundetherapeutin konnte Michael
seine Spielfähigkeiten vertiefen, er explorierte aktiv mit unterschiedlichen Materiali-

en und weinte nicht mehr. Er war durch die Erfahrung der eigenständigen Aufmerk-samkeitssteuerung ein großes Stück selbstbestimmter und zufriedener geworden. Er war natürlich deshalb kaum weniger „behindert", aber seine Lebensqualität hat sich sicherlich verbessert! Außerdem schien es, als ob ihm zum ersten Mal ein mit positiven Emotionen verknüpftes Erfahrungslernen möglich war.

9.2 Das Konzept der Du-Evidenz und die vermeintliche Gefahr der Vermenschlichung

Die „Du-Evidenz" ermöglicht es dem Menschen, empathische Gefühle für sein Ge-genüber zu entwickeln. Dabei handelt es sich eher um ein subjektives, erfahrungs-geleitetes Empfinden als um einen kognitiven, wissensgeleiteten Prozess. Auf die Mensch-Tier-Beziehung übertragen bedeutet die Du-Evidenz, dass der Mensch im körpersprachlichen Ausdruck und in den Bedürfnissen von Tieren Ähnlichkeiten zu sich selbst erkennt, er diese folglich zu verstehen meint und er ihnen sogar personale Qualitäten zuschreibt. Damit sind zwischen Menschen und höheren Tieren ähnliche Beziehungen möglich, wie Menschen sie unter sich kennen (Greifenhagen & Buck-Werner, 2007, S.22). Sehr erfolgreich wird in manchen Büchern sowie in Film und Fernsehen die Du-Evidenz zwischen Mensch und Tier dargestellt. Dass Hunde wie „Lassie" und „Beethoven" oder der Affe „Charly" dabei eher eine Reihe antrainierter Eigenschaften und Fertigkeiten als natürliche Fähigkeiten und artspezifisches Verhal-ten zeigen, schmälert unsere Sympathie für sie nicht. Im Gegenteil, viele Zuschauer und Leser sehen im idealisierten und vermenschlichten Verhalten der Tiere den Be-weis für tierische Intelligenz und die Fähigkeit mitzudenken und mitzufühlen.

Im gelebten Mensch-Tier-Alltag können die partnerschaftlichen Du-Erfahrungen je-doch auch einseitig sein oder in manchen Fällen sogar pathologische Züge anneh-men. Diese Gefahr besteht dann, wenn ein Mensch mit möglicherweise geringen

Verkleiden von Tieren kann Aus-druck von ver-menschlich-tem Umgang mit Tieren sein und hat rein gar nichts mit dem respektvollen Umgang mit Tieren zu tun

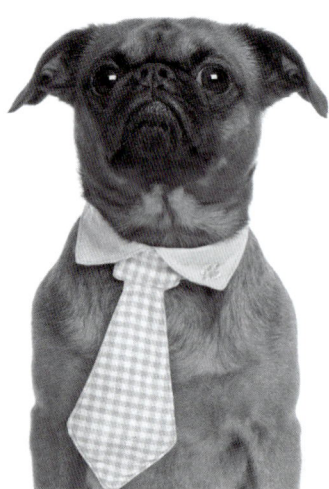

© istockphoto.com / Eric Isseleé

sozialen Kompetenzen, Tiere prinzipiell anderen Menschen als „wahre" Partner und Freunde vorzieht. Allerdings wird der vermenschlichte Umgang mit Tieren innerhalb bestimmter, sich kulturell stark unterscheidender Grenzen nicht nur als normal empfunden, sondern es besteht sogar Grund zur Annahme, dass durch sie der Alltag mit dem Tier erleichtert wird (Brockmann, 2002, S.131 in Vernooij & Schneider, 2008).

Der Unterschied zwischen der Du-Evidenz und der Vermenschlichung bzw. der Anthropomorphisierung besteht darin, dass Erstere als persönliche Wahrnehmung verstanden wird und Letztere als das Verhalten des Menschen gegenüber dem Tier verstanden wird (Vernooij & Schneider, 2008). Eine milde Form dessen ist, streng gesprochen, schon in der Namensvergabe für Heimtiere zu erkennen. Werden dem Tier dann noch menschliche Gefühle und Eigenschaften zugeschrieben und das eigene Handeln und Verhalten entsprechend ausgerichtet, wird von Anthropomorphisierung gesprochen. Tierschutzrechtlich problematisch werden Anthropomorphisierungstendenzen[40] dann, wenn die Vermenschlichung hemmungslose und tierquälerische Züge annimmt, wie zum Beispiel bei einem rosa gefärbten Kaninchen mit lila lackierten Krallen oder einem, mit strassbesetztem Jäckchen und Sonnenbrille gekleidetem, ausschließlich auf dem Arm getragenem Hündchen.

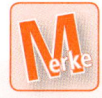

Zu den Erkenntnissen der angeborenen Affinität der Biophilie-Hypothese hilft die „Du-Evidenz", die Ausbildung von emotional getönten Beziehungen zwischen Menschen und Tieren zu erklären. Im therapeutischen Alltag spielt die Du-Evidenz, also die sozio-emotionale Gewissheit, dass das Gegenüber ein Individuum mit nachvollziehbaren Empfindungen und partnerschaftlichen Qualitäten ist, eine große Rolle. Durch die vermeintliche Vergleichbarkeit von eigenen Emotionen und Bedürfnissen mit denen des Tieres wird dieses für den Klienten „verstehbar", und es wird somit ein vermeintlicher Zugang zu dessen Erleben ermöglicht. Mittels einer „positiven Anthropomorphisierung" bieten Tiere hilfreiche Identifikationsmöglichkeiten (Vernooij & Schneider, 2008).

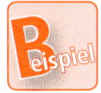

Frau B., 53 Jahre alt, wohnte und arbeitete in einer Einrichtung für Menschen mit körperlichen und geistigen Behinderungen. Im Umgang mit ihren Arbeitskollegen und Mitbewohnern wirkte sie distanzlos und war bei Zurückweisung schnell gekränkt. Sie hatte das Gefühl, dass man sie nicht mag und dass sie von den anderen belächelt oder gar ausgelacht wird. Sie fühlte sich nirgends richtig zugehörig. In der ersten Sitzung mit dem Hund küsste sie die ihr nur flüchtig bekannte Therapeutin auf den Mund und „busserlte" auch den Hund überschwenglich ab. Sie klammerte sich an den Hals des Tieres und versuchte, ihn wiederholte Male auf das Maul zu küssen. Danach ergriff sie seine Pfote und schüttelte diese enthusiastisch. Dabei nahm sie weder die Abwehrhaltung und Reaktionen des Tieres noch die der Therapeutin wahr. Das Ziel der Hundetherapie war es, dass Frau B. einen adäquaten Umgang mit ihrem Gegenüber erlernt. Dafür musste sie den Gegenüber jedoch in sei-

---

40 Gemeint ist damit, die Neigung von Menschen, Tiere wie Menschen zu behandeln.

nen Gefühlen und Bedürfnissen erst einmal wahrnehmen. Es war ein langer Weg, bei dem Frau B. lernte, ihr Gegenüber als „Du" zu erkennen. Sie lernte, Situationen im sozialen Spiel zwischen Hund und Therapeutin zu beobachten und die Gefühle von Hund und Mensch zu beschreiben. Sie interpretierte die Lautäußerung des Hundes als „lachen" oder „rufen", konnte aber nach einer Weile auch erkennen, dass ein Wegsehen oder Wegdrehen „Lass mich in Ruhe" hieß. Sie war der Ansicht, dass der Hund sich so sehr nach ihr sehnte, wie sie sich nach ihm sehnte. Sie konnte aber verstehen, dass ein Hund nicht beim Schmusen festgehalten werden wollte. Sie lächelte über seine Art, sich aus ihrer Umarmung zu befreien, und merkte, dass er sogar freiwillig zu ihr kam, wenn sie ihn nicht festhielt. Sie begann den Hund mit seinen eigenen Gefühlen und Bedürfnissen ernst zu nehmen, auch wenn sie seine Verhaltensweisen stark vermenschlicht interpretierte. Sie war der Ansicht, einen echten Freund gewonnen zu haben.

Der Therapeutin und den Arbeitskollegen gegenüber trat Frau B. nach der Therapie deutlich weniger distanzlos auf. Damit waren der Arbeitsalltag und der soziale Austausch mit den Kollegen für Frau B. und ihr Umfeld weitaus angenehmer als bisher geworden.

9.3   Empathie als Motor der Verständigung und Transaktion

Möglicherweise sind die, aus der oben beschriebenen Du-Evidenz resultierenden „authentischen Gefühle für [das] Gegenüber" als Voraussetzung für die Entwicklung von Empathiefähigkeit vonnöten (Vernooij & Schneider, 2008).

Die qualitative Färbung der Mensch-Tier-Beziehung sowie das unterschiedliche Herangehen an verschiedene Tierarten werden wahrscheinlich maßgeblich durch empathische Gefühle beeinflusst. „Empathie erlaubt es einem Lebewesen, sich schnell und automatisch den emotionalen Befindlichkeiten eines anderen zuzuwenden. Dies ist zentral für die Regulation sozialer Interaktionen, für koordinierte Aktivitäten und für gemeinsam zielgerichtete Kooperation" (de Waal, 2008, S.283 in Olbrich, 2009, S.115).

Einige Wissenschaftler vertreten die Ansicht, dass Empathie biologisch vorgegeben ist, während andere der Meinung sind, dass die Fähigkeit, die Perspektive eines Anderen einnehmen zu können, eine erlernte, durch Sozialisierung geprägte Fertigkeit darstellt (Otterstedt & Rosenberger, 2008). Fakt ist, dass zumindest Grundzüge von empathischem Verhalten, die so genannte motorische und emotionale Ansteckung, bei vielen Säugetieren zu beobachten sind. Neuere Verhaltensbeobachtungen und Einzelfallstudien geben Grund zur Annahme, dass bei höher entwickelten Spezies, wie beispielsweise den Primaten, auch komplexere Formen der Empathie weitaus häufiger auftreten als bisher angenommen (de Waal, 2011).

Was verstehen wir unter Empathie?

Olbrich (2009) vertritt die Ansicht, dass empathisches Verhalten in seinem Kern auf eine emotionale und motorische Ansteckung zurückgeht. Gemeint ist damit, dass der emotionale oder motorische Zustand eines Lebewesens sich auf ein anderes Individuum bzw. eine Gruppe überträgt. Damit sind Phänomene wie Massenhysterien oder das Losrennen einer ganzen Herde beim Erschrecken eines einzelnen Tieres zu erklären.

Die weiterentwickelte Form der Empathie kommt beim Empfinden von mitschwingender Betroffenheit zum Ausdruck. Diese Form der Anteilnahme wird bei Menschen und teilweise auch bei Affen beobachtet. Sie verbindet emotionale Ansteckung mit einer durch Erfahrung erlernten Bewertung der Situation.

Die „höchste Form" der Empathie ist die *empathische Perspektivübernahme*. Zu den Erfahrungen, die bei der mitschwingenden Betroffenheit eine Rolle spielen, kommt nun auch eine kognitive Bewertung der Situation hinzu. Diese findet in einem hohen Maße in der Vorstellungskraft der Person statt und geht nicht notwendigerweise mit einem „emotionalen Engagement" einher. Die Person ist also dazu fähig, sich in die Gefühlswelt des Gegenübers hineinzuversetzen (Olbrich, 2009, S. 116). Diese Form der Empathie führt z.B. zur erhöhten Spendenbereitschaft nach Naturkatastrophen.

Aus dem therapeutischen Alltag kann abgeleitet werden, dass zumindest komplexere Formen der Empathie nicht jedem Menschen in gleichem Maße in die Wiege gelegt werden. Außerdem haben manche Formen von Entwicklungsstörungen, Krankheiten oder Verletzungen zur Folge, dass sich der betroffene Mensch sehr schwer dabei tut, die Befindlichkeit seines Gegenübers zu erkennen und richtig einzuordnen, geschweige denn „mit diesem mitzuschwingen". Dies heißt allerdings nicht, dass diese Person nicht dazu fähig ist, seine Empathiefähigkeit beispielsweise im Rahmen einer „geleiteten Entdeckung"[41] in der Tiergestützten Therapie zu entwickeln. Empathie kann wahrscheinlich, zumindest teilweise, in einem langen Prozess des Erkennens und Reflektierens erlernt werden.

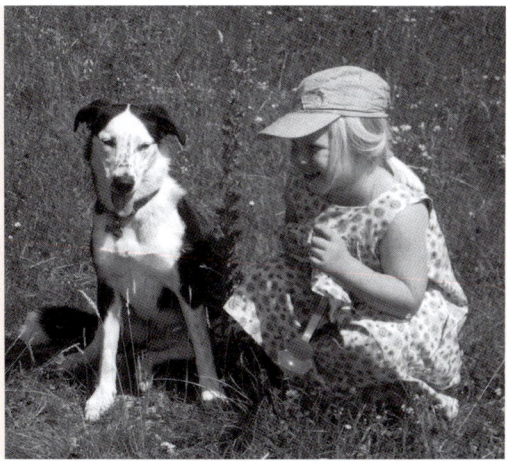

Kinder lernen im Umgang mit Tieren schon früh deren Gefühle einzuschätzen. Das Vorbild der Eltern spielt aber auch hier eine große Rolle

Foto: A. Junkers

---

41 Mit „geleitetem Entdecken", einem Lernkonzept aus der Lerntheorie, ist im Vergleich zu dem „entdeckenden Lernen" ein therapeutischer Prozess gemeint, bei dem der Therapeut den Klienten im Erkennen von Situationen und dem Finden von Lösungen anleitet. Beim entdeckenden Lernen wird vom Klienten erwartet, dass er alleine die Lösungen findet (Polatajko & Mandich, 2008).

Empathie hat dahingehend therapeutische Relevanz, dass die Fähigkeit des Mitschwingens und der Perspektivübernahme den Beziehungsaufbau zum Therapietier deutlich beschleunigt. Erst die Interaktion bzw. Transaktion zwischen dem Klienten und dem Tier lässt die therapeutischen Wirkfaktoren eines Therapietieres optimal zum Einsatz kommen. Das bloße physische Zusammensein ist eher begrenzt wirksam, obwohl schon die alleinige Fokussierung auf das Tier (im Rahmen der Annahmen der Biophilie-Hypothese) bei manchen schwer beeinträchtigten Klienten einen großen therapeutischen Schritt im Sinne der Aufmerksamkeitssteuerung darstellt.

Möglicherweise gibt es ein sensibles „neuronales Fenster"[42] für die Entwicklung von Empathie im Rahmen der emotionalen Reifung eines Menschen. Es ist vielfach wissenschaftlich bestätigt worden, dass Kinder durch die Beziehung zu einem abhängigen Heimtier schon ab dem Alter von drei Jahren lernen können, dessen Gefühle einzuschätzen und ihr eigenes Verhalten diesen Erkenntnissen anzupassen. Außerdem empfinden diese Kinder auch anderen Menschen gegenüber mehr Empathie als Kinder ohne Tier (Olbrich, 2009, S.117).

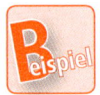

Samuel, 15 Jahre, wurde tagsüber in einer Einrichtung für Kinder und Jugendlichen mit Körperbehinderungen betreut. Er besuchte hier die Hauptschule. Der Vater war alleinerziehend, da Samuels Mutter bei der Geburt verstarb. Samuel konnte sich selbstständig im Rollstuhl fortbewegen, was er auch viel und gern machte. Teilweise verließ er beispielsweise während des Unterrichts das Klassenzimmer, um ein wenig in den Gängen auf und ab zu fahren. Die Reaktionen der Lehrer und Mitschüler fand er doof und spießig. Er betonte häufig, dass er sich von niemandem etwas sagen lässt. Freunde hatte er keine, die Beziehung zu seinem Vater war allerdings sehr eng.
Samuel tat sich schwer, ein Gespräch zu beginnen und fortzusetzen, er konnte Geschehnisse nicht chronologisch erzählen oder Handlungsabläufe in logischen Schritten planen. Er fabulierte rege und es war kaum auszumachen, welche Inhalte der Wahrheit entsprachen und welche frei erfunden waren. Die Sprunghaftigkeit in seinen Erzählungen machte es schwer, diesen zu folgen. Er las gerne und erlebte sich teilweise in einer Welt von Helden und Fabelwesen. Der größte Held dabei war er selbst. Als Ziel der Tiergestützten Therapie stand die Förderung der Handlungspla-

---

42 Neuronale Fenster (auch genannt: „windows of opportunity": Fenster der Möglichkeiten) sind Zeitfenster/Zeiträume, die für neuronale Entwicklungsprozesse bedeutsam sind. Diese Zeitfenster sind lernsensible Phasen mit besonderen Möglichkeiten. In diesen Phasen können Kinder sehr schnell und effektiv bestimmte Dinge lernen, da besonders leicht und schnell neuronale Verknüpfungen entstehen. Werden die neuronalen Fenster nicht für die Entwicklung genutzt, so verkümmern sie. Die Prägungsphase für Emotionen wird ab dem 6. Monat bis zum 10. Lebensjahr vermutet. Allerdings kann auch im späteren Alter gelernt werden, aber dafür ist ein höherer Aufwand als in den sensiblen Phasen erforderlich.

nung im Vordergrund; sekundär sollte Samuel die Möglichkeit zum unbelasteten Beziehungsaufbau gegeben werden. Es wurde außerdem darauf spekuliert, dass, sobald er echte Erlebnisse mit dem Hund zu erzählen habe, das Fabulieren etwas in den Hintergrund rücken würde.

Anfänglich machten Hund und Samuel erst einmal „Strecke" mit dem Rollstuhl. Samuel merkte bald, dass der Hund ihm in Ausdauer weit überlegen war und dass er sich schon etwas anderes einfallen lassen müsste, wenn er wirklich etwas Spannendes mit dem Hund erleben wollte. Dem Hund gefiel das Rennen sehr, aber zum Beziehungsaufbau kam es nicht. Auch das spürte Samuel recht bald. Nun war er bereit, gemeinsam mit der Therapeutin sein weiteres Vorgehen zu planen. Dem Hund etwas Tolles beibringen – das war's! Die Wahl fiel auf den Lichtschalter. Auf seinen Befehl hin sollte der Hund das Licht im Raum an- bzw. ausschalten. Der Therapeut demonstrierte Samuel, wie man einem Hund mit dem „Clicker" etwas beibringen kann – er war begeistert, vor allen Dingen darüber, wie fokussiert der Hund mit der Therapeutin arbeitete. Er träumte davon, dass der Hund ihn ebenso bewundernd und folgsam anblicken würde – welch ein Gefühl!

Samuel begann damit, dem Hund einfache Signale wie „Sitz" oder „Platz" zu geben: Sein Ton war herrisch, das Loben ließ er einfach weg! Der Hund machte zwar ein paar Mal mit, trollte sich jedoch bald auf seine Decke. Dieses Szenario wiederholte sich immer wieder, Samuel wusste nicht, was er anders machte als die Therapeutin. „Er mag mich nicht – ist mir doch egal!" war schon bald seine Reaktion. Spätestens hier wurde es deutlich erkennbar, dass Samuel nicht fähig war, einen Perspektivenwechsel vorzunehmen. Er konnte sich ebenso wenig in den Hund wie in andere Menschen hineinversetzen. Er lernte wenig aus der Beobachtung der gelungenen Interaktion zwischen Hund und Therapeutin. Sobald die Hundetherapeutin kurzzeitig in einen anderen Teil des Therapieraumes ging, kommandierte er den Hund herrisch herum. Den Motivationseinbruch beim Hund konnte er nicht verstehen.

In kleinen Schritten, aber am Ende sehr erfolgreich, lernte Samuel in der Hundetherapie das Loben. Er sah, wie der Hund auf aufmunternde Worte reagierte, und konnte Situationen aus dem Alltag schildern, in denen er dieses bald umsetzen konnte.

Samuel ging einen langen Weg, genauer gesagt 30 Therapieeinheiten, mit dem Hund. Er lernte seine Anerkennung im Lob auszudrücken und zu erkennen, wenn der Hund keine Lust mehr hatte. Er lernte jeden kleinen Lernschritt auf dem Weg zum Licht-an/aus-Ziel zu beschreiben und zu planen und kleinste Lernfortschritte zu sehen und zu würdigen. Samuel konnte zu Beginn jeder Sitzung den Ablauf der Lernaufgabe (chrono)logisch darstellen und entsprechend umsetzen. Er lernte, selbst zeitnah zu „clickern" und den eigenen Erfolg realistisch einzuschätzen. Außerdem wuchs sein Selbstvertrauen zusehends. Die Lehrer kamen nun besser mit ihm zurecht und in der Straße, in der er wohnte, hatte er einen Freund mit Hund gefunden. Auch das An- und Ausschalten des Lichtes lernte der Therapiehund! Am Ende der Therapie konnte Samuel einer professionellen Hundetrainerin haarklein und ganz korrekt erklären, wie er „das mit dem Licht" gemacht hat.

Aus diesem Beispiel wird klar, dass Beziehung vor Erziehung kommt und dass ein Baustein des erfolgreichen Beziehungsaufbaus zu einem Tier die Empathiefähigkeit des Menschen darstellt. Der Hund erfüllte in diesem Fall die Brückenfunktion zur sozialen Umgebung in der Klasse und in der Freizeit. Auch mit den Menschen klappt es einfacher, wenn man sich in sie hineinversetzen kann. Neben vielem anderen hat Samuel auch das gelernt.

Die Prägungsphase für Empathie ist in der Kindheit angesiedelt

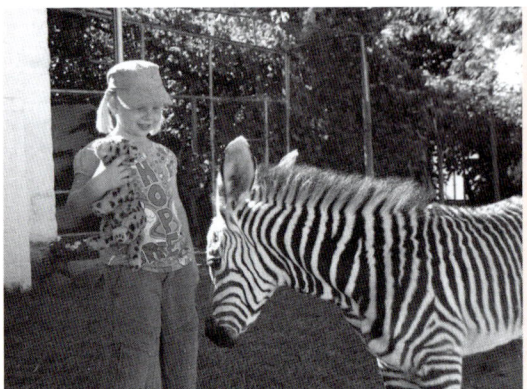

Foto: A. Junkers

9.4 Die Rolle der Spiegelneuronen

„Als Spiegelneurone werden Nervenzellen bezeichnet, die während der Beobachtung oder Simulation eines Vorgangs die gleichen Potentiale auslösen, die entstünden, wenn der Vorgang aktiv [selber] gestaltet und durchgeführt würde" (Vernooij & Schneider, 2008, S.12).

Dies wurde Ende des letzten Jahrhunderts zuerst bei Affen festgestellt, doch schon bald äußerten Wissenschaftler die Vermutung, dass es auch bei Menschen ein System der Spiegelneuronen geben könnte. Damit wären neue Zugänge zum Verständnis der Wirkung von Tieren auf den Menschen eröffnet.

Spiegelneuronen spielen im sozialen Miteinander wahrscheinlich eine größere Rolle als bisher angenommen

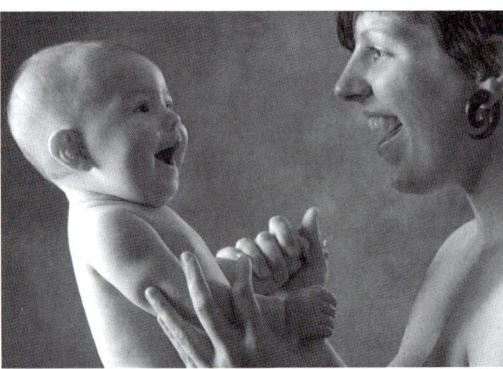

©istockphoto.com / Jenny Swanson

Eine Erklärung dafür, dass die Anwesenheit von Tieren beruhigend auf Menschen wirkt oder deren Stimmung verbessert, könnte damit gefunden worden sein. Allerdings steckt die wissenschaftliche Fundierung diese Erkenntnisse noch in den Kinderschuhen und die Zukunft wird sicher noch sehr interessante Einsichten für die Tiergestützte Therapie bereithalten.

Trotzdem lohnt es sich für den Praktiker schon jetzt, einen Blick auf dieses Phänomen zu werfen: Könnte es sein, dass Spiegelneurone dem Individuum helfen, fremde Absichten zu erkennen oder eine gemeinsame Gefühlsebene zu erreichen? Dies geschieht offenbar automatisch und ist somit nicht kognitiv steuerbar. Möglicherweise stellen Spiegelneurone damit das neurobiologische Pendant zu sozialen Resonanzphänomenen dar, bei denen es um die Übertragung von Gefühlen geht (Vernooij & Schneider, 2008). Kotrschal (2009) fasst die Wirkung von Spielgelneuronen als harmonisierende Synchronisationsmechanismen in Gruppen und der sozialen Kommunikation zusammen. Auch Olbrich (2009) sieht in den Erkenntnissen zu der Wirkung von Spiegelneuronen die „neurologische Basis für das aufeinander bezogene und miteinander abgestimmte Zusammenleben von Organismen. Hier wird eine neurologische Basis zu Erklärungen von Beobachtungen gelegt, die gelingende Interaktion betreffen, die möglicherweise Imitation und Imitationslernen erklären, und die Empathie verstehbar machen." (2009, S.121)

Die Erfahrung hat gezeigt, dass die Anwesenheit eines sehr ruhigen, möglicherweise schlafenden Hundes sich beispielsweise beruhigend auf motorisch unruhige Kinder auswirkt. Manchmal hilft es dem Kind, den Hund „nebenbei" zu streicheln. Stressige Testsituationen, Gespräche zu angstbesetzten und belastenden Themen oder mit fremden Menschen können erfahrungsgemäß durch die alleinige Anwesenheit eines ruhigen Hundes „entschärft" werden. Bisherige Forschungsergebnisse geben weder Anlass zur Annahme, dass der Hund dafür in Interaktion treten muss, noch, dass es sich um den eigenen Hund zu handeln braucht. Einen Überblick über einige Studien und deren Ergebnisse findet der interessierte Leser im Buch „Tiere als Therapie" (Greifenhagen & Buck-Werner, 2007, S.37).

9.5 Erkenntnisse aus der Bindungstheorie

Wenn von der Bindungstheorie die Rede ist, beschränkt sich die Literatur in den meisten Fällen auf die Beziehung zwischen Menschen, insbesondere zwischen einem Kind und dessen Fürsorgeperson. Man geht heute davon aus, dass sich beispielsweise die Bindung eines Kindes zur Mutter nicht über die Zeit des Aneinander-Gewöhnens entwickelt, sondern dass es sich dabei um ein biologisch determiniertes Verlangen nach sozialer Nähe und Fürsorge zur Sicherung des Überlebens handelt (Beetz, 2009). Wie auch schon bei den oben erwähnten Theorien würde es den Rahmen dieses Buches sprengen, die Bindungstheorie umfänglich darzulegen.

Für den Bereich der Tiergestützten Therapie sind die Erkenntnisse der Bindungstheorie besonders dann relevant, wenn es sich erstens beim eingesetzten Tier um das Tier des Klienten handelt, zu dem dieser in der Vergangenheit eine emotional bedeutungsvolle Beziehung aufgebaut hat, oder zweitens, wenn der Klient aus

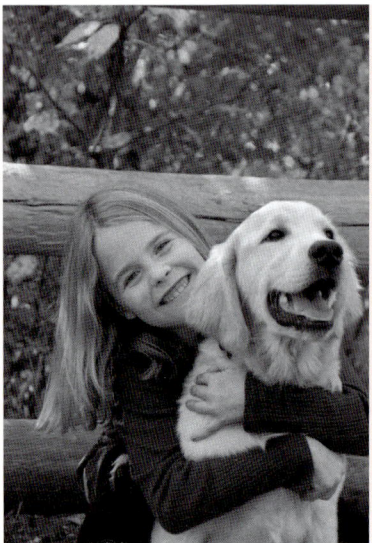

©istockphoto.com / Carrie Bottomley

früheren emotionalen Bindungen zu Tieren über ein positiv geprägtes „internales Abeitsmodell" (siehe unten) verfügt.

Worin unterscheidet sich „Bindung"[43] von „Beziehung"? Während Menschen im Laufe ihres Lebens viele, sich teilweise stark unterscheidende Beziehungen einge-hen, findet Bindung in der Regel früh zu einer als stärker empfundenen Fürsorge-person statt. Bei einer emotionalen Bindung kommen dabei spezifische Merkmale zum Tragen, die eine Bindung von anderen sozialen Beziehungen unterscheidet. In der Regel ist eine Bindung von längerer Dauer und da sie zwischen zwei Personen besteht und für diese emotional bedeutend ist, sind diese Personen nicht beliebig austauschbar. Man ist bestrebt, Nähe und Kontakt aufrechtzuerhalten und empfin-det Leid und Trauer bei einer ungewollten Trennung von der Bindungsperson. Be-sonderns bei Kindern ist die Fürsorgeperson eine sichere Anlaufstelle und dient da-bei als verlässliche Basis für Neugier- und Explorationsverhalten. Im Kontakt mit der Bindungsperson entsteht ein Gefühl der Sicherheit und diese Sicherheit ermöglicht die eigene Emotions- und Stressregulation effektiver als im Kontakt mit Personen, zu denen keine Bindung besteht.

Dabei spielt auch die Entwicklung eines internalen Arbeitsmodells, also einer erfah-rungsgeprägten mentalen Repräsentation der Beziehung zu den Bindungspersonen, eine Rolle. Dieses internale Arbeitsmodell steuert Erwartungen und die daraus re-sultierenden Emotionen. Es prägt das bindungsrelevante Verhalten und formt die „emotionale Kommunikation innerhalb der Person als auch die Kommunikation mit anderen Personen" (Beetz, 2003; Beetz, 2009, S. 135).

---

43 In der Humanpsychologie ist der Ausdruck „Bindung" entsprechend der Bindungsthe-orie von Bowlby exakt definiert und nur einer besonderen Form der Beziehung mit klar definierten Merkmalen vorbehalten (Beetz, 2003).

Bindung wird in seiner Qualität und weniger in seiner Intensität unterschieden. Man geht davon aus, dass Kinder beispielsweise immer die eine oder andere Form von Bindung zu Bezugspersonen oder Ersatzpersonen haben. Unterschieden wird dabei zwischen sicherer und unsicherer Bindung und nicht zwischen starker und schwacher Bindung. Erkennbar wird die Art der Bindung dadurch, dass belastenden Situationen bezüglich der eigenen Befindlichkeit, beispielsweise bei Hunger oder Krankheit oder ausgehend von der Umgebung, etwa durch Gefahr oder bei Abwesenheit der Fürsorgeperson, Bindungsverhalten auslöst. Dieses Bindungsverhalten ist dadurch gezeichnet, dass die Person ein Verlangen nach Kontakt zur Bindungsperson hat und diese am effektivsten dazu imstande ist, Trost und Unterstützung anzubieten. Innerhalb dieses Rahmens ist das Bedürfnis nach Bindung als Zeichen von psychischer Gesundheit zu werten (Beetz, 2003; Beetz, 2009).

Es wird davon ausgegangen, dass innerhalb einer Person unterschiedliche internale Arbeitsmodelle von Bindung vorhanden sein können, und dass, obwohl ein internales Arbeitsmodell als relativ stabil angesehen wird, dieses durch bedeutungsvolle Erfahrungen und kognitive Reflexion verändert werden kann (Bretherton, 1990, in Beetz, 2003; Beetz 2009).

Inwieweit ist es möglich, bei der Beziehung zwischen Menschen und Tieren von Bindung zu sprechen? Prothman (2007) betont hierzu, dass Menschen mit ihren Heimtieren Bindungen eingehen können, die denen zwischen Eltern und Kindern ähneln. Für 70% der Tierbesitzer ist ihr Tier wie ein Kind oder ein Ersatz für ein Kind (Beetz, 2009). Beobachtungen an Hunden haben gezeigt, dass sie beim Verlassenwerden auch ähnliche Trennungsreaktionen zeigen wie Kleinkinder[44].

Parallelen zu zwischenmenschlichen Bindungen sind außerdem bei der Vermittlung des Gefühls von Sicherheit (besonders durch Hunde) und dem Eindruck von sozialer Unterstützung und Trost vorhanden. So suchen beispielsweise 75% der Kinder, die Tiere haben, bei diesen Trost und Unterstützung (Covert et al. 1985; Julius et al. 2010; Mallon 1994; Melson 2003 in Beetz 2012). Der Mensch sucht die Nähe seines Tieres und versucht diese durch Ansprache, Blick- und Körperkontakt aufrechtzuerhalten. In belastenden Lebenssituationen wird vermehrt die Nähe zum Tier gesucht und in Leistungssituationen (beispielsweise beim lauten Vorlesen) wirkt die Anwesenheit eines Heimtieres beruhigender als die eines Freundes. Beetz (2009) geht davon aus, dass Explorationsverhalten gemeinsam mit einem Tier erhöht wird und dass, besonders bei Personen mit mangelnder menschlicher Bindung, die Versorgung des Tieres, also die Fürsorge, einen zentralen Aspekt der Beziehung darstellt. Die Trennung vom Tier oder dessen Tod wird als starker Verlust empfun-

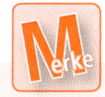

Eine emotionale Bindung entsprechend der oben genannten Merkmale braucht naturgemäß Zeit, um sich zu formen. Diese Zeit, Beetz (2009) spricht dabei von 6-24 Monaten, ist bei therapeutischen Interventionen in der Regel nicht vorgesehen, weshalb bindungsrelevante Aspekte meist nur bei den eigenen Heimtieren von Bedeutung sind. Der Einsatz eigener Tiere – beispielsweise in der neurologischen Frührehabilitation, bei Personen mit Schädelhirntrauma und in der Palliativtherapie – erscheint vielversprechend und sollte weiter untersucht werden.

---

44 Ungarische Verhaltensbiologen haben Bindungsverhalten von Hunden anhand vom Ainsworths „Strange Situation Test" untersucht (Prothmann, 2008).

den und kann sogar zu depressiven Symptomen führen (Hunt et al., 2008, in Beetz, 2009).

Studien, die von Beetz zitiert werden, belegen, „dass internale Arbeitsmodelle von Bindung zu Menschen und von Bindung zu Tieren weitgehend unabhängig voneinander sind" (Beetz et al., 2011, S. 92).

Es gibt außerdem eine ganze Reihe von Gründen, warum es manchen Menschen leichter fällt, eine gefestigtere Bindung zu einem Tier als zu einem Menschen aufzubauen: Das Verhalten des Tieres ist einfacher einzuschätzen, es ist konstanter und ehrlicher. Es besteht weniger Angst vor Zurückweisung. Die Hemmschwelle, positiven Körperkontakt zu einem Tier herzustellen, ist deutlich geringer als beim Menschen. Physiologische Reaktionen als Folge des Körperkontaktes, beispielsweise die Ausschüttung des „Kuschelhormons" Oxytocin, begünstigen wiederum die Entwicklung einer sicheren Bindung zum Tier.

9.6   Resilienz

Der Begriff Resilienz kommt vom Lateinischen „resilere" und bedeutet abprallen oder widerstehen. In der Resilienzforschung wird der Begriff für die psychische Widerstandsfähigkeit gegenüber biologischen psychischen und psychosozialen Entwicklungsrisiken verwendet. Die Resilienz ist gekennzeichnet durch eine gesunde psychische Entwicklung trotz dauerhaft belastender Lebensumstände (Prothmann, 2007; Vernooij & Schneider, 2008). Masten und Powell beschreiben Resilienz kurz und griffig als „eine gelungene Anpassung auf der Basis psycho-sozialer Kompetenzen" (Masten & Powell, 2003, in Vernooij & Schneider, 2008, S. 67).

Zu den Schutzfaktoren, die die Wahrscheinlichkeit des Auftretens psychischer Störungen herabsetzen, gehört neben mindestens einer stabilen emotionalen Beziehung zu einer Bezugsperson unter anderem auch die fürsorgende Beziehung zu einem Heimtier (Prothmann, 2007).

Die Beziehung zu einem Tier kann als „Schutzfaktor" in belastenden Lebensumständen angesehen werden

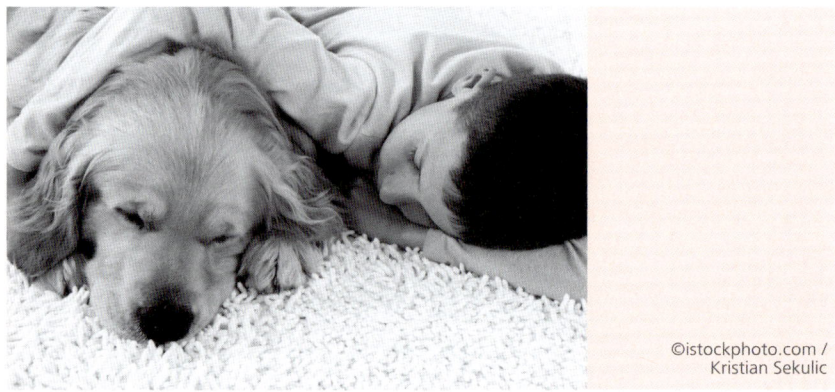

©istockphoto.com / Kristian Sekulic

Präventions- und Interventionsmaßnahmen auf Basis der Resilienzforschung beziehen sich in der Regel auf Kinder aus einem sozialen Umfeld mit risikoerhöhenden Bedingungen. Das Ziel dieser Interventionen ist es, die Stärken der Kinder zu fördern und eine Balance zwischen Risikofaktoren und protektiven Faktoren, also schützenden Faktoren, anzustreben. Vernooij und Schneider (2008) sehen hierbei als Zielsetzung der tiergestützten Intervention die Stärkung von Selbstwertgefühl, Sozialverhalten und Bindungsverhalten zur Förderung der psychosozialen Kompetenzen.

9.7   Das Tier als sozialer Katalysator

Tiere in der Rolle als sozialer Katalysator wurden schon in den Siebzigerjahren von Corson (1977, in Greifenhagen & Buck-Werner, 2007) beschrieben. In Anlehnung an die in den Aufsätzen von „Gründervater" Levinson entwickelte „Theorie der sich langsam ausdehnenden Kreise sozialer Beziehungen" dient das Tier als Vermittler beim Aufbau angemessener sozialer Interaktionen. Der erste Schritt ist hierbei der taktile und nonverbale Kontakt mit dem vorurteilsfreien Tier. Die sich daraus entwickelnde positive Beziehung zum Tier wird zuerst auf den Behandelnden ausgeweitet und im günstigsten Fall dann schrittweise auch auf die Umwelt außerhalb dieses engen Kreises. Im Vorfeld erkannten die Wissenschaftler um Corson, dass sehr abgekapselte Menschen mit psychiatrischen Erkrankungen, die auf keine der konventionellen Therapien angesprochen hatten, sehr positiv auf Gespräche über Tiere ansprachen. Die Teilnehmer durften sich im Anschluss ein Tier aussuchen, für das sie in der folgenden Zeit versorgend zuständig waren. Bei den 47 von 50 Patienten, die ein Tier annahmen, zeigte sich nach Abschluss des Versuchs eine Besserung ihres Befindens (Greifenhagen & Buck-Werner, 2007, S.164-167).

Nicht nur für Personen mit psychiatrischer Erkrankung ist die tierische Vermittlung beim Aufbau sozialer Interaktionen von Bedeutung. Vergleiche zwischen Spazier-

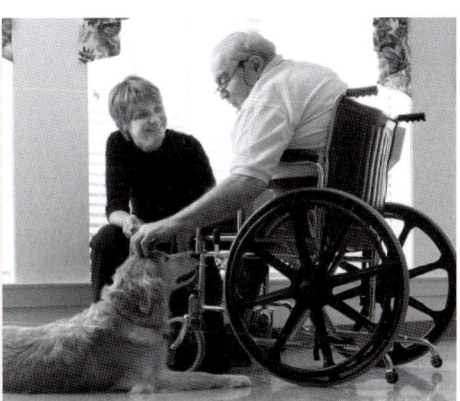

©istockphoto.com / iofoto

Über Hunde kommt man leichter ins Gespräch

gängern mit oder ohne Hund haben gezeigt, dass die Personen mit Hund eine bedeutend höhere Chance zum sozialen Kontakt hatten. Der Kontakt kommt zwar über das Tier zustande, beinhaltet aber immer mindestens ein Lächeln oder ein Grüßen des Hundehalters. In vielen Fällen kommt es sogar zu einem Gespräch (Greifenhagen & Buck-Werner, 2007).

Vom therapeutischen Gesichtspunkt sind beide oben genannten Erkenntnisse von Interesse. Sowohl die Wegbereitung durch Tiere als auch die Theorie der sich ausdehnenden Kreise kommen bei schwer zugänglichen, sehr zurückgezogenen Klienten zum Tragen. Hier ist auch der Gegenwartsbezug durch das Tier im Hier-und-Jetzt von Bedeutung.

Für Menschen mit Behinderungen, die den Wunsch nach mehr sozialen Interaktionen verspüren, kann ein Tier sehr erfolgreich die Brücke zur Umwelt und zu anderen (möglicherweise nicht behinderten) Menschen schlagen. Die Scheu, einen Menschen mit einer Behinderung anzusprechen wird möglicherweise durch die Anwesenheit eines Begleithundes aufgrund der oben beschriebenen vermuteten Interessenähnlichkeit reduziert. So gibt es in manchen Fällen mehr, was (Hunde-)Menschen verbindet, als was sie trennt. Der vermehrte Einsatz von Behindertenbegleithunden sollte unterstützt werden!

Man vermutet, dass Hunde – ebenso wie übrigens Kinder – durch ihre eigene Offenheit zur Kontaktaufnahme einladen. Außerdem kann der Gegenüber bei einem Spaziergänger mit Hund davon ausgehen, dass dieser Tiere mag. Diese Verbundenheit zum Hund ermöglicht den Zugang zu unverbindlichen Themen und hilft somit den Menschen in Kontakt zu kommen.

9.8 Der Oxytocin-Faktor

Der aktuelle Stand der Forschung zu sozialen Beziehungen offenbart faszinierende neurowissenschaftliche Erkenntnisse im Zusammenspiel von Wahrnehmung und körpereigenen Reaktionen (Beetz, 2012b; Beetz, Uvnäs-Moberg, Julius & Kotrschal, 2012; Schwarzkopf, 2011). Besondere Erwähnung findet hier wiederholt das Bindungshormon Oxytocin, welches wichtige physiologische und psychologische Effekte zur Folge hat, die wiederum zu einer Veränderung des Verhaltens führen können.

Beetz (2012b; 2011) ist der Ansicht, dass dieses Hormon deshalb in einem erheblichen Umfang zur Begründung der positiven Wirkung von Hunden auf Menschen beiträgt und somit ein wichtiger Baustein zur Erklärung der therapeutischen Wirkung von Tieren im Rahmen des „Integrativen Modells der Mensch-Tier-Beziehung" (entwickelt von Beetz, Julius, Kotrschal und Uvnäs-Moberg , siehe Beetz et al., 2011) ist.

Über die sensorische Stimulation von Oxytocin enthaltenden Nerven wird dieses in den Blutkreislauf und das zentrale Nervensystem abgegeben. Die Reizweiterleitung erfolgt beispielsweise durch geburtsrelevante Vorgänge wie die Wehen und das Stillen, aber auch durch freundliche Berührungen in einer vertrauensvollen Beziehung (Insel, 2010 und Uvnäs-Moberg, 2003 in Beetz, 2012a).

In welchen Situationen und in welcher Höhe es in der Hund-Mensch-Interaktion zur Ausschüttung von Oxytocin kommt, wurde von Wissenschaftlern wiederholt untersucht (Beetz, 2012a; Beetz et al., 2012; Odendaal & Meintjes, 2003). Hierbei wurde festgestellt, dass die Interaktion mit einem Hund, zu dem eine gute Beziehung besteht, mit der Erhöhung des Oxytocinspiegels sowohl beim Menschen wie auch beim Hund einhergeht.

Physiologische Effekte des Hormons sind unter anderem:

- die Verringerung des Stresshormonspiegels in Reaktion auf sozialen Stress
- die Verminderung von Blutdruck und Herzfrequenz
- die Erhöhung der Hautdurchblutung
- eine entzündungshemmende Wirkung
- das Heraufsetzen der Schmerzgrenze sowie
- die Erhöhung der Funktionen des parasympathischen Nervensystems und des endokrinen Systems

Zu den psychologischen Wirkfaktoren gehört:

- die Verminderung von Angst
- die Stimulierung sozialer Interaktion und die Förderung von Pflege- und Bindungsverhalten
- die Verminderung von Depressivität
- die Verbesserung der Sozialkompetenzen (auch vermehrter Augenkontakt)
- eine verminderte Aggressivität
- die Förderung von Empathie und dem Erinnerungsvermögen für Gesichter
- die Entwicklung einer positiven Selbstwahrnehmung und
- verbessertes Lernen durch Konditionierung (Beetz, 2012a, S. 77)

Aus obiger Aufzählung lassen sich unschwer Überschneidungen zwischen den Effekten von Tieren auf Menschen und den Effekten von Oxytocin erkennen. Vorsicht ist jedoch geboten, da bei Weitem nicht alle Effekte zum positiven Einfluss von Tieren bisher ausreichend wissenschaftlich nachgewiesen wurden (Beetz, 2012a).

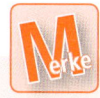

Bezüglich der therapeutischen Relevanz dieser Theorie ist zu sagen, dass die Verringerung des subjektiv wahrgenommenen Stresses im Zusammenspiel mit der Reduzierung physiologischer Stressparameter optimale Grundvoraussetzungen für die Teilhabe an der Therapie darstellen. Das Einhergehen mit einer Steigerung der Motivation, verbesserten Möglichkeiten zur Sozialinteraktion und besseren Voraussetzungen fürs Lernen ist im Besonderen bei niedriger Compliance vonseiten des Klienten für eine Behandlungsplanung von großer Bedeutung. Wichtig ist hierbei allerdings, dass sowohl dem Klienten als auch dem Tier ausreichend Zeit und Gelegenheit zur positiven Begegnung und einem Beziehungsaufbau gegeben werden. Hierbei spielen unter anderem der freundliche Körperkontakt und ein zugewandter Blickkontakt zwischen Tier und Mensch eine wesentliche Rolle.

10 Kommunikation und Wahrnehmung in der Mensch-Tier-Begegnung

Bei der Tiergestützten Therapie ist es die artübergreifende Kommunikation, die ein Gelingen der Begegnung und die daraus resultierende Wirksamkeit der Intervention zur Folge hat. Ohne Kommunikation und einer wechselseitigen sensiblen Wahrnehmung kann man als therapeutisches Medium, überspitzt gesagt, ebenso gut ein Plüschtier, einen Trainingsball oder eine Wärmflasche nehmen. Personen, die in ihrer sozialen Ausdrucksfähigkeit und Kontaktaufnahme beeinträchtigt sind, benötigen oftmals eine zeitintensive und kognitiv reflektierte Anleitung zum Miteinander mit dem Tier. Nur damit kann eine Förderung der psychosozialen Kompetenz erreicht werden.

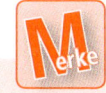

Wie ist es möglich, dass Menschen und Tiere miteinander kommunizieren können, obwohl sie die Sprache des Gegenübers nicht beherrschen? Die Antwort darauf ist jedem Tierbesitzer klar: Kommunikation läuft nicht allein auf sprachlicher Ebene ab. Die sprachliche sogenannte verbale oder digitale Kommunikation ist allerdings besonders gut dazu geeignet, sachliche Inhalte und Wissen zu vermitteln. Eine Voraussetzung ist natürlich, dass man die Sprache des Anderen beherrscht. Nicht unwesentlich trägt jedoch auch die nonverbale oder analoge Kommunikation zur Verständigung zwischen dem Sender und Empfänger bei. Diese „Sprache" setzt keine Wörter, sondern sprachbegleitende Signale zur Übermittlung von Information ein. Dazu gehören beispielsweise Gestik, Mimik, Sprechpausen, Sprachqualität, lachen, gähnen und das Einhalten der Individu-

> **Der Therapeut bemüht sich durch den Einsatz eines Hundes in Präventions- oder Interventionsmaßnahmen das individuelle Bewältigungsverhalten des Klienten zu stärken. Dieses kommt, obwohl der Prozess innerpsychisch abläuft, zumindest teilweise durch sichtbares Verhalten zum Ausdruck. Kommunikationsverhalten in der artübergreifenden Interaktion spielt hierbei eine wichtige Rolle und sowohl der Klient als auch der Hund müssen dabei sehr sensibel vom Therapeuten wahrgenommen werden. Bei Bedarf wird die therapeutische Situation der Belastbarkeit von Mensch und Tier angepasst.**

aldistanz (Vernooij & Schneider, 2008, S.16). Dabei werden im Vergleich zur verbalen, sachbezogenen Kommunikation eher unbewusste und emotionale Anteile übermittelt. Es gilt als erwiesen, dass bei fehlender Deckungsgleichheit zwischen der verbalen und der nonverbalen Kommunikation, der nonverbalen Botschaft größerer Glauben geschenkt wird.

„Analoge Kommunikation hat ihre Wurzeln offensichtlich in viel archaischeren Entwicklungsperioden und besitzt daher eine weitaus allgemeinere Gültigkeit als die viel jüngere und abstraktere digitale Kommunikationsweise" (Watzlawick et al., 1969, S 63, in Vernooij & Schneider, 2008).

Die analoge Kommunikation ist unsere „erste" Sprache. Es ist die Sprache zwischen Mutter und Säugling, die sogenannte Beziehungssprache. Olbrich (2009, S.118) weist darauf hin, dass der Mensch, auch über das Säuglingsalter hinaus, nach wie vor in emotionalen Ausnahmesituationen wie beispielsweise Wut, Liebe oder Trauer, vermehrt analog kommuniziert. Die analoge Kommunikation ist in ihrer

Signalssprache und der Entschlüsselung derselben wahrscheinlich sogar entwicklungsgeschichtlich vorbereitet und hat einen engen Bezug zu Gefühlen, zum inneren Antrieb und zur Empathie. Die Zuordnung und Decodierung der körpersprachlichen Ausdrucksweise wird in einer frühen Prägungsphase, der soziokulturell gefärbten Sozialisierung, erlernt. Dadurch kommt es häufig, gerade zwischen Menschen aus unterschiedlichen Kulturkreisen, zu Missverständnissen.

Obwohl Tiere unserer verbalen, digitalen Sprache teilweise Information entnehmen können (z.B. „Sitz", „Platz", „Such"), „sprechen" wir mit ihnen verstärkt in Form von analoger Kommunikation, und diese erwidern unsere Kontaktaufnahme ihrerseits oft unmittelbar und klar durch ihre eigene nonverbale körpersprachliche Ausdrucksweise.

Hunde sind in ihrem analogen Kommunikationsverhalten prompt und unverfälscht

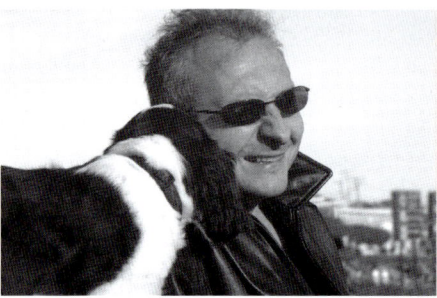

©istockphoto.com /
Galina Barskaya

Wie gut man einander dabei versteht, hängt stark von den Möglichkeiten der artspezifischen Wahrnehmungsverarbeitung und der Sensibilität ab. Otterstedt (2007) beobachtet hierzu, dass der Mensch dabei hauptsächlich zwei Wahrnehmungskanäle nutzt, nämlich das Sehen und das Hören. Von besonderer Bedeutung in der Mensch-Tier-Begegnung sind jedoch auch die Wahrnehmung taktiler Reize (mit der Nase anstupsen, Pfötchen geben, Atmung und Bewegungen eines eng liegenden Tieres spüren).

Neuere Erkenntnisse der Psychoimmunologie (Forschung der Wechselwirkung zwischen Immun-, Hormon- und Nervensystem) geben Anlass zur Annahme, dass die Wahrnehmung von Tieren stoffwechselbedingte Reaktionen auslöst (z.B. die Abgabe von Pheromonen). Diese werden von Tieren wahrgenommen und haben Reaktionen auf emotionaler und rationaler Ebene zur Folge (Schwarzkopf, 2011).

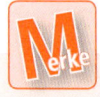

Die therapeutisch relevanten Aspekte des tierischen Kommunikationsverhaltens sind die Unmittelbarkeit und Unverfälschtheit der Reaktion. Aus den Erkenntnissen der Lerntheorie ist bekannt, dass eine prompte und klare Antwort auf einen Reiz das Lernen begünstigt. Wenn der Klient sich beispielsweise dem Hund mürrisch und abweisend gegenüber verhält, wird dieser die Kontaktaufnahme ziemlich rasch einstellen. Der Hund ist in seiner Reaktion dabei oftmals „echter" als der Therapeut, der mit vermeintlich professioneller Freundlichkeit den Klienten aus der Reserve zu locken versucht. Der Hund ermöglicht es dem Klienten dabei besser, sein von der Umgebung in diesem Fall als unangemessen wahrgenommenes Verhalten zu erkennen und möglicherweise zu ändern!

10.1 Wechselseitigkeit der Kommunikation

Wie schon erwähnt werden bei der Informationsweitergabe und dem Informationsaustausch zum einen Sachinhalte vermittelt (die Inhaltsaspekte der Kommunikation) und zum anderen emotionale Signale transportiert, die dabei helfen sollen, die Botschaft richtig einzuordnen. Dabei kommen bei der Mensch-Hund-Interaktion emotionale Signale, auch Beziehungsaspekte der Kommunikation genannt, vermehrt zum Tragen, da diese die einzige Form der wechselseitigen Kommunikation darstellen (Vernooij & Schneider, 2008). Es werden dabei sehr wohl auch einfache Sachinformationen übermittelt.

Es wurde zwischenzeitlich nachgewiesen, dass domestizierte Tiere wie beispielsweise der Hund weitaus besser dazu in der Lage sind, menschliche Signale und Handzeichen zu erkennen und zu decodieren, als beispielsweise der uns genetisch weitaus näher stehende nicht domestizierte Schimpanse.

Für Personen mit eingeschränkter verbaler Kommunikation, beispielsweise aufgrund von Krankheit oder Behinderung, ist die Wechselseitigkeit der analogen Kommunikation mit dem Hund erfahrungsgemäß von hohem therapeutischen Wert. Das kommunikative Miteinander läuft für den Betroffenen wahrscheinlich gleichwertiger ab als mit einem gesunden, in seinem Kommunikationsverhalten eher auf Sachinhalte bezogenen Mitmenschen. Personen in begleitenden und pflegenden Berufen können sich hier eine Menge von unseren tierischen Begleitern abschauen!

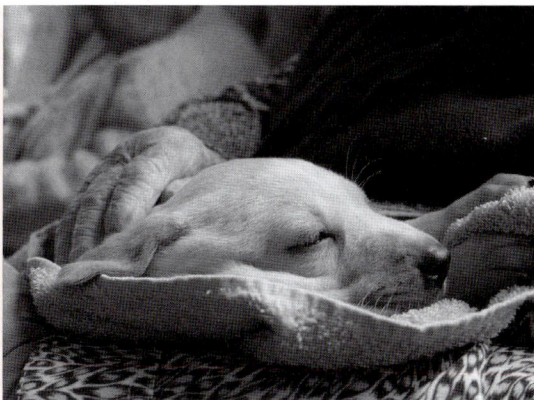

©istockphoto.com / suemack

Zwischen Mensch und Tier gibt es ein Verstehen ohne Worte

10.2 Wahrnehmungsförderung

Wie schon oben angesprochen werden in der Interaktion mit einem Tier meistens mehrere Sinne gleichzeitig angesprochen, es handelt sich dabei also um einen multimodalen Input. Daraus ergeben sich spannende therapeutische Interventionsmöglichkeiten zur Förderung der Sinnesverarbeitung und Wahrnehmung.

Otterstedt (2003a) prägt in diesem Zusammenhang den Begriff „kommunikatives Wahrnehmungserlebnis". Dabei bezieht sie sich auf die einseitige sensorische Übersättigung des modernen Menschen durch visuelle und akustische Reize. Der daraus

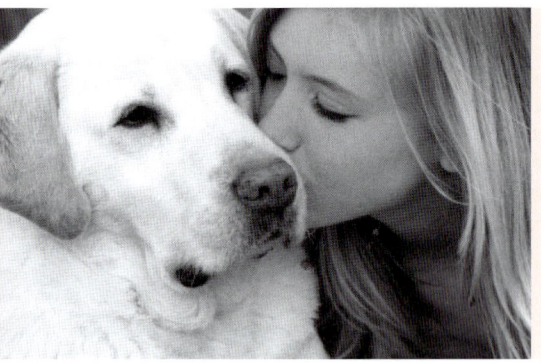

Der nahe Umgang mit einem Tier ist ein Fest für die Sinne

©istockphoto.com / Diana Hirsch

resultierenden Reizverarmung der anderen Sinne kann mit tiergestützten Angeboten entgegengewirkt werden. Dabei wird neben den visuellen und auditiven Sinnen auch die taktile Wahrnehmung (Fellstruktur, Temperaturunterschiede, nasse Hundenase), die olfaktorische Wahrnehmung (der Geruch eines nassen Hundes, das Fell eines Pferdes, der Geruch des Stalles) und bei großen Tieren wie beispielsweise dem Pferd auch der vestibuläre Sinneskanal (Sitzen und Reiten auf dem Pferd) angesprochen.

Über diese unmittelbare Reizaufnahme hinaus findet auch eine indirekte Weitergabe von Information statt. Das Körpergefühl wird beispielsweise dadurch gefördert, dass die Person sich selbst besser spüren kann, wenn ein Hund neben ihr im Bett liegt. Die Wahrnehmung des Raumes um sich herum wird dadurch gestärkt, dass der Hund hörbar Wasser in der hinteren Ecke des Zimmers trinkt, usw.

Die durch Tierkontakt im freundlichen Miteinander erfolgende „sensorische Dusche" kann in geringerer Intensität auch durch Robotertiere und Plüschtiere erfolgen (Schwarzkopf, 2011). Allerdings wird dieser Effekt als weniger anhaltend und in direkter Abhängigkeit von der individuellen Vorstellungskraft beschrieben.

Durch das kommunikative Wahrnehmungserlebnis ist die Tiergestützte Therapie gut geeignet zur Förderung einzelner Sinne und der adäquaten Integration multimodaler sensorischer Reize. Dies gilt insbesondere bei Personen, die aufgrund ihrer Behinderung oder Bettlägerigkeit der Gefahr einer sensorischen Deprivation und sozialen Vereinsamung ausgesetzt sind. Hier gilt es, durch sorgfältig geplantes Vorgehen die Reizverarbeitung der unterschiedlichen Sinne zu fördern und gleichzeitig eine Überreizung der einzelnen Kanäle zu vermeiden. Mimik und Gestik der Betroffenen geben zwar in der Regel über die Befindlichkeit der Person Auskunft, aber ein Mangel an diesen offensichtlichen Reaktionen ist bei schwer beeinträchtigten Klienten nicht automatisch mit Zustimmung gleichzusetzen.

10.3   Kommunikationselemente von Mensch und Tier

Wie kann Kommunikation gelingen? Kommunikation, verstanden als der Austausch von Information, setzt immer eine Begegnung mit dem Gegenüber voraus. Selbst in dem Falle, dass man auf eine Ansprache nicht reagiert, transportiert dieses Verhalten Information von einem zum anderen (z.B. Desinteresse). Damit eine Begegnung optimal verlaufen kann, sollte deshalb die gegenseitige Wahrnehmung aufeinander abgestimmt sein.

 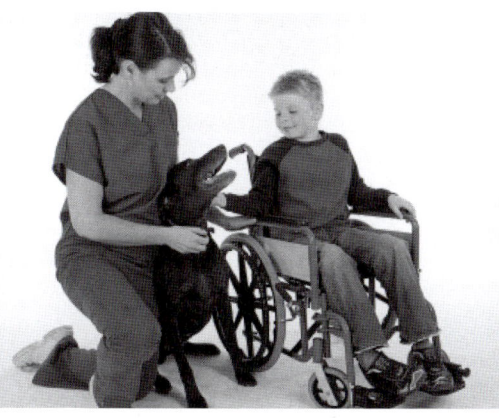

©istockphoto.com /
Rich Legg

Situationen, die auf den Hund bedrohlich wirken, sollten immer vermieden werden

Dafür ist es für den Menschen hilfreich, Signale, die vom Tier als bedrohlich verstanden werden können, zu vermeiden und Zeichen der Friedfertigkeit, Vertrautheit und der Vertrauenswürdigkeit zu kennen und einzusetzen.

Bezogen auf das Gesicht, wirkt sich ein entspannter Gesichtsausdruck mit Blickunterbrechung und ruhigem Lidschluss entspannend auf das Tier aus (Otterstedt, 2003b). Ein Wegdrehen des Kopfes kombiniert mit ruhiger Atmung und einem entspannten Gähnen kann bei unsicheren Hunden eine Entschärfung der Situation herbeiführen. Ein starrer Blick wirkt dagegen bedrohlich und kann bei unklarer Rangordnung Aggression auslösen. Bei der Ausbildung eines Hundes wird dieser manchmal zur Klärung der sozialen Stellung eingesetzt.

Die Stimmlage sollte eher tief und warm sein, die Lautstärke leise oder zumindest gemäßigt. Zischlaute, Husten oder Niesen werden nach Möglichkeit vermieden. Ebenso muss vermieden werden, dass Kinder kreischen, wenn der Hund auf sie zukommt. Wenn sie dazu noch die Arme hochreißen, fühlen sich viele Hunde dazu ermuntert hochzuspringen. Die eigene Unruhe, Wut und Nervosität überträgt sich stimmlich sehr schnell auf den Hund, weshalb beispielsweise ein genervtes Anzischen eines bellenden Hundes diesem eher das Signal vermittelt, dass hier wirkliche Gefahr droht, als ihn zur Ruhe zu bewegen.

Bei der Körperhaltung ist es wichtig zu beachten, dass der Mensch sich nicht über den Hund beugt, um ihn beispielsweise zu umarmen. Auch über einen liegenden Hund zu steigen oder sich von hinten zu nähern, verunsichert viele Hunde. Eine gehockte Stellung, leicht zur Seite gedreht mit einer entspannten locker dargebotenen Hand, wirkt in den meisten Fällen beruhigend und friedfertig. Der Hund kann die

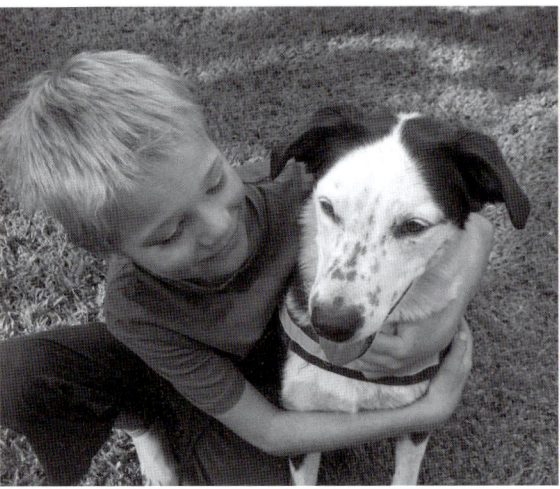

Foto: A. Junkers

Hand beschnüffeln oder durch das Abwenden seines Blickes signalisieren, dass er zur Begegnung (noch) nicht bereit ist. Streicheln unterm Kopf und Kraulen hinter den Ohren tolerieren Hunde oftmals eher als ein Über-den-Kopf-Streicheln. Auch ein schnelles, ruckartiges Wegziehen der Hand kann die Anspannung beim Hund erhöhen. Das Tier sollte von seiner Seite die Möglichkeit haben, den Kontakt aufzunehmen und auch abzulehnen oder abzubrechen.

Es sollte ihm immer ermöglicht werden, der Berührung oder Annäherung auszuweichen. Deshalb ist es wichtig, dass der Hund nicht in einer Ecke, mit dem Rücken zur Wand oder zu nahe an der Bettkante platziert wird. Falls ein Hund zum neugierigen Beschnüffeln näher kommt, sollte man die Hände geöffnet und locker an der Seite hängen lassen, denn geschlossene oder erhobene Hände signalisieren vielen Hunden, dass dort möglicherweise eine Leckerli versteckt sei, und animieren zum Bedrängen oder Hochspringen. Bedrängende Hunde werden mit vorgeschobener Schulter bei leichter seitlicher Drehung, dem sogenannten Body-block, abgedrängt. Beim Herrufen des Hundes wirken eine frontale Körperhaltung und eine strenge Stimme oftmals so bedrohlich, dass der Hund sich nicht traut, auf direktem Wege zu kommen. Leicht seitlich abgewandt, mit fröhlicher aufmunternder Stimmlage gerufen, kommt der Hund dagegen meist freudig her.

Körperbewegungen wirken sich animierend und aufmunternd oder beruhigend und entspannend aus. Händeklatschen, rennen und hüpfen können Hektik und einen schwer zu kontrollierenden Bewegungsdrang beim Hund auslösen. Besonders Kinder sollten davon abgehalten werden mit dem Hund zu rennen und zu springen, da schon die höhere Stimmlage und die schnellen Bewegungen oftmals ausreichen, den Hund zur Unruhe zu animieren. Da Anspringen und spielerisches Beißen für viele, besonders junge Hunde zum sozialen Spiel dazugehören, kann eine Spielsituation mit einem körperlich unterlegenen Kind leicht außer Kontrolle geraten. Ein klares (vorher erlerntes) Abbruchsignal (Stopp!, Nein! o.Ä.) und ein freudiges aufmunterndes Herrufen funktioniert in solchen Fällen besser als ein hohes, nervöses Abrufen oder Anbrüllen.

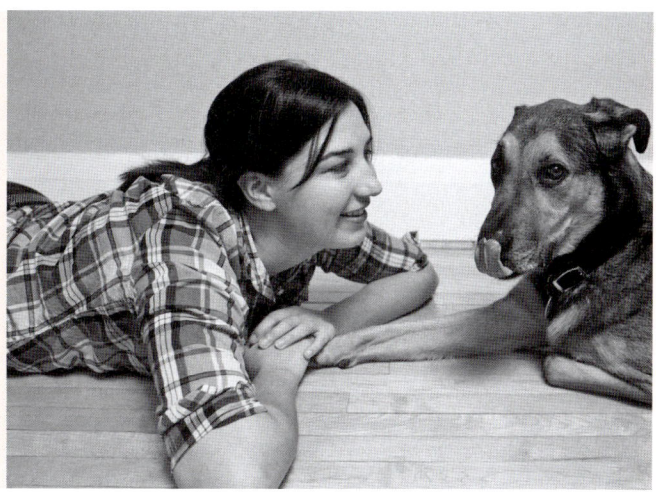

Signale von Unbehagen müssen rechtzeitig erkannt werden

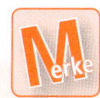

Für den Therapeuten ist es wichtig zu verstehen, wie die zwischenartliche Kommunikation optimal funktionieren kann. Neben individuellen Unterschieden (die der Hundehalter in der Ausbildung zum Therapiehundeteam kennenlernt) gibt es einige einfache Regeln, die im Umgang mit jedem Hund zu beachten sind. Das eigene modellhafte Kommunikationsverhalten mit dem Tier sowie eine sprachliche Decodierung des Verhaltens des Hundes (beispielsweise: „Wenn er wegschaut, möchte er in Ruhe gelassen werden") helfen dem Klienten dabei, den Hund besser und schneller zu verstehen und beziehungsbehindernde Erlebnisse zu minimieren.

11 Beschreibung möglicher Wirkfaktoren

Jede Person, die im Laufe ihres Lebens zu einem Tier eine bedeutungsvolle Beziehung oder sogar emotionale Bindung aufbauen konnte, wird bestätigen, dass Tiere eine ganz besondere Wirkung auf „ihren" Menschen haben. Dabei ist es allerdings nicht die alleinige Präsenz irgendeines Tieres oder die Nähe von Tieren generell, die sich automatisch positiv auf den Menschen auswirkt.

Es ist das Sicheinlassen auf die Wesenhaftigkeit des tierischen Gegenübers und auf die feinen Nuancen der zwischenartlichen Begegnung. Es ist die körperliche Nähe, die Wärme, das gegenseitige Vertrauen, die sorglose Zärtlichkeit und das unbedingte Gefühl des Gebrauchtwerdens, was unsere Beziehung zu unseren Tieren prägt. Es ist außerdem die manchmal einzige verlässliche soziale Konstante in unserem teilweise turbulenten und schnelllebigen Alltag (Junkers, 2011).

Zu gerne würden die meisten Menschen auch andere Personen, insbesondere solchen, denen es schlechter geht als ihnen selbst, an dieser gefühlten sozialen Wärme teilhaben lassen. Können diese äußerst subjektiven Elemente der Mensch-Tier-Begegnung jedoch überhaupt für die Tiergestützte Therapie genutzt werden?

Die ernüchternde Antwort auf diese Frage lautet: nein. Die oben beschriebenen Wirkfaktoren kommen durch die sozio-emotionale Bindung zwischen zwei vertrauten Individuen zustande. Die Partner in dieser Konstellation sind nicht willkürlich austauschbar, und die gefühlte Nähe ist nicht ohne Weiteres übertragbar auf andere Personen oder einen anderen Kontext.

Es gibt jedoch auch Grund zum berechtigten Optimismus: Obwohl die wohltuende Wirkung von den oben beschriebenen bindungsrelevanten Qualitäten bei der Tiergestützten Therapie nur sehr selten zum Tragen kommt, gibt es ausreichende Evidenz für die heilsame Wirkung, die in der Mensch-Tier-Begegnung verborgen liegen kann.

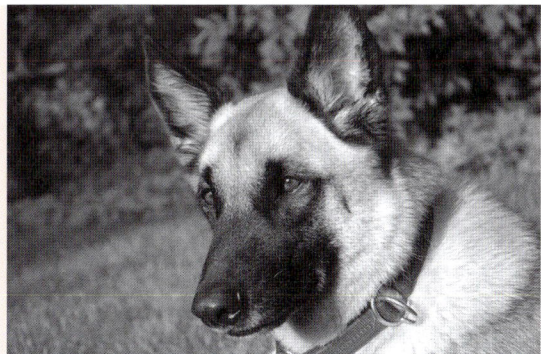

Foto: S. Dech

Schon das Beobachten eines friedlichen Tieres löst nachweislich physiologische Reaktionen beim Menschen aus

Viele Beschreibungen von der gesundheitsfördernden Wirkung von Tieren müssen wir einzelnen Falldarstellungen, Beobachtungsstudien und informellen Beobachtungen entnehmen. Trotz eines fehlenden wissenschaftlich-methodischen Vorgehens führen sie zur begründeten Annahme, dass die Tiergestützte Therapie bei geplanter und zielgerichteter Vorgehensweise zahlreiche Möglichkeiten bieten kann (Vernooij & Schneider, 2008). Es gibt jedoch auch wissenschaftlich fundierte Erkenntnisse und Studien zu tiertherapierelevanten Themen, die wir in der Therapie entsprechend würdigen und umsetzen können. Manche dieser Einsichten kamen dabei beinahe zufällig, als „Nebenprodukt" anderer wissenschaftlicher Arbeiten zustande.

11.1   Wirksamkeitsforschung in der Tiergestützten Therapie

Kausal ausgerichtete Wirksamkeitsforschung orientiert sich weitestgehend an einem reduktionistischen naturwissenschaftlichen Denkmodell. Evidenzstufen für die Anerkennung von Behandlungsmethoden werden beispielsweise unter anderem aufgrund der Anzahl der Probanden, der Verblindung[45] der Personen und dem Vorhandensein einer vergleichbaren Kontrollgruppe vergeben. Die Intervention muss genauestens beschrieben sein und bei allen Teilnehmern in derselben Form zur Anwendung kommen.

Die Heterogenität und damit die mangelnde Vergleichbarkeit der therapeutischen Klientel, unspezifische Wirkfaktoren (wie beispielsweise die Qualität der therapeutischen Beziehung und die Erwartungen des Klienten an die Behandlung), die mangelnde Standardisierbarkeit der Tiergestützten Therapie und die schwer zu kontrollierende Anzahl externer Einflussfaktoren machen es beinahe unmöglich, diese Art der therapeutischen Intervention in einen rigiden wissenschaftlich anerkannten Rahmen zu pressen. Böttger (2009, S.99) vertritt hierbei sogar die Ansicht, dass ein Wirksamkeitsnachweis im Sinne der evidenzgeleiteten Medizin, „wie auch bei anderen individuell-kreativen Therapieansätzen, nicht erreichbar ist".

Prothmann (2007, S. 118) betont den Prozesscharakter von interaktionsbasierten Behandlungsverfahren, bei denen nicht standardisierbare Beziehungsaspekte eine tragende Rolle spielen und eine „enge Verbindung zwischen dem Wachsen bestimmter Kompetenzen und dem Verschwinden von Symptomen" besteht. Eben dieser Prozesscharakter führt dazu, dass eine symptomorientierte Wirksamkeitsprüfung – wenn auch wissenschaftlich korrekt – in vielen Therapieverfahren keine praktische Relevanz hat und die Ergebnisse mutmaßlich sogar stark verzerrt.

---

45 „Mit Hilfe der Methode der „Verblindung" versucht man in Forschungsprojekten die „unbewusste Beeinflussung" der Daten durch die Teilnehmer oder die Studienleiter auszuschließen. Für die Datenerheber oder –auswerter heißt dies z.B., dass sie nicht wissen (dürfen), ob sie derzeit Daten bei Probanden der Interventions- oder Kontrollgruppe erheben bzw. auswerten" (http://www.pflegewiki.de/wiki/Verblindung, 05.10.2011).

11.2 Wirkeffekte im physischen Bereich

Greifenhagen und Buck-Werner (2007, S.32) beschreiben eine eher zufällige Erkenntnis aus einer frühen Studie von Friedmann, in der Wissenschaftler den Krankheitsverlauf von 92 Herzinfarktpatienten über einen Zeitraum von 12 Monaten verglichen haben. Zu ihrer Verblüffung zeigten nicht nur Patienten, die sozial gut integriert waren, eine bessere Überlebenschance als solche mit einem schwachen Netzwerk, sondern auch Tierbesitzer besaßen signifikant bessere Chancen zu überleben als Patienten ohne Haustier. Die Befragung, ob die Teilnehmer ein Haustier hatten, hatte dabei eher beiläufig im Rahmen eines Fragebogens zu den häuslichen Verhältnissen stattgefunden. Die Wissenschaftler gingen zur Klärung dieser Erkenntnis weiteren Fragen nach. Ist es die Bewegung von Hundebesitzern an der frischen Luft, die der Genesung zuträglich ist[46]? Weisen Tierbesitzer ähnliche Gesundheitsmerkmale auf, die eine Gesundung wahrscheinlicher machen? Waren die Tierbesitzer zufällig bei der Entlassung weniger krank als die Probanden ohne Tiere (Friedmann, 2000)? Alle Untersuchungen brachten immer wieder die eine Antwort zutage: Tierbesitz wirkt sich als solcher positiv auf den Krankheitsverlauf herzkranker Besitzer aus. Aber warum?

Jahre später fanden Wissenschaftler um Friedmann endlich die Antwort auf diese Frage. Es wurde in einer Studie der Blutdruck von Probanden in unterschiedlichen Situationen gemessen: Vorlesen und das Gespräch mit dem Versuchsleiter wirkten sich erhöhend auf den Blutdruck aus, Stillsitzen senkte ihn, aber der niedrigste Wert wurde beim Streicheln des eigenen Hundes gemessen. In einer weiteren Studie zeigten die Wissenschaftler, dass die alleinige Präsenz des Hundes blutdrucksenkend und stressreduzierend wirkt: Zwei Gruppen von Kindern bekamen den Auftrag, dem Versuchsleiter laut vorzulesen. Die Teilnehmer der ersten Gruppe trafen beim Betreten des Raumes auf den Versuchsleiter und Hund, die zweite Gruppe nur auf den Versuchsleiter, der Hund kam später dazu. Obwohl alle Kinder die Situation als belastend einstuften, waren die Kinder der ersten Gruppe entspannter als die der zweiten Gruppe. Bei der zweiten Gruppe ließen die Stresssymptome zwar merklich nach, sobald der Hund den Raum betrat, sie sanken jedoch nicht auf den Wert derjenigen Kinder herab, die von Anfang an einen Hund im Raum hatten. Weitere Studien bewiesen ähnliche entspannende Effekte durch die Gegenwart anderer Tierarten. Die Forscher führten dieses auf die Gegenwart von „ungestörten" Lebewesen zurück, die für den Menschen im Laufe seiner Entwicklung immer auch ein Zeichen von Sicherheit waren.

In Retrospektive ging man nun davon aus, dass die blutdrucksenkende, kreislaufstabilisierende und stressreduzierende Wirkung von Tieren für die höhere Überlebensrate der Tierbesitzer in der eingangs genannten Studie verantwortlich sei.

Eine aktuelle Studie von Beetz et al. (2011) zeigt, dass Jungen im Alter von sieben bis zwölf Jahren aus Schulen für Kinder mit Lernproblemen, emotionalen Störungen und Verhaltensstörungen in einem Stresstest in Anwesenheit eines Hundes (im Ver-

---

46 Es kam heraus, dass es einerlei war, ob die teilnehmenden Probanden Hunde, Katzen,
    Fische oder Vögel besaßen.

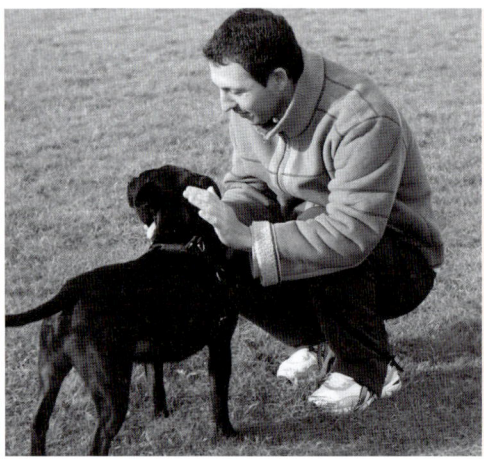

Die Interaktion mit einem Hund hat eine nachgewiesene stressreduzierende Wirkung

gleich zu einem Stoffhund und der Anwesenheit einer freundlichen Person) deutlich abgemilderte Stressreaktionen zeigten. Je mehr die Kinder den Hund gestreichelt haben, desto geringer war die physiologische Stressreaktion.

Die Gründe für die entspannende Wirkung von Tieren auf Menschen sind bisher nicht zweifelsfrei belegt. Allerdings sollten diese Erkenntnisse den tiergestützt arbeitenden Praktiker trotzdem dazu ermutigen, ruhige und ruhende Tiere in belastenden und angstbesetzten Situationen gezielt zur Reduzierung von Stresssymptomen einzusetzen (Greifenhagen & Buck-Werner, 2007).

Beetz et al. (2011) äußern die Vermutung, dass die durch körperlichen Kontakt mit einem Tier verursachte Oxytocin-Ausschüttung eine Verringerung des Cortisol-Levels zur Folge hat. Stark vereinfacht ausgedrückt wirkt das Kuschelhormon Oxytocin möglicherweise in sozialen Stresssituationen somit als Stresshormonneutralisierer. Es gibt Grund zur Annahme, dass die Anwesenheit von Tieren insbesondere in Pflegeheimen einen Einfluss auf die Menge benötigter Schmerzmedikamente hat (Darrah, 1996 in Beetz et al., 2011).

Ein weiterer physiologischer Effekt wird einem neuroendokrinen Regelmechanismus des menschlichen Organismus zugeordnet. Demzufolge können Tiere, als Quelle von Freude und Spiel, die Ausschüttung von Endorphinen auslösen und damit kurzfristig zum physischen Stressabbau und zur Schmerzlinderung beitragen (McCulloch, 1983, in Greifenhagen & Buck-Werner, 2007). Eine vielzitierte Studie von Sobo und Kollegen bestätigte die schmerzreduzierende Wirkung eins Besuchshundes bei Kindern mit akutem post-operativen Schmerz. Die Wissenschaftler ziehen allerdings auch die mögliche schmerzlindernde Wirkung kognitiver Aspekte und die Auswirkung von Ablenkung als Erklärung in Erwägung (Sobo, Eng & Kassity-Krich, 2006).

Nach Nestmann (1994, in Prothmann, 2007, S. 24) gibt es weitere Wirkungen.

Wirkeffekte, bezogen auf den Bewegungsapparat:
- Muskelentspannung
- Abnahme von Spastik
- Verbesserung des Gleichgewichts

Wirkeffekte bezogen auf das allgemeine Gesundheitsverhalten:
- Motorische Aktivierung
- Training der Muskulatur
- Aktivierung der Verdauung
- Anregung zur besseren Ernährung
- Bessere Körperpflege
- Reduzierung von Übergewicht
- Reduzierung von Alkohol- und Nikotingenuss
- Förderung einer regelmäßigen Tagesstruktur

Wirkeffekte bezogen auf den lebenspraktischen Bereich:
- Hilfe bei gestörten Sinnesfunktionen (Blindenhund, Gehörlosenhund)
- Hilfe bei chronischen Erkrankungen (Epilepsiehund, Diabeteshund)
- Hilfe für motorisch beeinträchtigte Personen (Behindertenbegleithund)

Zu den oben beschriebenen Stichpunkten gibt es wenig oder gar keine wissenschaftlich fundierten Erkenntnisse. Trotzdem sollte man diese möglichen Wirkungen nicht einfach als unhaltbar von der Hand weisen, denn empirische Erkenntnisse aus der alltäglichen Tiergestützten Praxis belehren uns eines Besseren.

Praxiserfahrungen im Bereich der Tonusregulierung:
Personen mit erhöhtem Muskeltonus oder Spastik aufgrund zentralnervöser Störungen zeigen manchmal erfreuliche Veränderungen der Muskelspannung im Umgang oder bei der Lagerung im Körperkontakt mit dem Hund.
In den unten beschriebenen Fällen haben die Klienten im Vorfeld ein positives und sehr zugewandtes Verhältnis zu dem Therapiehund aufbauen können.

Es handelt sich bei der tonusregulierenden Wirkung der Tiergestützten Therapie nicht um die im Gesundheitswesen vorherrschende naturwissenschaftlich-reduktionistische Monokausalität eines Wenn-dann-Effektes. Hier geht es eher um die Wirkung, die im Gesamtkontext von Beziehung, Körperwärme, Entspannung, Grad an Eigenkontrolle und Stressbewältigung angesiedelt ist. Durch die Komplexität der möglichen Wirkfaktoren ist der Effekt wenig vorhersagbar und individuell sehr unterschiedlich. Da auch die Beziehung zum Tier als Individuum wahrscheinlich eine Rolle spielt, ist das Tier außerdem nicht einfach austauschbar.

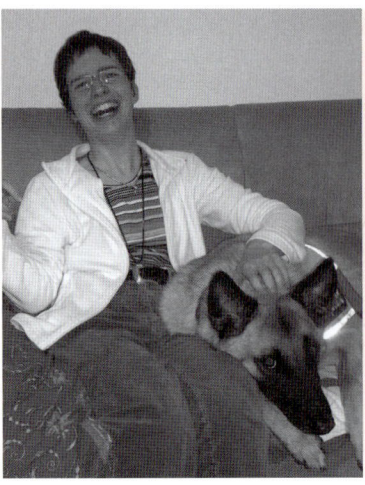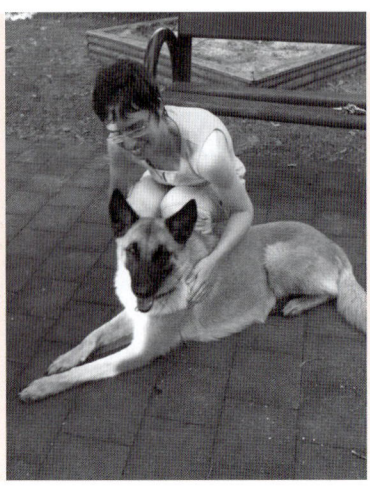

Fotos: A. Junkers

Die Interaktion zwischen Fr. G. und dem Therapiehund ist mehr als nur eine oberflächliche Begegnung

Frau G. ist eine junge Klientin mit armbetonter Hemiparese. Sie hatte seit ihrer Kindheit einen sehr engen Bezug zu Tieren, im Besonderen zu Pferden, Hunden und Katzen. Die tiergestützte Intervention fand im Rahmen eines Besuchsprojektes bei körperbehinderten Klienten in einer betreuten Wohngruppe statt. Bei Frau G. reduzierte sich schon während der ersten Therapiesitzung beim Streicheln des Hundes mit der nichtbetroffenen Hand der Beugetonus der betroffenen Hand in solch einem Maße, dass sie die Hand mithilfe der anderen Hand öffnen und mit gestrecktem Arm auf dem Hund platzieren konnte. Die Klientin war auch in den weiteren Sitzungen jedes Mal erneut erstaunt und erfreut über diese Wirkung. Nach der zweiten Sitzung wirkte sich der tonusregulierende Effekt auch über die Sitzung hinaus auf das Anlegen der Nachtschiene am Abend aus. Diese Aufgabe konnte sie nun an den „Hundetagen", und später auch für zwei Tage danach, ohne Hilfe bewältigen. Frau G. bestätigte im Abschlussgespräch, dass bei hoher Anspannung der alleinige Gedanke an den Hund oftmals ausreichen würde, die seelische und körperliche Spannung spürbar zu reduzieren.

Auch bei Frau F., einer jungen Frau mit spastischer Tetraparese, konnte ein ähnlicher Effekt beobachtet werden. Die Tiergestützte Therapie war als Teil des Außenorientierungstrainings und zur Verbesserung der Selbstsicherheit im Straßenverkehr anberaumt worden. An einem Behandlungstag, an dem es Frau F. gesundheitlich nicht gut ging, äußerte sie den Wunsch, dass der Hund neben ihr im Bett liegen sollte. Nach etwa fünf Minuten konnte Frau F. ihre angespannte Körperposition selbstständig verändern, die Beine kamen zur Ruhe und besonders die Rückenlage wurde von ihr als angenehmer als sonst beschrieben.

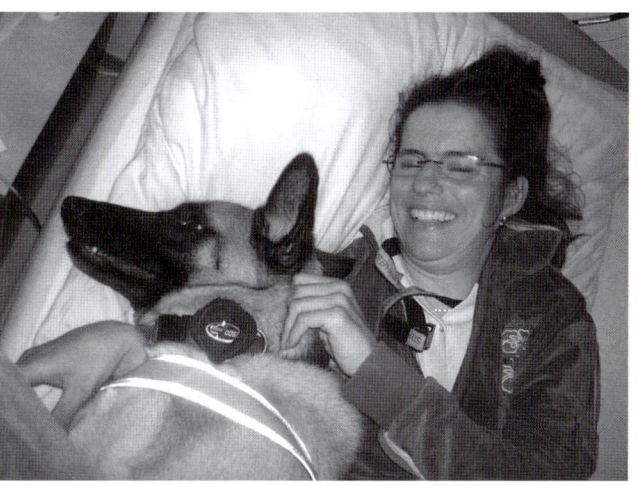

Frau F. mit Hund

Foto: A. Junkers

Da sie wegen spastikbedingter Lagerungsprobleme zeitweise nicht an der gewünschten physiotherapeutischen Behandlung auf einer Matte oder Behandlungsbank teilnehmen konnte, wurde die Tiergestützte Therapie versuchsweise auf die physiotherapeutische Behandlung ausgeweitet. Mithilfe des Hundes war es ihr bereits in der zweiten Sitzung und auch danach möglich, auf der von ihr als unangenehm wahrgenommenen festen Unterlage der Behandlungsliege eine stabile und einigermaßen bequeme Position in Rückenlage einzunehmen, bei der sich im Bereich des Rückens, der Hüfte und der Beine der Tonus nur kurzfristig merklich erhöhte. Die Seitenlage mit gebeugter Hüfte und einem angewinkelten Bein war sogar eigenständig möglich. Nach der Behandlung von etwa 30 Minuten konnte Frau F. selbstständig eine optimale Sitzposition im Rollstuhl einnehmen. Dieser Effekt wurde sieben Stunden später bei einer zufälligen Begegnung mit der Hundetherapeutin als eine erfreulicherweise über den Arbeitstag anhaltende Wirkung beschrieben. Außerdem beschrieb Frau F. auf den ICF-Ebenen der Aktivitäten und Partizipation Verbesserungen im Arbeitsalltag, da sie die von ihr erwartete Aufgabe (Dokumente von einem Büro ins andere zu bringen) ausführen konnte, ohne dass diese ihr dabei vom Schoß rutschten. Am Abend der „Hundetage" konnte Frau F. beim abendlichen Duschen mit weniger Unterstützung stehen. Der entspannende Effekt hielt bis zum nächsten Morgen an.

In beiden oben beschriebenen Fällen ist die tonusregulierende Wirkung des Hundes als eine Art „Nebeneffekt" der Tiergestützten Therapie aufgetreten. Trotzdem ist davon auszugehen, dass die daraus resultierende verbesserte Selbstständigkeit (Nachtschiene selbst anlegen, weniger Hilfe beim Duschen), die Vorbeugung sekundärer Schädigungen (Möglichkeit zur physiotherapeutischen Behandlung mit anschließender besserer Sitzposition für die Dauer des kompletten Arbeitstages) und die Verbesserungen in der Ausführung von berufsbezogenen Tätigkeiten als therapeutische relevante Veränderung der Lebensqualität wahrgenommen werden.

235

Es gibt auch betroffene Personen, bei denen in der therapeutischen Praxis die oben beschriebene Wirkung nicht beobachtet werden konnte. Dies zeigt dem Praktiker wieder einmal, dass die komplexe Wirkung der Tiergestützten Therapie nicht konsistent ist und nicht auf alle Klienten gleichermaßen zutrifft.

11.3 Wirkeffekte im neuropsychologischen Bereich

Die Neuropsychologie ist ein Spezialbereich der Psychologie, der die Beziehung zwischen den Strukturen und Funktionen des Gehirns und dem menschlichen Verhalten zum Gegenstand hat. Die Klientengruppe wird wie folgt definiert: „Die neuropsychologische Therapie wird bei allen krankheitsbedingten Funktionsstörungen des Gehirns angewandt. Darunter fallen z.B. Folgen traumatischer Schädigungen des Gehirns wie Schädelprellung, Schädelbruch, Hirntraumen, Gehirnerschütterung, Folgen von Schlaganfällen, Folgen entzündlicher Krankheiten wie z.B. Meningitis, Folgen epileptischer Erkrankungen, Folgen frühkindlicher Schädigungen und Entwicklungsstörungen des ZNS, vaskuläre und degenerative Demenzformen, Parkinsonsche Erkrankung, Folgen raumfordernder Prozesse (Tumoren) etc." (Gesellschaft für Neuropsychologie [GNP], 2011). Die zu behandelnden Funktionsbereiche beinhalten unter anderem Wahrnehmungsfunktionen, motorische Fertigkeiten, Aufmerksamkeit sowie Gedächtnis und Lernen (ebenda). In der therapeutischen Zielsetzung finden sich dabei naturgemäß viele Überschneidungen mit der Ergotherapie. So sollen die „… betroffenen Patienten durch die Therapie ein möglichst hohes Funktionsniveau im Alltag wiedererlangen, und soziale, berufliche und/oder schulische Anforderungen möglichst wieder alleine bewältigen können" (Gauggel, 2003).

Wodurch sich die Neuropsychologie als Wissenschaft und Behandlungsdisziplin jedoch deutlich abgrenzt, ist der psychotherapeutische Hintergrund der Therapeuten und die Art der Behandlung. Die Behandlung zielt in der Regel darauf ab, durch eine intensive und repetitive Stimulation der beeinträchtigten Funktion, geschädigte neuronale Netzwerke teilweise oder vollständig zu reaktivieren (Gauggel, 2003).

Böttger (2009) hebt hervor, dass besonders in der frühen neuropsychologischen Diagnostik und Therapie von schwer betroffenen Personen multimodale Reize, die von einem Tier ausgehen, wertvolle Hilfestellungen für die Therapie geben können.
Sie beschreibt ferner, dass in der neuropsychologischen Frührehabilitation Behandlungsansätze mit funktionalen und emotionalen Komponenten, also integrative Ansätze, die die persönlichen Vorlieben der Klienten berücksichtigen, den rein funktionalen Verfahren mit ungerichteter Stimulation überlegen seien. Sie verweist dabei auf die „Arousal and Mood Hypothesis", die davon ausgeht, dass einem angenehmen Reiz eine positive Stimmung und verbesserte Aktivierung folgt, welches wiederum kognitive Leistungen begünstigt.

Soweit Tiere vom Betroffenen im Vorfeld der Erkrankung als positiver Anreiz erfahren wurden, können sie sehr wirksam „in der Therapie insbesondere von Patienten mit schweren Antriebsstörungen als kreatives Therapiehilfsmittel eingesetzt werden" (Böttger, 2009, S. 79). Erfahrungen mit der Förderung von Wachheit und Aufmerksamkeit durch Tiere in der Betreuung von schwersthirngeschädigten Menschen im Koma und Wachkoma werden von Zieger (2003) sehr eindrücklich anhand von Fallbeispielen beschrieben.

Drei systematische Einzelfallstudien zu den Effekten der Tiergestützten Therapie (TGT) in der Frührehabilitation des Neglects[47] haben gezeigt, dass nach den tiergestützten Therapieintervallen (verglichen mit einer PC-gestützten optokinetischen Stimulation = OKS[48]) eine höhere Anzahl Bilder zur linken Seite hin wahrgenommen werden konnten. Bei den beiden Probanden, die innerhalb von drei Wochen zwei tiergestützte Wochenintervalle und eine PC-Trainingswoche als Therapie hatten, konnte eine erkennbare Verbesserung der Exploration nach links erreicht werden (TGT-OKS-TGT). Diese spiegelte sich auf den Ebenen der Köperfunktion, der Aktivitäten und der psychosozialen Partizipation wider. Bei dem Probanden, bei dem nur eine tiergestützte Behandlungswoche zum Tragen kam, konnten zwar nach dieser die Wahrnehmung zur linken Seite hin verbessert werden, nach den drei Wochen mit zwei flankierenden optikinetischen Therapieintervallen (OKS-TGT-OKS) jedoch keine erkennbare Verbesserung erreicht werden. Subjektiv empfanden die Patienten die Tiergestützte Therapie als wirksamer, die PC-Stimulation dagegen wurde als zu anstrengend empfunden. Vor diesem Hintergrund wird empfohlen, spezifische angepasste Therapieverfahren für die verschiedenen Rehabilitationsphasen zu entwickeln. Eine detaillierte Darstellung dieser und anderer sehr interessanter neurophysiologischer Studien findet der interessierte Leser bei Böttger, 2009, S. 78-103.

11.4 Wirkeffekte im sozial-emotionalen und psychischen Bereich

Vernooij und Schneider (2008) weisen darauf hin, dass, bezogen auf den sozialen und emotionalen Bereich, nur die Verbesserung der Kontaktfähigkeit sowie die Verbesserung der sozialen Befindlichkeit als gesichert angesehen werden kann. Prothmann (2007, S.25) beobachtet im Bereich der Kontaktaufnahme, dass Tiere bei sozial ausgegrenzten und vereinsamten Menschen, aber auch bei schwer kranken und behinderten Personen die körperliche Nähe und den körperlichen Kontakt bieten, die andere Menschen nicht (mehr) bieten können. „Tiere tragen […] zu einem menschenwürdigen Dasein bei."

---

47 „Bei einem Neglect handelt es sich um die Vernachlässigung der Aufmerksamkeit, Orientierung und Wahrnehmung der Halbseite kontralateral zur geschädigten Hirnhälfte" (Zieger, 2003, S. 219).

48 OKS = Optokinetische Stimulation. Der Klient soll bei der optokinetischen Stimulation Augenfolgebewegungen zur vernachlässigten Seite durchführen, indem er ein sich bewegendes Objekt mit den Augen fixiert („sich daran festhält") und sich von diesem zur vernachlässigten Seite „herüberziehen" lässt.

Beetz et al. (2011) betonen, dass die Interaktion mit einem Tier als solches schon als ein Sozialverhalten verstanden werden sollte. Sie weisen auf Studien hin, die zeigen, dass Kinder mit Autismus und anderen entwicklungsbedingten Störungen der Sozialinteraktion eher mit einem Hund als mit einem Objekt oder einer Person interagieren, sich in Anwesenheit eines Hundes spielfreudiger zeigen und größeres Interesse an der sozialen Umgebung haben.

Bezogen auf das Selbstwertgefühl ist die unmittelbare Reaktion eines Tieres für das Gefühl der Selbstwirksamkeit von großer Bedeutung. Der Mensch kann zeitnah erkennen, was eine bestimmte Aktion seinerseits bei dem Tier auslöst. Dadurch entwickelt sich das Vertrauen in die eigenen Fähigkeiten, die direkte Umwelt und damit stückweise auch, das eigene Leben beeinflussen zu können (Prothmann, 2007).

Im Bereich der sozio-emotionalen Kompetenzen ist das Erkennen der Bedürfnisse anderer (die Empathiefähigkeit) sowie die Sensibilisierung für eigene Bedürfnisse wichtig. An anderer Stelle in diesem Buch wird genauer auf die Entwicklung von Empathie mithilfe der Mensch-Tier-Beziehung eingegangen (siehe Kapitel 9.3 und 9.4). Dabei wird vor allen Dingen die Rolle der Spiegelneuronen hervorgehoben. Olbrich (2009, S.121) ordnet Prozesse, die bei Mensch-Tier-Beziehungen ablaufen, jedoch auch unter anderem dem hormongesteuerten „Attachmentsystem", als eines der drei Systeme, die die Entwicklung und Instandhaltung von Beziehungen fördern[49], zu. Das im Rahmen des Attachmentsystems diskutierte Hormon Oxytocin wird bei Tieren und Menschen unter anderem durch Berührung ausgeschüttet und fördert das Zusammengehörigkeitsgefühl, das Erkennen der Befindlichkeit des Anderen, das soziale Vertrauen und schwächt Reaktionen auf sozialen Stress ab (Olbrich, 2009).

Um in Aktion zu treten, benötigt der Mensch Motivation zu willentlichen Handlungen und Verhaltensweisen. Im Rahmen von Einzelfallstudien konnte gezeigt werden, dass die Motivation zur Teilhabe am Therapiegeschehen bei Kindern mit Entwicklungsstörungen höher ist, wenn ein Therapiehund in der Therapiesitzung anwesend ist. Im Rahmen dieser Suche wurde der Ablauf der Sitzung entsprechend der individuellen therapeutischen Zielsetzung der Probanden geplant und die Kinder konnten selbst bestimmen, ob und in welcher Form der anwesende Hund aktiv an der geplanten Therapie teilhaben sollte. Eine ganze Reihe von Theorien zur Motivation und Selbstbestimmung kann zur Erklärung dieser Ergebnisse herangezogen

---

49 Die Entstehung und Instandhaltung von engen Beziehungen wird von drei verknüpften „neuro-humoralen" Systemen u.a. durch die Ausschüttung von spezifischen Hormonen gesteuert. Dabei wird das „Lustsystem" (Ziel: Gelegenheit für sexuelle Kontakte erkennen) mit erhöhten Niveaus von Östrogenen bzw. Androgenen assoziiert, das „Attraktionssystem" (Ziel: Aufmerksamkeit wird auf bestimmte Individuen gerichtet) mit hohem Dopamin und Norepinephrin und geringem Serotonin in Verbindung gebracht, und das „Attachmentsystem" (Ziel: Erhalt von Nähe, Behaglichkeit, emotionaler Abhängigkeit) mit Oxytocin (bei Frauen) und Vasopressin (bei Männern) assoziiert (Fisher, 2000, bei Olbrich, 2009, S.121).

werden, würden aber den Rahmen dieses Buches sprengen. Wichtig ist jedoch die Erkenntnis, dass alle Kinder bezogen auf ihr Motivationsniveau (gemessen mit dem Pediatric Volitional Questionnaire) von der Anwesenheit des Hundes profitiert haben (Junkers, 2007).

Weitere psychische Wirkungen nach Nestmann (1994, in Prothmann, 2007, S.26):

Wirkeffekte bezogen auf die Stabilisierung der Befindlichkeit:
- Akzeptanz und Zuneigung
- Bestätigung und Trost
- Zärtlichkeit und körperliche Nähe
- Begeisterung

Wirkeffekte bezogen auf Selbstbild, Selbstwertgefühl und Selbstbewusstsein:
- Konstante Wertschätzung
- Erfahrung von Selbstwirksamkeit
- Erfahrung von Bewunderung
- Gefühl, gebraucht zu werden
- Verantwortungsgefühl
- Bewältigungskompetenz

Wirkeffekte bezogen auf das Gefühl von Kontrolle über Umwelt und sich selbst:
- Kontrollerfahrung durch Pflege, Versorgung, Führung, Erziehung
- Verantwortung für Selbstkontrolle
- Sensibilisierung für eigene Bedürfnisse
- Bewältigungsfähigkeiten und Druck zur aktiven Bewältigung
- Zutrauen in die eigenen Fähigkeiten

Wirkeffekte bezogen auf Sicherheit, Selbstsicherheit und den Abbau von Angst:
- Akzeptanz und kontinuierliche Zuneigung
- Unkritische Bewunderung
- Belastungsfreie Interaktion
- Einfache Lebenserfahrung

Wirkeffekte zur Stressreduktion, Beruhigung und Entspannung:
- Änderung der Wahrnehmung und Interpretation von Belastung
- Trost und Beruhigung
- Gelassenheit
- Ablenkung von angstmachenden Reizen
- Umbewertung von belastenden Ereignissen
- Aufwertung kleiner Freuden

Antidepressive und antisuizidale Wirkfaktoren[50]:

- Gemeinsamkeit, Vertrauen und Vertrautheit
- Halt und emotionale Zuwendung
- Umbewertung von Stresserlebnissen
- Förderung von Bewältigungsstrategien
- Förderung von Aktivität und Verantwortung
- Bezogenheit, Trost, Ermutigung
- Erleben von Freude, Spontanität und Spaß

Die sozial förderliche Wirkung von Tieren entfaltet sich hauptsächlich in ihrer Funktion als sozialer Katalysator (siehe auch Kapitel 5.1.2) und durch das Erleichtern von zwischenmenschlichen Kontakten als „Eisbrecher" oder „soziales Schmiermittel".

Dieser Effekt bezieht sich zum einen auf die Förderung von sozialverträglichem Verhalten und zum anderen auf die Wirkung, die durch einen freundlichen Hund auf den Menschen an seiner Seite „abfärbt". Beetz et al. (2011) stellen in einer Übersicht von 69 Studien zur Wirksamkeit Tiergestützter Interventionen fest, dass die Anwesenheit von Hunden bei Kindern mit Autismus den Sprachgebrauch und die soziale Interaktion erhöhen und dass sich bei Patienten einer Psychiatrischen Klinik Interaktionparameter wie u.a. Lächeln, Umgänglichkeit und Hilfsbereitschaft nach vierwöchiger Tiergestützter Therapie signifikant verbessern. Studien mit Bewohnern von Altenheimen und Pflegeheimen zeigen, dass Hunde die Anzahl und Länge von Gesprächen erhöhen und andere Formen der Sozialinteraktion positiv beeinflussen.

Es gibt außerdem eine Reihe von Erkenntnissen, die sich auf die förderliche Wirkung von Tieren im sozialen Kontext von Familie und Beziehungen beziehen (Prothmann, 2007).

Für Menschen mit Behinderungen kann ein Tier die offene und unverkrampfte Interaktion im Miteinander mit der „nichtbehinderten" Umwelt ermöglichen. Dabei hilft das Tier bei der „Initialzündung" und bietet außerdem zur gleichen Zeit einen unverfänglichen Gesprächsstoff.
Behinderte Menschen können durch einen Behindertenbegleithund wesentlich mehr Selbstbestimmung und Unabhängigkeit erfahren.

---

50 Erfahrungen in der Praxis haben gezeigt, dass die Verantwortung für ein Tier und das Gefühl des Gebrauchtwerdens sowie die Fürsorgepflicht sich positiv auf den Lebenswillen von suizidal gefährdete Menschen auswirken.

11.5   Wirkeffekte im Bereich Kognition und Sprache

Vernooij und Schneider (2008) verweisen auf die fehlende empirische Forschung in diesem Bereich. Sie räumen allerdings ein, dass die Verbesserung des Interesses an der Umwelt und die Erhöhung der Aufmerksamkeit für das unmittelbare Umfeld sowie die Verbesserung verbaler Kommunikationsfähigkeiten in einigen wenigen qualitativen Studien beschrieben werden.

Beetz et al. (2011) betonen den Effekt von Tieren auf den Sprachgebrauch, auf den selbst initiierten Beginn eines Gesprächs und auf die Länge von Gesprächen in einer Übersicht von Studien zur Tiergestützten Therapie.

Erfahrungen im therapeutischen Alltag geben Grund zur Annahme, dass die An-wesenheit eines Hundes und der Wunsch, mit diesem verbal zu kommunizieren, erfreuliche Therapieerfolge bei einigen Klienten bewirken können. So gibt es immer wieder Personen, die sie sich allein wegen des Hundes darum bemühen, überhaupt zu sprechen oder lauter, deutlicher und modulierter zu sprechen (damit der Hund Signale wie z.B. „Komm" versteht). Die meisten Klienten stellen außerdem am Kom-munikationsmodell des Therapeuten sehr bald fest, dass non-verbale Kommunikati-on in der Interaktion mit dem Tier eine große Rolle spielt, und versuchen, diese ge-zielt einzusetzen. Da nicht nur die artübergreifende gegenseitige Kommunikation in großen Teilen auf nicht-sprachlichen Aspekten der Interaktion beruht, helfen diese Erkenntnisse und die Umsetzung dessen manchen Klienten deutlich in der zwischen-menschlichen Interaktion im eigenen sozialen Umfeld.
Sprechanlässe, die entstehen, wenn der Klient mit dem Hund spazieren geht, oder andere Bewohner die Tiergestützte Therapie beobachten, werden in der Regel gerne angenommen und haben wiederum die Ausweitung der sozialen Kreise zur Folge.

Gedächtnis- und Konzentrationsspiele rund um den Hund oder zum Thema Hund im Allgemeinen werden in Anwesenheit des Hundes oftmals mit großer Freude ge-spielt. Dass dies nicht immer der Fall ist, zeigt das Praxisbeispiel unten. Trotzdem konnte auch hier der Hund zur Verbesserung der kognitiven Leistung und der allge-meinen Befindlichkeit beitragen.

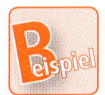

Herr M. gelernter Versicherungskaufmann, litt nach einem Schädelhirntrauma unter sehr schwankender Gedächtnisleis-tung. Als vielseitig interessierter Mensch machte ihm dies sehr zu schaffen und führte dazu, dass Herr M. oftmals unausgegli-chen war und abweisend wirkte.
Im Rahmen der Tiergestützten Therapie wurden Fragespiele und Memory-Karten zum Thema Hund entwickelt, die Herrn M. jedoch bald sichtlich langweilten. Lieber würde er tagespolitische Themen bearbeiten, sagte er. Darauf erschien die Therapeutin zur nächsten Sitzung mit der Tageszeitung, aber ohne Hund. Die Gedächtnisleistung war diesmal jedoch deutlich ge-ringer als bisher und die Therapiesitzung wurde von Herrn M. daraufhin als sehr frustrierend beschrieben. Dann wolle er doch lieber wieder Hundefra-

241

gen beantworten, solange dann jedenfalls der Hund anwesend sei. In den nächsten Therapiesitzungen wurden wieder die Tagesthemen aus der Zeitung bearbeitet und Herr M. hatte gleichzeitig die Gelegenheit, den Hund zu streicheln oder einfach nur die Hand auf den Hund zu legen. In diesen Sitzungen wirkte Herr M. zufrieden und ausgeglichen. Die Gedächtnisleistung war wieder deutlich besser und selbst eine Woche später konnte Herr M. sich noch an wichtige Themen der vorherigen Woche erinnern. Zu seiner Zufriedenheit brauchte er im Training allerdings keine Hundefragen mehr beantworten. Herr M. wirkte nun allgemein zufriedener, zeigte in vielen Situationen einem angemessenen Humor und konnte seine teilweise fundierten politischen Ansichten spitzfindig mit einbringen.

Teil V

Literatur

Literatur

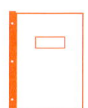

Axline, V. M. (1997). Kinder-Spieltherapie im nicht-direktiven Verfahren (9. neugestaltete Auflage ed.). München/Basel: Reinhardt.

Beetz, A. (2003). Bindung als Basis sozialer und emotionaler Kompetenzen. In: Olbrich, E., Ottenstedt C. (Hrsg.). Menschen brauchen Tiere. Grundlagen und Praxis der tiergestützten Pädagogik und Therapie, 78-83. Stuttgart: Kosmos Verlag.

Beetz, A. (2009). Psychologie und Physiologie der Bindung zwischen Mensch und Tier. In: Otterstedt, C., Rosenberger, M. (Hrsg.). Gefährten – Konkurrenten – Verwandte: Die Mensch-Tier-Beziehung im wissenschaftlichen Diskurs,133-152. Göttingen: Vandenhoek & Ruprecht.

Beetz, A. (2012a). Hunde im Schulalltag. München: Ernst Reinhard Verlag.

Beetz, A. (2012b). Stressreduktion durch Hund und ihre Bedeutung für tiergestützte Interventionen. Vorgestellt bei der Tagung zur Tiergestützten Intervention im Fokus der Wissenschaften (TU Dresden).

Beetz, A., Kotrschal, K., Turner, D. C., Hediger, K., Uvnäs-Moberg, K., & Julius, H. (2011). The Effect of a Real Dog, Toy Dog and Friendly Person on Insecurely Attached Children During Stressful Task: An Exploratory Study. Anthrozoös, 24(4), 349-368.

Beetz, A., Uvnäs-Moberg, K., Julius, H., & Kotrschal, K. (2012). Psychosocial and psychophysiological effects of human-animal interactions:the possible role of oxytocin Frontiers in Psychology, 3 (Article 234), 1-15.

Böttger, S. (2009). Die Mensch-Tier-Beziehung aus neuropsychologischer Perspektive – am Beispiel der tiergestützten Therapie. In: Otterstedt, C., Rosenberger, M. (Hrsg.). Gefährten – Konkurrenten – Verwandte: Die Mensch-Tier-Beziehung im wissenschaftlichen Diskurs, 78-100. Göttingen: Vandenhoek & Ruprecht.

Breitenbach, E., Stumpf, E. (2003). Tiergestützte Therapie mit Delfinen. In: Olbrich, E., Otterstedt, C. (Hrsg.). Menschen brauchen Tiere. Grundlagen und Praxis der tiergestützten Pädagogik und Therapie, 145-172. Stuttgart: Kosmos Verlag.

de Waal, F. (2011). Das Prinzip Empathie: Was wir von der Natur für eine bessere Gesellschaft lernen können. München: Carl Hanser Verlag.

DeltaSociety. (1996). Standards of Practice for Animal-assisted Activities and Therapy. Renton, WA: Delta Society.

DeltaSociety. (1997). Therapeutic Interventions. Renton, WA: Delta Society.

Deutscher Verband der Ergotherapeuten (DVE). Merkblatt zum Thema Behandlung ohne Verordnung/Alternative Leistungen, MB 48 SO 06/10 C.F.R. (06/2010).

Deutscher Verband der Ergotherapeuten (DVE). Merkblatt zum Thema Therapie mit Tieren, MB 19 BM 02/11 C.F.R. (02/2011).

Deutscher Verband der Ergotherapeuten (DVE). Merkblatt zum Thema Verordnung und Abrechnung spezieller Behandlungsmethoden/-verfahren, MB 20 BM 03/11 C.F.R. (03/2011).

Doepke, S. (2007). Tiergestützte Therapie im Kontext Sozialer Arbeit (Diplomarbeit). München/Ravensburg: Grin Verlag.

Drees, C. (2003). Tiergestützte Pädagogik mit Insekten. In: Olbrich, E., Otterstedt, C. (Hrsg.). Menschen brauchen Tiere. Grundlagen und Praxis der tiergestützten Pädagogik und Therapie, 287-296. Stuttgart: Kosmos Verlag.

Endenburg, N. (2003). Der Einfluss von Tieren auf die Frühentwicklung von Kindern als die Vorraussetzung für tiergestützte Psychotherapie. in: Olbrich, E., Otterstedt, C. (Hrsg.) Menschen brauchen Tiere. Grundlagen und Praxis der tiergestützten Pädagogik und Therapie, 121-130. Stuttgart: Kosmos Verlag.

ESAAT (2005a). ESAAT – European Society for animal Assisted Therapy/Europäischer Dachverband für tiergestützte Therapie. www.esaat.org (04.07.2010).

ESAAT (2005b). Inhaltliche Mindestvorgaben für berufsbegleitende/universitäre Ausbildung. www.esaat.org (04.07.2010).

ESAAT. http://www.esaat.org/ziele (18.10.2012).

Feiler, M. (2007). Klinisches Reasoning: Fundament für die ergotherapeutische Praxis. In: Scheepers, C., Steding-Albrecht, U., Jehn, P. (Hrsg.). Ergotherapie – Vom Behandeln zum Handeln, 138-143. Stuttgart: Thieme.

Fischer, A. (2007). Internationale Klassifikation der Funktionsfähigkeit, Behinderung und Gesundheit (ICF). In: Scheepers, C., Steding-Albrecht, U., Jehn, P. (Hrsg.). Ergotherapie – Vom Behandeln zum Handeln, 96-103. Stuttgart: Thieme Verlag.

Friedmann, E. (2000). The Animal-Human Bond: Health and Wellness. In: Fine, A.H. (Hrsg.). Handbook on Animal-Assisted Therapy. Theoretical Foundations and Guidelines for Practice, 41-56. San Diego: Academic Press.

Fürhoff, J. (2007). Ergotherapeutische Mittel und Medien. In: Scheepers, C., Steding-Albrecht, U., Jehn, P. (Hrsg.). Ergotherapie – Vom Behandeln zum Handeln, 90-95. Stuttgart: Thieme Verlag.

Gauggel, S. (2003). Grundlagen und Empirie der Neuropsychologischen Therapie: Neuropsychotherapie oder Hirnjogging?. http://www.gnp.de/extern/pdf/klinische_neuropsychologie.pdf (23.09.2011).

Gesellschaft für Neuropsychologie (GNP). Was ist Neuropsychologie. http://www.gnp.de/html/service/wasistneuropsychologie/index.php (23.09.2011).

Goetschel, A. F. (2009). Die Mensch-Tier-Beziehung im Recht. In: Otterstedt, C., Rosenberger, M. (Hrsg.). Gefährten – Konkurrenten – Verwandte: Die Mensch-Tier-Beziehung im wissenschaftlichen Diskurs, 316-340. Göttingen: Vandenhoek & Rupprecht.

Golledge, J. (1998a). Distinguishing between Occupation, Purposeful Activity and Activity, Part 2: Why is Distinction Important. British Journal of Occupational Therapy, 61(4), 157-160.

Golledge, J. (1998b). Distinguishing between Occupation, Purposeful Activity and Activity, Part 1: Review and Explanation. British Journal of Occupational Therapy, 61(3), 100-105(6).

Götsch, K. (2007a). Bedeutung der Sozialwissenschaften für die Ergotherapie. In: Scheepers, C., Steding-Albrecht, U., Jehn, P. (Hrsg.). Ergotherapie – Vom Behandeln zum Handeln, 75-89. Stuttgart: Thieme Verlag.

Götsch, K. (2007b). Definitionen, Systematik und Wissenschaft der Ergotherapie. In: Scheepers, C., Steding-Albrecht, U., Jehn, P. (Hrsg.). Ergotherapie – Vom Behandeln zum Handeln, 2-10. Stuttgart: Thieme.

Greifenhagen, S., Buck-Werner, O.N. (2007). Tiere als Therapie. Neue Wege in Erziehung und Heilung. Nerdlen/Daun: Kynos Verlag.

Grimm, H. U. (2007). Katzen würden Mäuse kaufen. Wien: Zsolnay Verlag.

Grobholz, K.A. (2011). Tommy erzählt ... mein Leben als Lesehund. München/Ravensburg: Grin Verlag.

Haase, F. C. (2007). Handlungsorientierte Sichtweisen im ergotherapeutischen Prozess. In: Scheepers, C., Steding-Albrecht, U., Jehn, P. (Hrsg.). Ergotherapie – Vom Behandeln zum Handeln, 197-199. Stuttgart: Thieme Verlag.

Hofmann, M. (2010). Von der Basteltante zur Ergotherapeutin – Rollenwechsel in der Ergotherapie. ergopraxis (11-12), 28-31.

IAHAIO. Resolution. http://www.iahaio.org (04.07.2010).

IEMT. Die Prager IAHAIO Richtlinien. http://www.iemt.ch/index.php/forschung/international.html (17.11.2010).

ISAAT. www.aat-isaat.org (04.07.2010).

ISAAT. (2008). ISAAT Standards for Institutions with Programmes of Continuing Education in Animal-Assisted Activities, Animal-Assisted Pedagogy and/or Animal-Assisted Therapy and Seeking Approval for Full Memberschip in ISAAT.

IVH. (2007a). Aktuelle Umfrage belegt: 90 Prozent aller Hunde- und Katzenhalter möchten im Alter nicht auf ein Heimtier verzichten. Retrieved. www.uvh-online.de (28.06.2010).

IVH. (2007b). Aktuelle Umfrage belegt: Heimtiere helfen in belastende Lebenslagen. www.uvh-online.de (28.06.2010).

IVH. In jedem dritten Haushalt lebt ein Tier – Katzen und Hunde weiterhin sehr beliebt. www.uvh-online.de (28.06.2010).

Junkers, A. (2007). The effect of animal-assisted therapy intervention on volition of children with developmental disabilities. Unpublished Mastersthesis.

Junkers, A. (2011). Tierhaltung als bedeutungsvolle Betätigung. Praxis Ergotherapie, 24(4), 189-193.

Kahlisch, A. (2010). Tiergestützte Therapie in Senioren und Pflegeheimen. Nerdlen/Daun: Kynos Verlag.

Kaplan, H. F. (2003). Die Ethische Weltformel – Eine Moral für Menschen und Tiere. Winterthur: Vegi-Verlag.

Kellert, S. R. (1997). Kinship and Mastery. Biophilia in human evolution and development. Washington D.C.: Island Press.

Kotrschal, K. (2009). Die evolutionäre Theorie der Mensch-Tier-Beziehung. In: Otterstedt, C., Rosenberger, M. (Hrsg.). Gefährten – Konkurrenten – Verwandte: Die Mensch-Tier-Beziehung im wissenschaftlichen Diskurs, 55-77. Göttingen: Vandenhoek & Ruprecht.

Kuntz, P., Pieringer-Müller, E., Hof, H. (1996). Infektionsgefährdung durch Bißverletzungen. Deutsches Ärzteblatt, 93(15), 969-972.

Milz, H. (2009). Mensch-Tier-Beziehung in der Soziologie. In: Otterstedt, C., Rosenberger, M. (Hrsg.). Gefährten – Konkurrenten – Verwandte: Die Mensch-Tier-Beziehung im wissenschaftlichen Diskurs, 236-256. Göttingen: Vandenhoek & Rupprecht.

Odendaal, S. J., & Meintjes, R. A. (2003). Neurophysiological correlates of affiliative behaviour between humans and dogs. Veterinary Journal(165), 296-301.

Olbrich, E. (2003). Biophilie: Die archaischen Wurzeln der Mensch-Tier-Beziehung. In: Olbrich, E., Otterstedt, C. (Hrsg.). Menschen brauchen Tiere. Grundlagen und Praxis der tiergestützten Pädagogik und Therapie, 68-84. Stuttgart: Kosmos Verlag.

Olbrich, E. (2009). Bausteine einer Theorie der Mensch-Tier-Beziehung. In: Otterstedt, C., Rosenberger, M. (Hrsg.). Gefährten – Konkurrenten – Verwandte: Die Mensch-Tier-Beziehung im wissenschaftlichen Diskurs, 111-132. Göttingen: Vandenhoek & Ruprecht.

Olbrich, E., Otterstedt, C. (Hrsg.) (2003). Menschen brauchen Tiere. Grundlagen und Praxis der tiergestützten Pädagogik und Therapie. Stuttgart: Kosmos.

Otterstedt, C. (2001). Tiere als therapeutischer Begleiter. Gesundheit und Lebensfreude durch Tiere – eine praktische Anleitung. Stuttgart: Kosmos Verlag.

Otterstedt, C. (2003a). Der Dialog zwischen Mensch und Tier. In: Olbrich, E., Otterstedt, C. (Hrsg.). Menschen brauchen Tiere. Grundlagen und Praxis der tiergestützten Pädagogik und Therapie, 90-105. Stuttgart: Kosmos Verlag.

Otterstedt, C. (2003b). Der Dialog zwischen Mensch und Tier. In: Olbrich, E., Otterstedt, C. (Hrsg.). Menschen brauchen Tiere. Grundlagen und Praxis der tiergestützten Pädagogik und Therapie, 90-105. Stuttgart: Kosmos Verlag.

Otterstedt, C. (2003c). Kultur- und religionsphilosophische Gedanken zur Mensch-Tier-Beziehung. In Olbrich, E., Otterstedt, C. (Hrsg.). Menschen brauchen Tiere. Grundlagen und Praxis der tiergestützten Pädagogik und Therapie, 15-31. Stuttgart: Kosmos Verlag.

Otterstedt, C. (2003d). Zum Einsatz von Tieren in Kliniken. In: Olbrich, E., Otterstedt, C. (Hrsg.). Menschen brauchen Tiere. Grundlagen und Praxis der tiergestützten Pädagogik und Therapie, 227-237. Stuttgart: Kosmos Verlag.

Otterstedt, C. (2007). Mensch und Tier im Dialog. Stuttgart: Kosmos Verlag.

Otterstedt, C., Rosenberger, M. (Hrsg.) (2008). Empathie – Nur sozial erlernt oder auch biologisch vorgegeben? Göttingen: Vandenhoek & Ruprecht.

Pohlheim, K. (2006). Vom Gezähmten zum Therapeuten: Die Soziologie der Mensch-Tier-Beziehung am Beispiel des Hundes. Hamburg: Lit Verlag.

Polatajko, H. J., Mandich, A. (2008). Ergotherapie bei Kindern mit Koordinationsstörungen – der CO-OP Ansatz. Stuttgart: Thieme Verlag.

Prothmann, A. (2007). Tiergestützte Kinderpsychotherapie. Frankfurt am Main: Peter Lang.

Pruschmann, T. (2010). Assistenten mit dickem Fell. ergopraxis (9), 30-33.

Reichholf, J. H. (2009). Die Bedeutung der Tiere in der kulturellen Evolution des Menschen. In: Otterstedt, C., Rosenberger, M. (Hrsg.). Gefährten – Konkurrenten – Verwandte: Die Mensch-Tier-Beziehung im wissenschaftlichen Diskurs, 11-25. Göttingen: Vandenhoek & Ruprecht.

Rentsch, H. P., Bucher, P. O. (2005). ICF in der Rehabilitation. Idstein: Schulz-Kirchner Verlag.

Röger-Lakenbrink, I. (2006). Das Therapiehundeteam. Nerdlen/Daun: Kynos Verlag.

Romein, E. (2004). Ist die Verbesserung von Feinmotorik ein ergotherapeutisches Therapieziel? Ergotherapie und Rehabilitation (6), 5-13.

Romein, E., & Espei, A. (2007). Eine Betätigungsorientierte Befundstruktur für die Pädiatrie. Ergotherapie und Rehabilitation (2), 14-20.

Roser, K. (2011). Gesundheitsrisiken durch Hunde. Persönliche Mitteilung (Datum des Gesprächs 06.10.2011).

Ruh, H. (1997). Tierrechte – Neue Fragen der Tierethik. In: Sambraus, H.H., Steiger, A. (Hrsg.). Das Buch vom Tierschutz, 18-29. Stuttgart: Ferdinand Enke Verlag.

Sambraus, H. H. (1997a). Geschichte des Tierschutzes. In: Sambraus, H.H., Steiger, A. (Hrsg.). Das Buch vom Tierschutz, 1-17. Stuttgart: Ferdinand Enke Verlag.

Sambraus, H. H. (1997b). Grundbegriffe im Tierschutz. In: Sambraus, H.H., Steiger, A. (Hrsg.). Das Buch vom Tierschutz, 30-39: Stuttgart: Ferdinand Enke Verlag.

Schaefer, K. (2002). Human-animal interactions as a therapeutic intervention. Counseling and Human Development. Farmingtonhills, Michigan: Lovepublishing Co.

Scheepers, C., Steding-Albrecht, U., Jehn, P. (Hrsg.) (2007). Ergotherapie – Vom Behandeln zum Handeln. Stuttgart: Thieme Verlag.

Scheidhacker, M. (2003). Psychotherapeutisches Reiten in der Psychosomatischen Therapie. In: Olbrich, E., Otterstedt, C. (Hrsg.). Menschen brauchen Tiere. Grundlagen und Praxis der tiergestützten Pädagogik und Therapie, 173-183. Stuttgart: Kosmos Verlag.

Schenk, R. (2010). Multimodale und delfingestützte Therapieprojekte bei Essstörungen. Vortrag beim TAT-Symposium „Tiere helfen heilen – Prävention, Salutogenese und Resilienz" 2010, München.

Schwarzkopf, A. (2003). Hygiene: Voraussetzung für Therapie mit Tieren. In: Olbrich, E., Otterstedt, C. (Hrsg.). Menschen brauchen Tiere. Grundlagen und Praxis der tiergestützten Pädagogik und Therapie, 106-120. Stuttgart: Kosmos Verlag.

Schwarzkopf, A. (2011). Tiere in Einrichtungen des Gesundheitsdienstes und der Pädagogik: Eine Handreichung zur Planung Tiergestützter Therapie aus hygienischer Sicht: Institut Schwarzkopf.

Serpell, J. A. (2000). Animal Companion and Human Well-Being: An Historical Exploration of the Value of Human-Animal Relationships. In: Handbook of Animal-Assisted Therapy: Theoretical Foundations and Guidelines for Practice, 3-19. San Diego: Academic Press.

Sobo, E. J., Eng, B.,Kassity-Krich, N. (2006). Canine Visitation (Pet) Therapy. Journal of Holistic Nursing, 24(1), 51-57.

SPIEGEL-ONLINE. (2004). AS-Militärs hetzten Schäferhunde auf Gefangene (09.05.2004).

Störr, M. (2011). Hunde helfen heilen – Einsatzmöglichkeiten in der Physiotherapie, Ergotherapie und Logopädie. Nerdlen/Daun: Kynos Verlag.

Tierärztliche Vereinung für Tierschutz (TVT). http://www.Tierschutz-tvt.de

Tierärztliche Vereinung für Tierschutz (TVT) (2011). Merkblatt zum Thema Nutzung von Tieren im sozialen Einsatz, Merkblatt Nr. 131.4 Hunde C.F.R. (2011).

Vanek-Gullner, A. (2007). Lehrer auf vier Pfoten. Theorie und Praxis der hundegestützten Pädagogik. Wien: öbvhpt VerlagsgmbH & Co.

Vernooij, M. A., Schneider, S. (2008). Handbuch der Tiergestützten Intervention. Wiebelsheim: Quelle und Mayer Verlag.

vetcontact (2005). Ab heute Verbot der Fuchsjagd in England und Wales. www.vetcontact.de (28.01.2011).

Wenz, J. (2006). Doggy Bag – Backen für Hunde. Frankfurt: easyverlag.

WHO (2005). Internationale Klassifikation der Funktionsfähigkeit, Behinderung und Gesundheit. (ICF). Genf: WHO.

WHO (2011). Internationale Klassifikation der Funktionsfähigkeit, Behinderung und Gesundheit bei Kindern und Jugendlichen (ICF-CY). Genf: WHO.

Williams, A. R. (2009). Liebe über den Tod hinaus. National Geographic Deutschland, 11/2009, 39-59.

Zieger, A. (2003). Erfahrung mit Tieren in der Betreuung von schwerst-hirngeschädigten Menschen im Koma und Wachkoma und ihren Angehörigen. In: Olbrich, E.; Otterstedt, C. (Hrsg.). Menschen brauchen Tiere. Grundlagen und Praxis der tiergestützten Pädagogik und Therapie, 214-227. Stuttgart: Kosmos Verlag.

Teil VI

Anhang

Anhang A

Beispiel einer Einverständniserklärung zur Teilnahme an der Tiergestützten Therapie

Name des Teilnehmers/Klienten:

_____

Name des Erziehungsberechtigten/gesetzlichen Vertreters (falls nötig):

_____

Ich/Wir bestätigen hiermit, dass beim oben genannten Teilnehmer, soweit bekannt

☐ keine Tierhaarallergie vorliegt
☐ keine übermäßige Angst/Panik vor Tieren existiert

Ich/Wir wurde/n über folgende Sachverhalte ausreichend aufgeklärt:

☐ Ziel der Teilnahme an der Tiergestützten Therapie
☐ Freiwilligkeit der Teilnahme an der Tiergestützten Therapie
☐ Rücktrittsmöglichkeit von der Teilnahme an der Tiergestützten Therapie
☐ Mögliche Risiken durch den Einsatz eines Therapiehundes, Umgang mit Risiken durch die verantwortlichen Therapeuten (Minimierung des Verletzungsrisikos, Hygieneroutinen, Gesundheitskontrollen des Tieres)
☐ Bild- und/oder Tonaufzeichnungen als möglichen Teil der fortlaufenden Therapiedokumentation
☐ Möglichkeit der Weiterverwendung dieses Bildmaterials zum interdisziplinären Austausch (Weiterverwendung zum Zweck von Veröffentlichungen und institutexternen Weiterbildungen bedürfen ausdrücklich einer separaten Freigabe)

Die Zustimmung zur Teilnahme an der Tiergestützten Therapie in der Ergotherapieabteilung des Klinikums X wird hiermit erteilt.
Ich/Wir bestätige/n, eine Kopie dieser Vereinbarung erhalten zu haben.

_____
Ort, Datum   Unterschrift

Anhang B

Individualisierte Verlaufskontrolle unter Verwendung der ICF-Beurteilungsmerkmale der Leistungsfähigkeit und Leistung[51]

Hier ein Beispiel zu drei typischen ADL-Zielen in Anlehnung an die ICF-Komponente „Aktivitäten und Partizipation (Teilhabe)"

	Voll ausgeprägte Schwierigkeit	Erheblich ausgeprägte Schwierigkeit	Mäßig ausgeprägte Schwierigkeit	Leicht ausgeprägte Schwierigkeit	Keine Schwierigkeit
	Verweigernd/ nicht möglich (auch nach Aufforderung und Angebot der Hilfe)	Passiv (mit maximaler Hilfe)	Zögernd (mit verbaler oder körperlicher Hilfestellung)	Bereitwillig (mit geringer verbaler oder körperlicher Hilfestellung)	Spontan (ohne Aufforderung oder Hilfe)
Häusliches Leben (sich um Tiere kümmern):					
Füllte den Napf zur Hälfte mit Wasser und stellt ihn dem Hund hin	4	3	2	1	0
Selbstversorgung (sich kleiden):					
Zieht Jacke mit Reißverschluss fürs Gassi-Gehen an	4	3	2	1	0
Selbstversorgung (auf Gesundheit und Sicherheit achten)					
Bleibt am Straßenrand stehen	4	3	2	1	0

WHO. (2005). Internationale Klassifikation der Funktionsfähigkeit, Behinderung und Gesundheit.

---

51 Leistungsfähigkeit beschreibt die Fähigkeit, eine Aufgabe oder Handlung unter optimalen Umständen auf höchstmöglichen Niveau auszuführen, während Leistung die Qualität der Ausführung von Handlungen im tatsächlichen Umfeld benennt (WHO, 2005).

Anhang C

Rezepte zum Backen von Hundeleckerlis

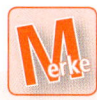

Selbstgebackene Kekse sollten gut getrocknet im Kühlschrank aufbewahrt werden. Außerdem sollte nicht zu lange mit dem Verzehr gewartet werden.

Hühnerleber-Kugeln

Zutaten
150 g Hühnerleber
150 g Leinsaat
250 g Vollkornmehl
1 großes Ei
3 TL Pflanzenöl
3 TL Bierhefe

- Zunächst wird die Hühnerleber kleingeschnitten und im Mixer püriert.
- Alle Zutaten werden hinzugefügt und zu einem festen Teig verknetet.
- Danach werden vom Teig mit einem Teelöffel kleine Portionen abgeteilt und mit den Händen zu kleinen Kugeln geformt.
- Die Kugeln werden auf einem mit Backpapier ausgelegten Backblech im vorgeheizten Backofen bei 180°C ca. 20 Minuten gebacken und im ausgeschalteten Ofen nachgetrocknet.

Käse-Cracker (sparsam verwenden)

Zutaten
150 g geriebener Emmentaler
150 g Margarine
300 g Mehl
1 Knoblauchzehe (zerdrückt)
1 Prise Salz
2 Eigelb
3 TL Sesamkörner

- Alle Zutaten werden gut miteinander verknetet.
- Der Teig wird auf einer bemehlten Arbeitsfläche ca. 1 cm dick ausgerollt und mit beliebigen Formen ausgestochen.
- Die Käse-Cracker werden anschließend im vorgeheizten Backofen bei 190°C etwa 20 Minuten gebacken und danach an der Luft gut nachgetrocknet.

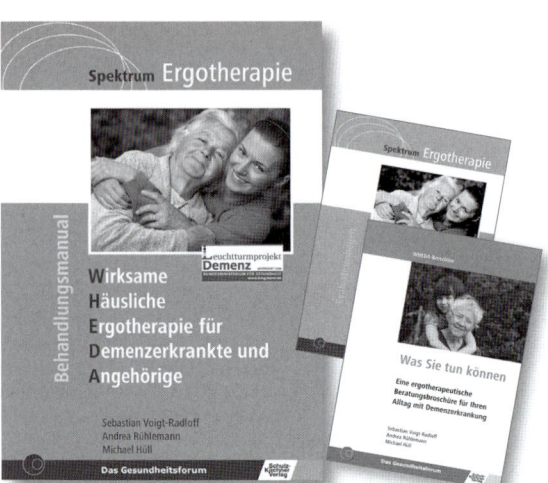
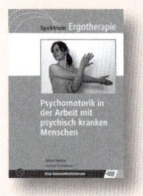
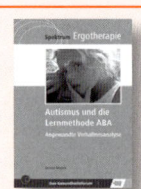
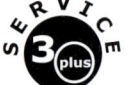
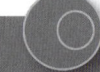